名老中医谈
开中医处方的经验

谢英彪　著

U0189520

中国科学技术出版社

·北　京·

图书在版编目（CIP）数据

名老中医谈开中医处方的经验 / 谢英彪著 . –– 北京：中国科学技术出版社，2018.8

ISBN 978-7-5046-8010-5

Ⅰ . ①名… Ⅱ . ①谢… Ⅲ . ①中药材—处方 Ⅵ . ① R282.7

中国版本图书馆 CIP 数据核字（2018）第 070449 号

策划编辑	崔晓荣	
责任编辑	崔晓荣	高　磊
装帧设计	北京胜杰文化发展有限公司	
责任校对	杨京华	
责任印制	马宇晨	

出　　版	中国科学技术出版社	
发　　行	中国科学技术出版社发行部	
地　　址	北京市海淀区中关村南大街 16 号	
邮　　编	100081	
发行电话	010-62173865	
传　　真	010-62173081	
网　　址	http://www.cspbooks.com.cn	

开　　本	720mm×1000mm　1/16
字　　数	350 千字
印　　张	26.75
彩　　插	4
版　　次	2018 年 8 月第 1 版
印　　次	2018 年 8 月第 1 次印刷
印　　刷	北京华联印刷有限公司
书　　号	ISBN 978-7-5046-8010-5/R・2238
定　　价	59.00 元

（凡购买本社图书，如有缺页、倒页、脱页者，本社发行部负责调换）

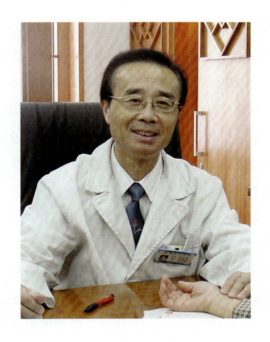

谢英彪简介

　　谢英彪，男，南京市人，出生于 1942 年 3 月 20 日，东晋宰相谢安第 61 代嫡孙，1963 年毕业于南京中医专科学校中医专业（五年制）。现为南京中医药大学附属南京市中医院名医馆主任中医师、教授，南京中医药大学国家中医药管理局重点学科"中医养生学"学术带头人，全国著名中医药专家，南京市继承名老中医学术经验指导老师，江苏省非物质文化遗产项目"张简嵩中医湿病医术"代表性传承人。从事医疗、教学、科研和科普创作已 53 年。现兼任南京中医药大学丰盛健康学院高级顾问、世界健康促进联合会第一常务副会长、国际药膳食疗学会副会长及江苏分会会长、国际养生药膳学会副会长、世界中医药学会联合会药膳食疗研究专业委员会顾问、中华中医药学会营养药膳专家分会学术顾问及临床食疗研究中心副主任、江苏中医药学会科普分会专家顾问、江苏省养生保健业协会常务理事、南京中医药学会养生康复分会首任主任委员、中国作家协会会员（团体会员）、中国科普作家协会会员、江苏省科普作家协会名誉理事、南京科普作家协会副理事长、南京自然医学会常务理事及营养食疗分会主任委员、南京金杏职业培训学校名誉校长、南京健康职业培训学校名誉校长、南京旅游营养中等专业学校教学顾问、南京癌友康复协会医学顾问、香港新中医学院客座教授、香港现代中医进修学院客座教授、日本本草药膳学院客座教授、南京市科协科普讲师团专家、南京市秦淮区科协科普讲师团专家、南京新闻台《快乐养生坊》顾问、《东方食疗与保健》杂志编委、《东方药膳》杂志编委、解放军南京总医院营养科专家顾问、苏州大学第一附属医院营养科专家顾问、山东烟台通元共和生物科技公司专家顾问、山东东阿胶股份有限公司中医养生文化专家、南京南医堂生物公司专家顾问等职务。研制、开发、上市产品 10 项。获科技进步奖 6 项，获优秀图书奖 22 项，主编出版学术专著 80 多部，主编出版科普著作近 500 部。7 次应邀赴中国港台地区、日本等地讲学。擅长诊治消化系统疾病及疑难杂病，对中医养生有深入研究。曾任南京市第六届青年联合会委员，南京市秦淮区政协第五、第六、第七届政协委员兼医卫委员会副主任，南京市秦淮区第十四届人大代表兼大会主席团成员，农工民主党南京市委会经济工作委员会委员及医卫委员会委员等职。

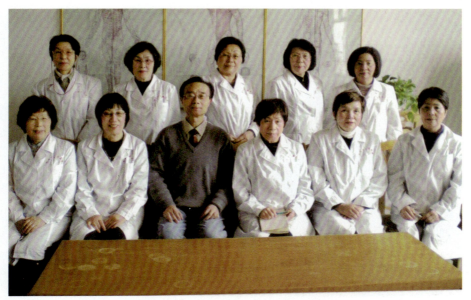

笔者与带教的日本医师合影

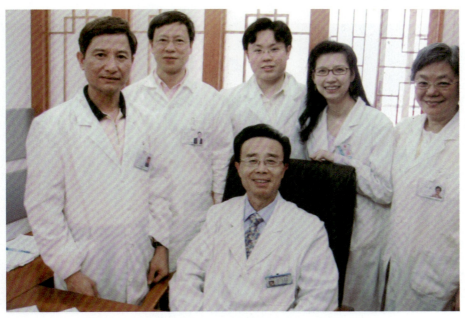

笔者与带教的香港浸会大学研究生合影

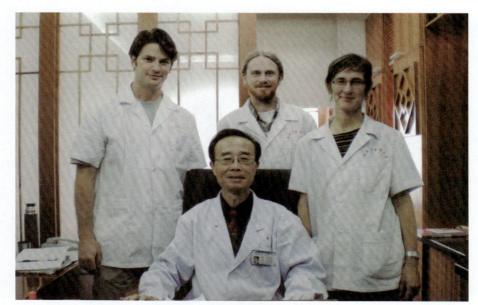

笔者与带教的美国进修生合影

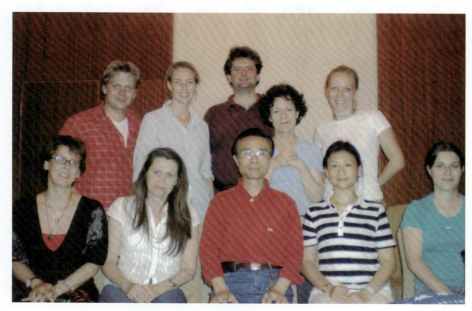

笔者与带教的奥地利进修生合影

内容提要

本书由从医 53 年的名老中医独著，从中医处方的解读、处方剂型与经验方揭秘、中医处方的剖析、临床常用中药与方剂、运用药对的经验、中医处方水平的提高、名医名著关于开好中医处方的名言、开好处方必读的名著、临床论文拾萃等章节，总结了作者带教研究生、本科实习生开好中医处方的经验和独特见解。是一部贴近临床、突出实用、说理清楚的学术专著。适合中医药院校师生、青年中医师、实习医师、进修医师、规培中医师、学习中医的西医参考阅读。

《名老中医谈开中医处方的经验》协编者名单

朱永华　　徐　蕾　　李　娇　　徐大可　　唐莉莉　　房斯洋　　陈大江

黄志坚　　陈涨静　　虞丽相　　周明飞　　卢　岗　　朱　萍　　谢　勇

王　燕　　余　乐　　章　瑞　　汤文学　　余俊俊

序 1

自伊尹创汤液开始，中医名方辈出，浩如烟海，风格各异，博大精深，为中华民族的繁衍昌盛做出了不可磨灭的贡献。怎样开好一张中医处方？这是每一位初涉杏林者必须面临的一个问题。综观历代名医的中医处方，不仅讲究书法美观，用药合理，配伍严谨，剂量得当，加减有度，而且寓医于方，寓理于药，反映出医者扎实的中医学理论功底、深厚的辨证施治水平、巧妙的临床构思、灵活的选方遣药技巧，为后人留下了一份宝贵的遗产，值得我们传承和发扬。

南京中医药大学附属南京市中医院名医馆主任中医师谢英彪教授，为了揭示中医处方的实质，探索中医处方的真谛，结合自己53年从事中医临床和带教的经验，选择了一个看似普通却又容易使医者茫然的选题，撰写了这本《名老中医谈开中医处方的经验》。可以说这是一本专门为青年中医和中医药院校实习医生早日学会开好中医处方而撰写的专著。本书内容有传承也有创新发展，书中谢教授潜心研制的50多张经验处方更是本书的精华，为传承名老中医临床经验带了个好头，值得称赞。

中医药有着几千年的历史，古代人尚有牺牲精神去尝百草，我们这代人有着古人无法比拟的优越环境和条件，更应该学习中医，热爱中医，传承古人的精髓，发扬中医中药的精华。中医药需要老中青三代人共同坚守阵地，一同传承和创新，这样才能无愧于先人，无愧于国家对中医药事业的支持。

愿谢英彪教授的《名老中医谈开中医处方的经验》一书成为初涉杏林者的良师益友。

全国首批国医大师、南京中医药大学原校长

周仲瑛

序2

谢英彪教授是"三能"中医，一是"能治"，在自己的专科病领域能熟练的运用辨证施治，结合现代诊断技术，创新具有中国特色的治疗方法和方药；二是"能讲"，在课堂上，学术讲坛上能讲出有独到水平的新见解、新经验；三是"能写"，能写出高质量的专著，总结出自己的临床经验。

全国首批已故国医大师　朱良春

前　言

　　怎样开好一张中医处方？这是每一位实习医生、进修医生，每一位刚走上中医临床的青年中医苦苦寻求的难点问题。但是，就是这样一个看似平淡无奇的问题，却使许多初涉杏林者茫然无措，却使不少中医始终领悟不到中医处方的真谛。

　　笔者从事中医临床、科研、教学工作已53年，带教过南京中医药大学数以千计的毕业生，带教过西医学习中医的高年资西医师，也带教过我国港澳台研究生、本科生，以及美国、加拿大、西班牙、葡萄牙、新加坡、日本、捷克、印度等数十个国家的中医进修医师。怎样开好一张中医处方？是笔者传授给他们的第一堂，也是讲得最多的一门带教课。笔者认为，一张好的中医中药处方，不仅要字迹清楚，用药合理，君臣佐使排列有序，剂量得当，剂型适宜，配伍严谨，加减有度，而且应该通过处方反映出开方中医师的学术流派、临证特点，反映出开方中医师临床诊断施治的智慧和诊治方法的技巧。这样的中医处方才能经得住同行评议，得到上级医师的赞赏，其疗效自然就高了。

　　为了真正揭示中医处方的实质，较为圆满地解答"怎样开好一张中医处方？"这个问题，笔者撰写了这本《名老中医谈开中医处方的经验》一书，从中医处方的解读、中医处方的剖析、药对的应用经验、中医处方水平的提高、经验处方揭秘五大方面，有针对性地全方位总结、整理了笔者从医53年带教年青中医开好中医处方的经验，毫不保留地展示了笔者潜心研制、积累的以胃肠病为主的50多种疗效显著的经验处方，目的是提高中医临床带教质量，为中医药事业培养出更多的人才，为振兴中医药尽一位老中医的责任。

书中内容曾多次作为实习医生、进修中医的辅导课材料，2003年一起多次作为我国香港现代中医进修学院注册中医师的授课内容，受到各地中医师的一致好评。

本书既可以引导中医药大学实习生、国际国内中医进修生、学习中医的西医及刚走上中医临床的中医迅速入门，学会开好中医处方，也可帮助临床中医师提高处方水平。可供从事中医临床、教学、研究的医务人员、中医院校学生及相关学科的自学者、爱好者阅读。

谢英彪

目　录

第一章　中医处方的解读

名老中医

谈开中医处方的经验

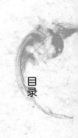

第二章　中医处方水平的提高

第三章　中医处方的选药

第四章　必须掌握的重点药物

第五章　必须掌握的重点方剂

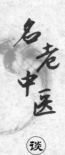

第六章　药对的应用经验

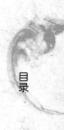

第七章 中医临床必读的十六部名著

第八章　谢英彪教授学术论文拾萃

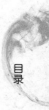
附录　名医名著关于开中医处方的名言

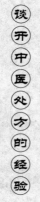

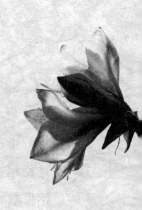

第一章 中医处方的解读

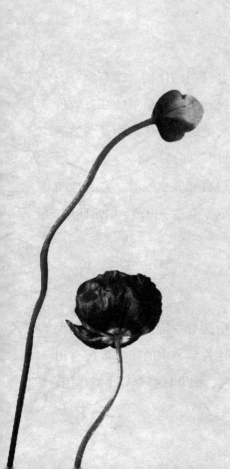

第一节　处方的组成意义

中医处方是在运用单味药治疗的基础上发展起来的，是由两味以上药物相互配伍组合而成的。处方不是药物的任意堆砌，它必须在辨证论治思想的指导下，按照一定结构组成。随着时间的推移，科学技术的发展，药学知识的积累，治疗经验的总结，人们逐渐懂得了两味药或多味药配合成处方的优势。并研究出了一套优化组合药物的处方方法，这是药物治疗的重大发展与提高。

临床处方多是中医师为患者"量体裁衣"的复方，其处方组成具有以下意义。

一、增强疗效

数味药有选择配伍组方，可以增强或综合药物的作用，提高原有的疗效。这种药物疗效的增进，可以有两种情况：一种仅是单纯在有效价的量上的积累；另一种则由于协同作用而大大地超过单味药的量与质的总和。所谓"药有个性之特长，方有合群之妙用"即是此意。

笔者在临床需要凉血止血，治疗便血、痔血和脓血便时，常将地榆炭与槐花同用；在治疗气虚病证时，常将炙黄芪、党参、山药、白术同用，其目的都是为了增强疗效。

二、减低烈性和毒性

大多数中药是可以安全服用的，但部分中药有一定的毒性，单味大剂量运用时尤为明显，笔者在临床治疗风湿性关节炎中的风寒痹痛喜用《金匮要略》乌头汤加减，经验方中川乌、草乌、细辛具有麻醉止痛作用，虽经炮制后毒性有所减少，但仍有小毒，而且有性热燥烈、伤阴动火之弊病，我与当归、白芍、白芷、生甘草等药配伍运用后，既不影响蠲痹止痛之功效，又防止了小毒和偏性伤人。此经验曾在20世纪70年代初总结成论文，发表在《云南中医杂志》上。

三、减少弊病和不良反应

部分中药服用后有一定的不良反应，产生一些弊病，处方时可通过合理的配伍得到纠正，如滋阴补血时，我喜用大剂量的熟地黄，效果颇佳，但熟地黄味甘质腻，单味运用有碍胃助湿之弊，对"虚不受补"者更是如此。笔者在处方时，必定要配以砂仁、陈皮之类健脾益胃药物，发现不仅增加了熟地黄的功效，又可避免其弊病和不良反应。

四、适应复杂多变的病情

单味药虽亦具有多方面的作用，但难以适应复杂而多变的病情。组成复方之后，就能补其不足，全面兼顾，扩大治疗范围。例如，黄芪为临床最常用的补气药，但气虚证有多种表现，单味黄芪则难以胜任辨证的需要。脾胃气虚若配以党参、白术等药；阳气虚弱若配以附子、肉桂等药；气血两虚者若配以当归、熟地黄、党参等药；下气下陷者若配升麻、柴胡等药；肺气虚弱、表卫不固者若配以浮小麦、麻黄根、牡蛎等药；肺虚咳喘者若配以五味子、炙麻黄、苏子等药；气虚易于感冒者若配以白术、防风等药；脾虚水肿者若配以猪苓、茯苓、车前子、玉米须等药；气虚血瘀者若配以党参、丹参、红花等药，便能更符合病情变化和辨证的需求。

五、改变和影响疗效

几种药物配伍组成处方，可以改变其原有功效，能够引导处方主要发挥某方面的作用或直达病所。

笔者在运用当归、熟地黄、阿胶等补血药治疗血虚证时，必定配伍大剂量的炙黄芪、党参等补气药，以发挥"气旺生血"的作用；在治疗中风后遗症肢体偏瘫无力时，在处方中运用桃仁、红花、丹参、地龙等活血化瘀通经药物时必定也要配以大剂量的黄芪、党参，补气生血，推动血行，化瘀导滞。在处方中配伍某经的引药，则可引诸药达某经，以治某经的病变。如上肢痹痛，多配以桂枝或桑枝，下肢痹痛，多配伍用川牛膝或怀牛膝，咽喉病多配伍桔梗，以载药上行。

将药物组合成处方，既能相辅相成，相得益彰，又能相反相成，充分体现由单味药物组合处方应用的优越性。同时，必须指出，处方药物的组合，既不是药物之间简单的堆砌，也不是同类药效的相加，而是有一定的配伍原则的。有经验的中医师在这方面有其丰富的宝贵经验。

第二节　处方的组成结构

每一张处方，是根据病情的需要，有辨证的基础上，以治法为依据，按照一定的组方原则，选择适当的药物，权衡适宜的用量，配伍而成的。

处方是由君药、臣药、佐药、使药四部分组成，现代多改称为"主、辅、佐、使"。

一、君药（主药）

君药是指针对疾病的主证或主病，起主要治疗作用的药物；此外，还根据"急则治其标"的原则，针对给患者带来较大痛苦的个别症状给予对症治疗药物。主药在一个处方中可以用一味或两味以上，但主药较辅药、佐药药味少而用量较大。如治疗外感风寒表证的麻黄汤，以麻黄为主药。在一个处方中，君药是必不可少的药物。

二、臣药（辅药）

臣药是辅助主药加强治疗主病或主证的药；针对兼病或对兼证起主要治疗作用的药物，如麻黄汤以辛温发汗之麻黄为主药，为了加强该方发汗解表之力，又配以桂枝解肌发表，桂枝为辅助药物。

三、佐药

佐药意义有三。①佐助药：即配合君、臣药以加强治疗作用或直接治疗次要症状的药物，如麻黄汤以杏仁为佐，宣畅肺气，既助麻黄、桂枝解除表邪，又治咳嗽气喘的兼证。②佐制药：即用以消除或减弱君、巨药峻烈之性的药物，如十枣汤中甘遂、大戟、芫花皆有毒，且性峻烈，其攻逐水饮之力显著，但易伤正气，故配大枣为佐，缓和峻药之毒，减少药后不良反应。③反佐药：是指与君药药性或作用相反而又能在治疗中起相成作用的药物，如病属真热假寒，治以寒凉药，常出现服药即吐的格拒现象，此时须在寒凉药中加入少许温热之品，作为反佐，则格拒现象不致发生。

四、使药

使药意义有二。①引经药：即能引方中诸药直至病所的药物，如肺部疾患常以桔梗为引，下部疾患常以牛膝为引等。②调和药：即调和方中诸药性味的药物，如大多方剂中常加甘草，便是此意。

在临床处方时君、臣、佐、使的选用，并无一定格式。每一方中只有主药是必不可少的，至于臣、佐、使药则当根据病情和药性的具体情况，

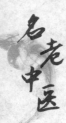

适当选择。例如，某些处方的君药或臣药的功效较为广泛，本身就兼有佐、使药的作用时，就可以不设佐、使药。对于君、臣、佐、使四部分俱全的，应称为完全方；而对于缺少臣、佐、使某一部分的，则应称为不完全方。一个处方中不一定是君药、臣药、佐药、使药完全具备才称其为方。实际上，一些比较简单的处方，除必须有君药外，其余臣药、佐药、使药等，不一定完全具备。如治疗元气暴脱的独参汤，只有君药人参一味；治疗肝经火盛所致的胁痛、口苦、呕吐等症的左金丸中，只有君药黄连和佐药吴茱萸；治表虚自汗出的玉屏风散中，则是由君药黄芪、臣药白术、佐药防风三药组成。至于一首处方中君、臣、佐、使的药味多少，也无呆板的规定，但一般主药的药味较少，而药量和药力却较大。相对而言，臣、佐药的药味较多，药量也较轻。

处方的组成，是辨证施治与"理、法、方、药"的具体运用。临床上组方用药也不必生搬硬套，而是根据辨证立法的需要，针对具体的病情，分清其轻重缓急，确定治疗原则，有目的地选配药物，组成一个行之有效的处方。

现以吴鞠通《温病条辨》中治疗温病初起的辛凉透表、清热解毒的银翘散为例，试析其君臣佐使的处方结构与原则。

君药：金银花、连翘清热解毒，清中有透，辛凉透表，轻宣疏散，以透散风热之邪。

臣药：薄荷、荆芥穗、淡豆豉疏风透表，以助金银花、连翘透散解表之功。

佐药：淡竹叶清上焦邪热，加强金银花、连翘清热；牛蒡子、桔梗宣肺利咽，既助君、臣药透表，又治其兼症（桔梗为肺经引药，故又兼使药之义）。

使药：生甘草调和诸药。

君、臣、佐、使是临床处方的基本结构，它是前人实践经验的总结和中医学的精华部分。

第三节　处方的组成变化

　　处方分为自拟处方和成方处方两种。自拟处方是指医生根据病人的具体病情，按照处方规律自己拟定的处方，针对性强，应用灵活。成方处方是指由古今医家所创制，而又载入方书的处方，如经方、时方和经验方。其中成方处方由于有其固定的主治、功用和组成，所以应用时，必须依据患者的不同病情、体质差异，以及自然环境的变化，进行相应灵活的加减化裁，才能保证方与证相符，从而提高疗效。成方加减变化是有一定规律的，一般有药味加减、药量加减、剂型更换三种形式。

一、药味加减的变化

　　是指所选成方，其主症与所治病情基本相同，而兼症或次要症状不相同，那么，该成方的君药不变，而在臣、佐药中，相应地去掉某些不适合的药物，加入适合的药物，使之丝丝入扣，更加切合病情的需要。这种变化，又有加味、减味与既增又减的区别。例如，六君子汤，具有益气健脾、燥湿化痰的功效，主治脾胃气虚兼有痰湿者，症见面色苍白，语言低微，四肢无力，食少便溏，胸脘痞闷，咳嗽痰多色白，舌质淡，脉细缓等症。方以党参为君药，白术为臣药，茯苓、陈皮、半夏为佐药，甘草为使药。若六君子汤主证未变，而又兼见胸脘胀满或疼痛者，则可加木香、砂仁理气止痛，即"香砂六君子汤"。若六君子汤主证仍在，但痰湿之象不明显者，去理气燥湿化痰的陈皮、半夏，则成"四君子汤"。

　　若因药味的加减而改变了原方的君药时，则属另行组方，而不能说成仿照某方加减。

二、药量增减的变化

是指在应用成方时，不改变原方组成的药味，而只增强或减少其中某些药物的用量，从而改变了该方的功效与配伍关系，其主治范围也随之扩大或缩小，甚至改变了原主治范围。例如，《伤寒论》的四逆汤和通脉四逆汤，其组成都是以附子为君，干姜为臣，炙甘草为佐使。但四逆汤附、姜用量相对较小，功能回阳救逆，主治阴盛阳微而致的四肢厥逆，恶寒卷卧，下利清谷，脉沉细微的症候；通脉四逆汤附、姜用量较前方俱有增加，功能回阳通脉，主治阴盛格阳于外而致四肢厥逆，身反不恶寒，其人面色赤，下利清谷，脉微欲绝的症候。又如《伤寒论》的小承气汤和《金匮要略》的厚朴三物汤，都由大黄、枳实、厚朴三味药物组成，但小承气汤中大黄用量较大，作为君药，枳实为臣药，厚朴用量较小，是大黄的1/2，为佐使药，功能泻热通便，主治阳明腑实轻证；厚朴三物汤中厚朴用量独重，为君药，枳实为臣药，用量亦较小承气汤中枳实为大，大黄为佐使药，用量是厚朴的1/2，全方功能行气通便，主治气滞便秘证。

古人遗留的多数有效处方的剂量不适合当今人群的情况，故大多需要增减。此外，还需因人、因地、因时、因病情而灵活增减药量，才能丝丝入扣，提高疗效。

若由于药量的增减，而改变了原方主药和主证的，也属重新组方。

三、剂型更换的变化

是指同一处方，由于选用不同剂型，而使治疗作用发生相应的变化。处方的剂型有汤、丸、散、膏、丹、酒等多种，由于制作方法和工艺不同，对药物作用的发挥也有一定影响。比如，汤剂便于吸收，易于发挥，作用迅速，多用于急性病。丸剂则较为吸收缓慢，而药力持久，多用于慢性病症等。例如《伤寒论》的理中丸，本方由干姜、人参、白术、甘草四味药组成，主治中焦虚寒，自利不止，呕吐腹痛，舌淡苔白，脉沉迟少力等症。若见上焦阳虚而致的胸痹，病证较为急重时，则可将本方更换为煎汤服用，以取其速效。

古代名医徐灵胎认为"用方之妙，莫如加减；用方之难，亦莫如加减。"正是提醒临床医生，要在成方的"加减"方面下功夫。

第四节　处方的新老剂型

药物配伍组成处方之后，还必须根据病情需要或药物特点选择适宜的剂型，才能更好地发挥治疗作用。剂型，是按照一定工艺，加工制成一定形状的药物。

历代医药学家在长期的医疗实践中创制了多种剂型。如《黄帝内经》记载的十三首处方中，就有汤、膏、丸、散、酒等剂型。以后各个朝代均有所发展。如锭、条、线、饼、露，以及熏烟、熏洗、灌肠、坐药等剂型。在现代，随着科学技术的发展，制剂技术也不断提高。目前，在传统剂型的基础上引进现代制剂新技术、新方法，研制和生产了许多新的剂型，如针剂、片剂、冲剂、涂膜剂、气雾剂、滴丸、糖浆、浸膏、微型胶囊等。各种不同的剂型有各自不同的特点与用处，现将常用的处方剂型介绍如下。

一、汤剂

汤剂又称煎制。是指将处方中的每剂药物混合均匀，加水泡浸后，再煎煮一定时间，然后去渣取汁，所得的药液，称为汤剂。汤剂主要供内服。

但煎汤外洗或熏浸的浸浴剂，也属本剂型。汤剂是中医临床上应用最早，使用最广泛的剂型，它适用于一般疾病或急性病。其优点是：制作简单，易于服用，吸收快，见效迅速，而且便于灵活加减，能够较全面而灵活地照顾到各种病情不断变化中治疗的需要。其缺点是：煎煮需花费一定时间，服用量大，久服易产生厌烦心理，不便于贮存及携带，一般需当天煎煮当天服完，不宜大量生产。

（一）选好煎药用具

煎煮中药宜选用砂锅，因其性质稳定，不易与中药中之化学成分起反应，煎出汤剂质量可靠，加之砂锅传热性能好，受热均匀，价格低廉，故深受群众的喜爱。其他如玻璃、搪瓷等器皿也可选用。但切忌使用铁锅，虽然铁锅传热性能好，但化学性质不稳定，易氧化。如中药内的鞣质可与铁化合形成难溶的络合物，铁与有机酸发生化学反应，产生盐，均影响中药的效果。此外，铁锅煎煮中药还会使汤液颜色改变。如诃子、地榆、苏木等含酚羟基类化合物，与铁结合后变成深紫色或黑绿色、紫黑色等。由铁锅煎出的中药有铁锈味，易使患者产生恶心、呕吐等不良反应。也不宜选用铝锅煎药。

（二）煎药用水要适宜

古人常用泉水、井水、河水、露水、雨水、雪水等作为煎煮中药的溶媒，现今主要用自来水，但应避免使用含农药或重金属含量过高的自来水煎药。

煎煮中药应加多少水为标准，目前尚无统一规定。由于药材的组织各异，吸水性能不同，加之水分的不断蒸发散失，若加水量不当，会直接影响煎药的质量。因此，加水量之多少应根据药物的吸水量、煎煮时间、温度及患者所需药量等具体情况而决定。

根据实验研究认为，同一方剂的药量，在一定条件下，加水越多，浸出物含药量越高。一般平均每克药材需加水10毫升，对于吸水性较强的中药，还可适当多加些水，反之可少加些水。总之，应根据药物性质和剂量适当增减。一般以水面高出药物约 3 厘米为宜，大约相当于每 50 克药加水 250 毫升，头煎放总量的 70%，二煎放 30%。

（三）浸泡药物勿忽视

中药绝大部分为干品，有一定的体积和厚度，若煎煮前不予以浸泡，即以武火煎煮，会使药物表面蛋白凝固，淀粉糊化，影响有效成分的渗出。

煎药前浸泡，可使药物湿润变软，细胞膨胀或胀破，使其有效成分溶解到药材组织水分中，再扩散到中药外部水中。实验研究证明，未经浸泡的茵陈蒿汤，第一次煎出的有效成分仅占总量的 16.05%，第二次占总量的 7.69%，总计为 23.74%。若同样条件下，预先浸泡 1 小时，则第一次煎出的有效成分占总量的 21.31%，第二次煎出的有效成分占总量的 9.69%，总计为 30.98%，较前者高 7.24%。又如白头翁汤，浸泡 20 分钟后煎得的药液较未经浸泡者抑菌作用明显增强。浸泡生药的时间，一般花、茎、根茎、种子、果实等宜浸泡 60 分钟左右，用凉水，不宜用开水或加温，以防药物酶解。

（四）煎药火候要得当

煎药火候，前人有"文火""武火"之分。慢火煎煮，使锅内药汁温度缓慢上升的火候，称为文火。急火煎煮，使锅内药汁温度急骤上升的火，称为武火。除特殊需要外，一般药物常采用先武后文煎法，即开始时用武火，煎沸后改用文火。

（五）两煎与三煎

一般药物经一、二煎后仅能煎出余下的 20% ~ 30%。除特殊情况一剂药煎 1 次外，多采用一剂药两煎为宜，个别情况，如补益药，或不易煎出的药剂可行三煎，使药物中的有效成分尽量浸出，充分发挥药效。

中药含可溶性和难溶性成分，易煎出的成分有苷类、多糖类、挥发

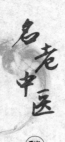

油等，这些成分在第一煎中出量较多，而难煎的苷元、树脂、树胶、脂肪油等，只能在第二煎中浸出较多，为使两煎的有效成分均匀一致，故常将一、二煎药液混合均匀，分 2～3 次服用。

（六）煎药时间与温度

根据药物有效成分浸出规律，一般认为温度越高，煎煮时间越长，则有效成分的浸出率越高。但实践证明，温度不宜过高，否则会引起药物的分解与破坏。煎煮的时间也不宜过长，因为当溶液浓度达到溶质平衡时，延长时间并不能增加溶出物，故传统的煎药经验"武火急煎，文火缓煎"是有一定科学道理的。一般情况下，先用高温使药液煮沸，第一煎从煮沸开始计算时间，煎煮 20～30 分钟，均用小火使之微沸；第二煎时间一般在 15～20 分钟。解表药、理气药时间宜短，第一煎 10～15 分钟，第二煎 15～20 分钟；滋补药时间宜长，第一煎需30～40 分钟，第二煎需 25～30 分钟。

（七）煎药方法

先用武火(指大火，温度高)快煮，沸后再改文火(即小火，指温度低)慢煮，这样既能防止药液溢出，又可减少水分蒸发，避免挥发成分的过多损耗和高温导致的有效成分的破坏。研究发现，药物表面有一厚层气膜包围，浸出溶媒表面的张力越大越不易破坏气膜，使溶媒不易附着于药粒渗入内部，也就影响药物有效成分的渗出。因此，煎药过程应每隔7～8 分钟搅拌 1 次，以克服气膜造成的影响，使底部浸出液逐渐增浓，迅速达到平衡，经搅拌使上、下溶媒置换，造成浓度差，使煎出的药汁均匀一致。但不宜频频搅拌，以防挥发油耗损过多。若煎煮解表药时，宜在锅上冷敷多层湿布，使随蒸气挥发的有效成分冷凝在上，再随水珠滴落，重新回到收药液中，这样可以提高煎药质量与效果。煎好后应立即去渣滤汁，不宜久置，一是防止时间过久水分丢失，二是防止药汁酸败。过滤药液时，最好加压过滤，防止药渣中残留药液，可以提高煎出率。

（八）特殊药物的煎煮方法

1.先煎　贝壳类、矿石类药物，如龟甲、鳖甲、代赭石、决明子、珍珠母、生牡蛎、生龙骨、磁石、生石膏等，因质地坚硬，难以煎出药味，应打碎先煎，煮沸后 10 ~ 20 分钟，再下其他药物，以使药物有效成分充分煎出。泥沙多的药物，如灶心土（伏龙肝）、糯稻根等，以及质轻量大的植物药，如芦根、白茅根、荔枝草、夏枯草，宜先煎取汁澄清，然后取其药汁代水煎其他药物。

2.后下　气味芳香，借其挥发油取效的药物，如薄荷、砂仁、沉香等，宜在一般药物即将煎好时放入，煎 2 分钟后即可，以防有效成分散失。有些中药有其特殊性。如钩藤不耐久煎，所含钩藤碱等有效成分在煎煮20 分钟后大部分被破坏，应后下煎 5 分钟。又如生大黄所含蒽醌衍生物能刺激大肠，增加其推进性蠕动而促进排便，但久煎后有效成分大部分破坏，泻下力大为减弱，应后下煎煮 2 分钟即可。

3.包煎　某些对咽喉有不良刺激与易浮水面的药物，如旋覆花、蒲黄、车前子、苏子等，以及煎后药液浑浊，如赤石脂、滑石等，要用纱布袋将药包好，再放入锅内煎煮。

4.另炖或另煎　某些贵重药，为了尽量保存其有效成分，避免同煎时被其他药物所吸收，可将药物切成小薄片，放入加盖盅内，隔水炖 1 ~ 2小时，或取锅加水另煎取汁服用，如人参、冬虫夏草等。对于贵重而有效成分又难以煎出的药物，如犀角、鹿茸等，还可用磨汁或锉粉调服。

5.溶化（烊化）　胶性、黏性大而且容易溶解的药物，用时应另行加温溶化，再加入去渣的药汁趁热和匀，或微煮溶解后服，以免同煎时在锅底煮焦，且黏附他药，而影响其有效成分的煎出，如阿胶、鹿角胶、龟甲胶、饴糖等。

6.冲服　散剂、丹剂、小丸、鲜汁，以及某些芳香或贵重药物，应放入碗内，然后将煎好的药汁冲入碗中，和匀后服。如沉香末、肉桂末、

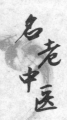
田七粉、紫雪丹、六神丸、生藕汁、生萝卜汁等。

（九）汤剂内服方法

服药方法是否得当，与疗效密切相关。古代名医徐灵胎云："患者之愈不愈，不但方必中病，方虽中病，而服之不得法，则非特无功，反而有害，此不可不知也。"所以，应加以重视。服药法包括服药时间与服药方法。

1.服药时间　一般来说，服药宜在饭前1小时左右为宜；对胃肠有刺激的药物宜在饭后服；滋补药宜空腹服；治疟药物宜在发作前2小时服；安神药宜睡前服。急病则不拘时间；慢性病服丸、散、膏、酒者应定时服。另外，根据病情有的可一日数服，有的可以煎汤代茶不拘时服。个别方剂有特殊服法者，如鸡鸣散，在天明前空腹冷服，效果为佳。

2.服药方法　汤剂一般是一剂分为二服或三服；病情紧急的可一次顿服；同时还有根据需要采取持续服药，以维持疗效的。目前临床服药多为一日一剂，分头煎、二煎服用，如遇特殊情况也可一日连服两剂，以增强药力。对于一些感染性疾病、发热性疾病，笔者常常嘱病人每6小时服用1次，目的是维持药物在血液中的有效浓度，提高临床疗效。汤剂一般多用温服。服发汗解表药时，除温服外，药后还宜温覆避风，使遍身持续微微汗出。热证用寒药，宜冷服；寒证用热药，宜温服。但有时病证寒热错杂，相互格拒，可出现服药后呕吐难下，如系真寒假热，则宜热药冷服；如系真热假寒，则宜寒药热服，属于一种反佐服法。一般服药呕吐者，宜在汤剂煎汁中加入少许姜汁，或用鲜姜擦舌，舌嚼少许陈皮，然后服药，或用冷服，或少量频服等服法。如遇昏迷患者，吞咽困难者，可用鼻饲给药。

全国国医大师、江苏省中医院徐景藩教授创立了"糊剂卧位服药法"，笔者学习后，于20年前即仿照此服药法，用于食管有炎症（包括食管憩室）、溃疡患者，以使治疗性药物力求能在食管稍稍停留，使药物对食管黏膜直接起作用，发现确实有效。具体方法是根据病症而处方，汤药要求浓煎，头煎和第二煎各浓煎成150毫升左右。每次药液中加入藕粉1～2匙。如无藕粉，可用山药粉、何首乌粉或熟米粉代替。充分调匀后，文火加热，边煮边搅，煮沸而呈薄糊状半流质药，盛于碗中，置于床边。患者解衣卧床，取左侧卧、平卧、右侧卧、俯卧各咽药1～2匙，余下的药可以仰卧时吞咽。服药毕，温水漱口吐出，卧于床上，稍稍翻身，30分钟内不饮水，不进任何食物，若有晚间服药，按上法服完后即睡，作用尤佳。徐老认为，人在直立或坐位时服药，迅即经食管而入于胃中，所以改进为卧位服，加上粉糊的黏性，有利于直接作用于"病所"。藕有清热凉血之功，藕粉性黏，兼能"护膜"。若病人胸骨后隐痛、刺痛，痛位固定，辨证兼瘀滞者，还可在药糊中调入三七粉，每次1～1.5克，或云南白药，每次0.5克。如诊断为食管憩室炎症，可按X线片上所示，卧位服药后向憩室突向的一侧睡，腰臀部稍垫高。10～20分钟后转向对侧卧20分钟。此时抽出枕头，使头部位置低20分钟后再用枕头。这样，可使药物先作用于憩室部位，再使之流出。笔者遵照徐老以上服药法治疗食管炎症、食管溃疡的病人，确可提高临床疗效，可见老中国医大师经验宝贵之处。

附1　临床汤剂经验方揭秘

（一）半夏止吐方治疗消化道呕吐

【经验方组成】姜半夏15克，陈皮6克，炒竹茹6克，茯苓10克，沉香曲6克（分2次后下），炙甘草1克。

【组方用意】呕吐为胃失和降，气逆于上，迫使胃中之物从口中吐出的一种疾病。凡因感受外邪，食滞或痰饮内停，或情志失调、肝气犯胃发生呕吐的属于实证；如因热病之后，胃阴受伤或脾胃虚弱、中阳不振而发生呕吐，则属虚证。笔者认为呕吐的基本病机是胃气上逆，故综合二陈汤、温胆汤、小半夏加茯苓汤的组方精华，逐渐改制形成本经验方。姜半夏辛温性燥，为和胃止吐、燥湿化痰佳品，为君药。陈皮性温，燥湿，理气止呕；竹茹性凉，长于清胃热止呕吐，一温一凉，相辅相成，止吐效果更著，同为臣药。沉香曲为少量沉香加粮食发酵后制成，既可降逆止呕，又能助消化，与健脾和胃的茯苓同为使药。炙甘草和胃且矫味，但用量宜小，以免甘甜碍胃。六味合用，共奏和胃、降逆、止吐功效，适用于消化系统病变而以呕吐为主证者。

【加减法】

①因食滞停积而见吐出酸腐食物，脘腹胀满、嗳气厌食，大便或溏或结，苔黄腻、脉滑者。加焦山楂、焦神曲各 10 克，谷芽、麦芽各 10 克，莱菔子 10 克，乌梅 10 克。

②因外感风寒而兼见恶寒、发热、胸闷、腹胀、苔薄白，脉浮者，加紫苏叶 6 克，藿香 6 克，厚朴 6 克，生姜 10 克。

③因外感暑湿而兼见胸闷脘痞、心烦、口渴、苔薄黄腻者，加藿香 10 克，佩兰 10 克，川黄连 3 克，砂仁（后下）2 克，鲜荷叶 20 克。

④因痰饮内停而见呕吐清水痰涎、脘闷不食、头眩、心悸、苔白腻、脉滑者，加白术 10 克，川厚朴 6 克，豆蔻 3 克，丁香 2 克。

⑤因肝气犯胃而兼见吞酸、嗳气、脘胀胁痛、烦闷不舒、口干苦、舌边红、苔黄腻、脉弦者，加紫苏梗 10 克，佛手 6 克，川黄连 3 克，吴茱萸 1 克，柿蒂 3 克。

⑥因脾胃虚寒而兼见面色苍白、倦怠无力、四肢不温、脘腹冷感、呕吐清水及少量食物、时作时止、大便溏薄、舌质淡、苔薄滑、脉细者，去竹茹，加太子参 10 克，白术 10 克，干姜 6 克，砂仁（二次后下）4 克，山药 10 克。

⑦因胃阴不足，而兼见口燥咽干、干呕、饥不欲食、便秘、舌红少津、

脉细数者，加北沙参 10 克，麦冬 10 克，石斛 10 克，芦根 30 克，乌梅 10 克。

⑧因腑气不通而兼见腹胀较甚，或腹痛、大便秘结者，加生大黄 6 ~ 10 克。

（二）理气消痞汤治疗胃胀

【经验方组成】木香 10 克，枳壳 10 克，郁金 10 克，青皮、陈皮各 6 克，娑罗子 6 克，刀豆壳 10 克，沉香曲 6 克。

【组方用意】胃胀即胃脘痞满，是由于各种原因造成胃内有过多气体，使上腹部痞闷，胀满不适，是胃病的常见症状之一。除了器质性疾病造成胃胀外，非器质性疾病因素也可令消化功能紊乱而导致胃胀。一些人长期活动量太少，能量消耗少，胃消化功能减弱，常出现食后或少食即感胃胀；过度疲劳、失眠、精神紧张、情志抑郁也可使消化功能紊乱而食欲不振、食后胃胀等。中医学认为形成胃脘痞胀不适的原因病机很多，多是肝胃不和、气机不畅；或脾胃虚弱、运化无力；或脾胃虚寒、升降失司；或食积不消、中焦郁滞等。尽管胃胀病机复杂，但以气滞为主要病理。本方立意为理气和胃，宽胀消痞。木香香气浓烈，行气消胀作用甚佳，长于行脾胃、大肠气滞，为本方君药；枳壳、郁金、青皮、陈皮均为行气和胃、消痞除满的佳品，因用后起协同作用，消胀作用更佳，同为臣药；娑罗子、刀豆壳疏肝气，消胃胀，为笔者喜用，系本方使药；沉香曲降气宽胀，价格不贵，为使药。综观全方，具有良好的理气和胃、消痞除胀功效。经现代药理研究证实，本经验方具有显著的帮助胃动力作用。

【加减法】

①因肝胃不和而见胃痞满作胀，情志抑郁时则痞胀加剧，且伴脘痛嗳气，苔薄白，脉弦者，加柴胡 6 克，炒白芍 10 克，紫苏梗 6 克，金橘叶 6 克。

②因饮食积滞而见胃脘痞闷，胀满不适，泛腐吞酸，并伴疼痛，嗳

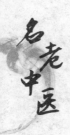
气厌食，脉弦，舌苔厚腻者，加莱菔子 10 克，焦山楂、焦神曲各 10 克，谷芽、麦芽各 10 克。

③因脾胃虚弱而见胃脘痞胀不适，饮食稍多则加剧，食少，食入难化，或伴绵绵隐痛，泛吐清水，面色苍白无华，乏力神倦，四肢不温，口干而不欲饮，大便溏薄，舌淡，脉濡弱者，加太子参 10 克，白术 10 克，茯苓 10 克，砂仁 4 克（分 2 次后下），扁豆衣 10 克。

（三）醒脾开胃方治疗食欲不振

【经验方组成】砂仁 4 克（分 2 次后下），陈皮 6 克，焦山楂、焦神曲各 10 克，炒谷芽、炒麦芽各 10 克，乌梅 5 克。

【组方用意】本方以砂仁为君药，砂仁不仅可行气、化湿、安胎，具有显著的醒脾开胃、促进食欲的功效。笔者在临床应用砂仁或嚼服后咀嚼吞下，或泡水代茶饮用，均有良好的开胃口，增食量功效；陈皮为臣药，取其辛散苦降、理气和胃作用，近代研究已证实，陈皮水煎剂及所含挥发油对唾液淀粉酶和消化液的分泌有促进作用；焦山楂、焦神曲、炒谷芽、炒麦芽四味药为临床常用的消食积，开口胃良药，同为佐药；乌梅生津开胃，为使药。

【加减法】

①因食滞胃脘见食欲不振，胃脘胀闷，嗳气泛腐，恶心呕吐等症者，加炒鸡内金 10 克，莱菔子 10 克。

②因脾胃虚弱见食欲不振，食量减少，神倦乏力，气短懒言，四肢痿软，面色不华，舌淡脉缓无力者，加太子参 10 克，白术 10 克，莲子 15 克，山药 10 克，茯苓 10 克。

③因胃阴不足见食欲不振，饥而不欲食，且脘中嘈杂作痞，口燥咽干，舌红少津，大便干结难出，小便短少，脉细小者，加石斛 10 克，鲜芦根 30 克，麦冬 10 克。

④因肝胃不和见食欲不振，胸脘胀满，烦躁不宁，胸胁胃脘疼痛，吞酸或泛吐酸水等症状，食欲不振随情绪变化而变化，苔薄黄，舌偏红，脉弦或细弦者，加佛手花5克，青皮、陈皮各6克，玫瑰花3克，绿梅花3克。

（四）下气止噫汤治疗嗳气频作

【经验方组成】 娑罗子6克，刀豆壳10克，沉香曲5克，丁香3克，柿蒂5克，枳实10克，郁金10克，炙甘草2克。

【组方用意】 嗳气又称噫气，嗳气频作多见于胃黏膜有炎症或有幽门梗阻时，食物停留于胃中发酵并产生气体。当胃及肠道有某些疾病时，常常伴有嗳气症状，如急性胃炎、胃及十二指肠溃疡、幽门梗阻、神经性胃炎、肠道、胆囊、肝脏、胰腺的一些疾病及出现胃肠内容排空障碍、消化腺分泌障碍、肠壁吸收或消化障碍时，均可有嗳气频作的现象。本病症主要病机为气机上逆，胃的和降功能失调引起，降气和胃为其大法。本方娑罗子味甘，性温。长于降气和胃止噫，与擅长止呃逆、止呕吐、温中下气的刀豆壳及降气止呃的沉香曲配伍后，降胃气，止嗳气作用更为显著，同为君药；丁香、柿蒂自古便是降噫气、止呃逆佳药，为丁香柿蒂汤主药，二味同为臣药；枳实、郁金理气和胃，辅助君臣药止噫气，为佐药；炙甘草调和诸药，为使药。

【加减法】

①因肝气犯胃见嗳气频作，情志不畅时则嗳气程度加剧，伴有胃痛、胃胀、泛酸，苔薄白，脉弦者，加青皮、陈皮各6克，代代花3克。

②因食滞内停见嗳气频作，胃脘闷胀，泛腐吞酸，食欲不振，胃脘疼痛，舌苔厚腻，脉弦者，加焦山楂、焦神曲各10克，白豆蔻（后下）3克，青皮、陈皮各6克。

③因脾胃虚弱见嗳气时作时止，遇寒或饮食稍多则嗳气加剧，同时

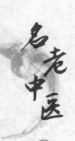

有胃脘隐痛、痞胀不适、泛吐清水、乏力神倦、大便溏薄、舌淡、脉濡弱者，加太子参 10 克，木灵芝 10 克，白扁豆 10 克，山药 10 克。

（五）蒲公英除嘈杂方治疗胃脘嘈杂

【经验方组成】蒲公英 15 克，川黄连 3 克，吴茱萸 1 克，石斛 10 克，海螵蛸 15 克，炙甘草 3 克。

【组方用意】嘈杂是一种胃中空虚，似饥非饥，似痛非痛，胃部常感难过不适或灼热不宁，难以说清道明的病症。笔者多年临床观察，嘈杂与胃热或阴虚内热，胃气郁滞有关，常因诱因而发作或加重。故本经验方以蒲公英为君药，蒲公英为清胃火、泻胃热良药。《本草新编》认为"蒲公英乃泻胃火之药，但其气甚平，既能泻火，又不损土，可以长服久服而无碍"。川黄连长于清胃火，与吴茱萸合用，称左金丸，对肝经郁火，横逆犯胃引起的脘胁疼痛，吞酸嘈杂，效果颇佳，二药为本方臣药；石斛养胃阴，海螵蛸制胃酸，除嘈杂，同为佐药；炙甘草调和诸药，且能养胃，为使药。

【加减法】

①因胃热，见胃脘嘈杂不安、口渴喜冷饮、口臭、心烦不寐，同时也可伴泛酸嗳气、胃脘灼痛、舌红苔薄黄或腻，或小便黄赤、大便干结者，加白花蛇 15 克，炒黄芩 10 克，莲子心 2 克，陈皮 6 克。

②因胃阴虚，见口干舌燥、胃中灼热隐痛、嘈杂不适、嗳气痞胀、泛吐酸水清涎、纳食少，舌质偏淡红、苔薄，脉细者，加北沙参 10 克，麦冬 10 克，炒白芍 10 克，芦根 15 克。

（六）香蒲饮治疗胃热型慢性胃炎

【经验方组成】木香 10 克，蒲公英 15 克，川黄连 3～5 克，炒黄芩 10 克，青皮、陈皮各 6 克，枳壳 10 克，郁金 10 克，炙甘草 3 克。

【组方用意】木香香气浓烈，擅长行脾胃、大肠气滞，有良好的行气止痛功效。蒲公英苦、甘、寒，长于清热解毒，治疗乳痈等阳证痈肿，又能清肝胆湿热，治疗黄疸。笔者喜用蒲公英清泄胃热，曾用单味干品30克煎剂或500克鲜品捣烂取汁加米汤冲服，治疗急、慢性胃炎，均取得显效。此两味为本方君药；川黄连、炒黄芩协助蒲公英清胃热，同为臣药；青皮、陈皮、枳壳、郁金辅助木香行气止痛且能疏肝解郁，同为佐药；炙甘草缓急止痛，调和药性，为使药。九味药合用，组方简洁，配伍巧妙，共奏清胃泄热、理气定痛功效。经笔者长期观察，对慢性浅表性胃炎、慢性萎缩性胃炎、胆汁反流性食管炎发作期、活动期辨证属于胃热型或肝郁化火者均有明显疗效。

【加减法】

①胃脘胀闷，嗳气明显者，加娑罗子6克，刀豆壳10克，沉香曲6克。

②胃脘疼痛剧烈者加川楝子10克，延胡索15克，白芍15克。

③肋胁胀痛者加醋柴胡6克，白芍15克，八月札10克，九香虫10克。

④大便干结者加生大黄3～5克，决明子20克。

⑤食欲不振者加砂仁4克（二次后下），薄荷6克（二次后下），陈皮6克。

⑥肝郁化火，见性情急躁、口苦、舌红苔黄者加夏枯草15克，决明子15克。

（七）建中理气汤治疗消化性溃疡

【经验方组成】炙黄芪15克，党参10克，木香10克，白芍15克，桂枝6克，陈皮6克，延胡索15克，海螵蛸15克，炙甘草3克。

【组方用意】消化性溃疡包括胃溃疡、十二指肠溃疡，临床以十二指肠球部溃疡多见，患者多在空腹时胃脘隐痛，进食后缓解，或有进食后痛甚者，但也多喜按喜温。笔者认为本病以虚为本，中阳不振，胃失温煦，气机不畅，而作痛矣，中虚不运，又可造成湿浊、痰饮或食积等病理变化，而导致本病本虚标实之证。本经验方属于补虚温中理气之剂。炙黄芪、党参补元气健脾胃，为君药；木香、陈皮、桂枝，辛温与甘温合用，符合"寒者热之"的原则，起到理气温中作用，为臣药；白芍苦甘酸微寒，缓急止痛，且能牵制木香、桂枝之辛热。延胡索协助白芍止痛，海螵蛸制酸，促使溃疡愈合，炙甘草缓急止痛，调和诸药，同为佐、使药。本经验方是从汉代张仲景小建汤化裁而来，药性甘温与辛温相结合，更加适合近代临床治疗消化性溃疡的需求。

【加减法】

①胃脘胀痛明显者，加青皮6克，枳壳10克，郁金10克，醋柴胡6克。

②嘈杂吐酸明显者，加瓦楞子15克，娑罗子10克，白及10克。

③胃脘冷痛，苔白者，加干姜10克，制附子6克。

④胃中停饮，泛吐清水冷涎，胃部有水声者，去党参，加姜半夏10克，茯苓10克。

⑤湿热蕴结法，口苦，苔黄者，去党参，加川黄连3克，黄芩10克，生薏苡仁15克。

（八）复方蛇舌草煎剂治疗胃癌前病变

【经验方组成】白花蛇舌草20～30克，半枝莲20克，蒲公英15克，木灵芝15克，生薏苡仁30克，茯苓15克，炙甘草3克。

【组方用意】白花蛇舌草有较强的清热解毒利湿作用，近代药理研究证实，白花蛇舌草高浓度对白血病、艾氏腹水癌、吉田肉瘤等癌细胞具有抑制作用。为临床常用的清热解毒、补虚抗癌药，普遍认为白花蛇舌草有广谱抗癌作用。近代药理研究还证实，白花蛇舌草可清除幽门螺杆菌（Hp），逆转肠上皮化生，抗化学诱变，增强机体免疫力。有临床报道，以白花蛇舌草为主治疗慢性萎缩性胃炎癌前病变86例，临床治愈

17 例，显效 25 例，有效 31 例，无效 13 例，总有效率为 85.88%。白花蛇舌草为本经验方君药。半枝莲与蒲公英清热解毒，防癌抗癌，也可清除 Hp 感染，逆转肠上皮化生，治疗不典型增生。为本经验方臣药，两者相须为用，效果倍增；木灵芝、生薏苡仁、茯苓均为扶正健脾、防癌抗癌、防诱变妙药，为本方佐药；炙甘草调和诸药，且能益气养胃，为本方使药。经长期临床观察，本方灵活加减后，对胃癌前病变有良好的控制病情、逆转病理变化的作用。

【加减法】

①胃脘灼热，口苦、嘈杂者，加川黄连 3 克，炒黄芩 10 克。

②脘痛明显者，加延胡索 15 克，炒白芍 15 克。

③脘胀明显者，加枳壳 10 克，郁金 10 克，沉香 6 克（二次后下）。

④泛吐酸水者，加海螵蛸 20 克，煅瓦楞子 20 克。

⑤脘闷、恶心、便溏、苔黄腻者，加苍术 10 克，藿香 6 克，佩兰 6 克。

⑥神疲乏力，便溏不成形者，加苍术、白术各 15 克，山药 15 克，厚朴 6 克。

⑦脘嘈口干，便秘、舌红少津者，加麦冬 10 克，石斛 10 克，乌梅 6 克。

（九）柴芍二皮二花汤治疗肝郁气滞证

【经验方组成】柴胡 6~10 克，炒白芍 15 克，枳壳 6 克，郁金 10 克，青皮、陈皮各 6 克，玫瑰花 3 克，绿萼梅 3 克，金橘叶 6 克，炙甘草 3 克。

【组方用意】柴胡为临床疏肝解郁代表药物，前人有"肝胆之要药""胃肠之要药"之说。近代药理研究发现，柴胡具有镇静、催眠、解热、镇痛、抗炎、护肝、利胆、增强免疫功能、改善胃肠功能等多种作用。肝脏"体阴用阳"，在发挥柴胡疏肝解郁之功效的同时，本方配以养血柔肝、镇痛解痉之白芍，相互牵制，相辅相成，不致疏泄太甚，疗效更佳，同为本经验方之君药；青皮、陈皮、枳壳、郁金、玫瑰花、绿萼梅专功

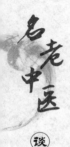
疏肝解郁，善于行气、活血、止痛，可调节神经，促进胆汁分泌、降低转氨酶、健胃、帮助消化，缓解胃肠道痉挛、可协助君药的疏肝解郁作用，为本方之臣药；金橘叶疏肝而不伤阴，为佐药；炙甘草具有缓和及解毒作用，白芍、甘草配伍，护肝之力更佳。本经验方立方要旨，在于"疏肝"，所谓疏肝，是指疏泄肝经郁滞之气，使气机通畅。肝气郁结是肝胆和胃肠等脏器多种病症的共有症候群，其病理生理基础很可能是肝、胆功能障碍，胃肠的蠕动和分泌功能减弱，并对全身状况和精神状态产生影响。本经验方具有改善肝胆功能和改善胃肠活动的作用，具有疏肝解郁、理气和中、缓急止痛之功效。笔者常用本经验方治疗急、慢性肝炎，早期肝硬化，急、慢性胆道感染，胆石症，慢性胃炎，消化性溃疡，胃肠功能紊乱，脂肪肝，胸膜炎，肋间神经痛，急、慢性乳腺炎，乳腺小叶增生、慢性睾丸炎，癔症（脏躁），神经官能症（如梅核气），更年期综合征，经前综合征，月经不调，痛经等疾病出现肝郁气滞症，表现为胸胁胀满、疼痛、脘痛、腹痛、疝痛，纳少胃呆，情绪抑郁，咽部物阻，乳房胀痛，月经不调，脉弦者。

【加减法】

①肝郁伤阴，出现口干咽燥，舌质红少津者，加麦冬 10 克，石斛 10 克。

②肝郁化火，出现口苦，急躁，苔黄者，加黄芩 10 克，蒲公英 15 克。

③兼血虚，出现面黄头昏脉细者，加当归 10 克，熟地黄 12 克。

（十）清肝降酶汤治疗黄疸转氨酶增高

【经验方组成】田基黄 20 克，垂盆草 15 克，蒲公英 15 克，猪苓、茯苓各 10 克，车前子（包煎）10 克，生甘草 2 克。

【组方用意】田基黄又名地耳草，它味苦性凉，擅长清热化湿，消肿解毒。近代临床发现，单味或复方用于病毒性肝炎，均有显著疗效，并可消除黄疸或降低转氨酶，一般需连续服用 15 天以上，为本方君药。

垂盆草、蒲公英可清热化湿，协助田基黄降酶护肝。猪苓、茯苓、车前子协助田基黄排湿利湿化湿，为佐药。炙甘草调和诸药，为使药。现代药理研究证实，田基黄、垂盆草、蒲公英、猪苓、茯苓、车前子均有较为理想的降转氨酶、退黄疸、清肝、护肝、保肝的作用。

【加减法】

①气郁化火，便秘口苦者，加生大黄（后下）6 克，芒硝（冲服）3 克。

②两胁隐痛，舌红少苔者，加生地黄 12 克，枸杞子 10 克。

③胁痛加重者，加延胡索 15 克。

④伴胆石症者，加金钱草 30 克，海金砂（包煎）10 克。

（十一）疏肝利胆汤治疗慢性胆囊炎

【经验方组成】柴胡 6～10 克，炒黄芩 10 克，金钱草 15 克，炒白芍 15 克，延胡索 15 克，川楝子 10 克，郁金 10 克，枳壳 10 克，炙甘草 3 克。

【组方用意】慢性胆囊炎属中医学"胁痛"范畴，主要症状为反复发作性上腹部疼痛，辨证多为肝郁气滞、肝胆湿热，病位主要在肝胆，常与脾胃同病。本经验方以柴胡疏肝利胆，理气止痛；黄芩清利肝胆湿热，同为君药。胆囊炎与胆石症系难兄难弟，慢性胆囊炎大多伴有胆石症，故以金钱草清热化湿，利胆排石。白芍、延胡索、川楝子缓急止痛，与金钱草同为臣药；郁金、枳壳行气利胆，缓急止痛，同为佐药，炙甘草缓急止痛，同为使药。全方共奏疏肝利尿、行气止痛功效。

【加减法】

①胁肋胀痛，走窜不定者，加青皮 10 克，八月札 10 克，九香虫 10 克。

②胁肋刺痛，痛有定处，舌质紫暗者，加川芎 10 克，蒲黄 10 克，五灵脂 10 克。

③目黄身黄、胁痛恶心，舌红苔黄腻者，加茵陈 15 克，生栀子 10 克，泽泻 10 克。

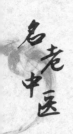

④大便干结者，加生大黄 5 ~ 10 克，芒硝（冲服）10 克。

⑤胁肋隐痛，口干咽燥，舌红少苔者，加生地黄 12 克，麦冬 10 克，当归 10 克。

（十二）利胆排石汤治疗期胆石症（缓解期）

【经验方组成】柴胡 10 克，枳壳 10 克，郁金 10 克，虎杖 15 克，金钱草 15 克，海金砂（包煎）10 克，生大黄 5 ~ 15 克，威灵仙 30 克，冬葵子 30 克，炙甘草 3 克。

【组方用意】本经验方系综合天津南开医学院、贵州遵义医学院及笔者三家经验组合而成。柴胡、枳壳、郁金疏肝利胆，促进排石，为本方君药。金钱草、海金砂、虎杖化石排石，清化湿热。生大黄利胆通腑，威灵仙可化鱼骨鲠喉，推断有化胆石作用，以上 5 味同为臣药。冬葵子滑窍排石，为佐药。炙甘草调和诸药，且能矫味，缓解大黄泻下伤正之力，为使药。本方药物的药理研究证实有良好的溶石排石功效。其复方经药理实验研究发现，具有扩张胆总管、增强胆囊收缩功能、促进胆汁分泌量增加等三大作用，故对结石小于 0.8 厘米，圆形或椭圆形与胆壁无粘连的胆石症缓解期有较好的排石化石效果。

【加减法】

①伴胆囊炎者，加金银花 15 克，川黄连 3 克。

②伴胆区疼痛者，加川楝子 10 克，延胡索 20 克，炒白芍 20 克。

③伴上腹部饱胀者，加青皮、陈皮各 6 克，娑罗子 6 克。

④伴食欲不振者，加砂仁（分二次后下）4 克，薄荷（分二次后下）10 克。

（十三）羌薄银蓝汤治疗上呼吸道感染

【经验方组成】羌活 6 ~ 10 克，薄荷 6 克，金银花 10 ~ 15 克，板蓝根 10 ~ 15 克（儿童减量）。

【组方用意】上呼吸道感染，简称"上感"，中医学称为感冒，为临床常见疾病，尤其是小儿的多发病，冬、春季较多，多因不慎寒暖，外感风邪，侵入肺经所致。在我国南方，包括我国港澳台地区，因为气候较暖和，人群体质禀赋较弱等缘故，即使感受风寒，出现鼻塞流清水鼻涕、头痛身痛、苔白等症状，往往在第二天即开始向风热转变，出现发热、咽痛、咳嗽等风寒风热并见的症候，本方以羌活、薄荷为君药，疏风祛邪，辛温辛凉并用，风寒风热并治，更加符合"因地制宜"的中医治疗原则，经长期临床观察，收效更佳。感冒及上呼吸道感染病人多为病毒感染，血象中的细胞总数及中性粒细胞百分率正常或减少，本方用金银花、板蓝根为本方辅助药，起到抗病毒、清热、利咽作用，辨病与辨病相结合，可明显提高病毒性感冒与上感的治疗效果。本方也适用于流行性腮腺炎、风疹等病的早期治疗。

【加减法】

①表寒症明显，见恶寒、恶风，头痛、身痛、苔白者，加荆芥 6 克，防风 6 克。

②寒热持续不退者，加柴胡 6 ~ 10 克，炒黄芩 10 克。

③咽痛、扁桃体肿大者，加射干 10 克，土牛膝 15 克。

④咳嗽明显者，加桔梗 6 克，前胡 10 克，炙百部 10 克。

⑤伴腹泻者，加苍术 10 克，焦山楂 10 克。

⑥伴皮疹者，加赤芍 10 克，紫草 10 克。

（十四）加味玉屏风方治疗反复感冒

【经验方组成】生黄芪15 ~ 30克，党参10克，白术10克，山药15克，防风 6 克，炙甘草 3 克。

【组方用意】方中重用生黄芪大补肺气，使皮毛坚固，腠理致密，又能固表止汗，为本方君药；党参、白术、山药补气健脾，固表止汗，扶正以祛邪，与生黄芪相伍，其补气固表之力更佳，同为臣药；防风祛除风邪为佐药，防风与黄芪相配，相反相成，固表止汗而不留邪，祛风而不伤表；炙甘草补气润肺，调和诸药，为使药。综合全方，补散兼施，以补固为主。本经验方在《世医得效方》玉屏风散的基础上加味而成。经笔者长期临床观察，补气固表，防止感冒反复发作效果更佳。

经近代药理单味药研究及复方研究，均证实本方可增强细胞免疫功能，提高补体，对虚人易感风邪，即反复感冒这一亚健康状态，以及慢性鼻炎、过敏性鼻炎易感风邪者均有扶正祛邪功效，在感冒缓解期若能坚持服用 1 个月以上，收效更佳。对于"易感儿童"可减量服用。

【加减法】

①兼有口干咽干者，加麦冬 10 克，石斛 10 克。

②鼻炎易感风邪者，加辛夷花 6 克，苍耳子 6 克。

③兼有白细胞减少者，加黄精 10 克，大枣 6 枚。

④兼自汗者，加浮小麦 20 克，煅牡蛎 20 克（先煎）。

⑤兼食欲不振者，加砂仁（分 2 次后下）4 克，陈皮 6 克。

（十五）葛根槐花饮治疗高血压病

【经验方组成】葛根 15 克，槐花 20 克，泽泻 30 克，益母草 15 克，夏枯草 5 克，决明子 15 克，钩藤 10 克，地龙 10 克，炒黄芩 10 克，炙甘草 3 克。

【组方用意】葛根为中医治疗高血压颈项强痛的传统中药。葛根所含总黄酮大豆苷元和葛根素对高血压引起的头痛、头晕、耳鸣等症状有明显疗效。大量的实验研究已证实葛根降压作用显著，且能扩张冠脉血管和改善心肌缺血缺氧状态；槐花含大量的芸香苷（芦丁）和维生素 C 等物质，可软化血管，对高血压病患者有防止脑血管出血的作用。实验研究发现，槐花水浸液、制剂及提取物杨槐花苷有显著的降血压作用。

与葛根配伍，同为君药；泽泻利水而不伤阴，近代药理研究已证实，泽泻有良好的利尿降血压作用，且可降血脂、抗动脉硬化、改善心脑供血。至于重用泽泻是受西医噻嗪类利尿药用于高血压病的启发，泽泻不仅对早期高血压病有效，也适用于中、晚期患者，临床观察且无西药的某些不良反应。益母草协助泽泻利尿降血压；夏枯草、决明子、钩藤、炒黄芩协助葛根、槐花降血压，同为臣药；地龙扩张血管，黄芩清热降血压，与甘草同为佐、使药。本经验方可作为高血压病通治方而广泛用于各型各期高血压病患者。

【加减法】

①肝火上火型及肝阳上亢型，见头痛剧烈，眩晕耳鸣，心烦易怒，口苦面红，便秘尿黄，舌红苔黄，脉弦数者加龙胆草3克，栀子10克，菊花10克。

②阴虚阳亢型，见眩晕头痛，失眠健忘，腰膝酸软，两目干涩，五心烦热，舌红少苔，脉弦细者加生地黄15克，元参15克，决明子15克。

③肝肾阴虚型，见头脑空痛，眩晕开口，腰膝酸软，失眠多梦，五心烦热，舌红少苔，脉弦细者加枸杞子10克，菊花6克，熟地黄15克。

④血瘀阻络型，见头晕头痛，肢体麻木，或短暂舌强语塞或胸闷心悸，舌质暗或舌有瘀点、瘀斑，脉涩者加丹参15克，川牛膝15克，赤芍10克。

（十六）二参复脉汤治疗心律失常

【经验方组成】白参（另煎兑服）5克，丹参20克，麦冬15克，五味子6克，桂枝6克，生龙骨、生牡蛎（先煎）各20克，琥珀（研末冲服）5克，炙甘草5～10克。

【组方用意】心律失常可见于器质性心脏病，也可见于神经精神因素或生理因素，属于中医学"心悸""怔忡""虚劳"等病的范畴。本方以补气力强的白参与活血养心力的著丹参合用，意在补气养血，养心复脉，为本方君药；麦冬、五味子和白参为生脉散成分，共奏益气养阴生脉，为臣药；桂枝温阳通脉，生龙骨、生牡蛎、琥珀重镇宁心安神，四味同为佐药；炙甘草益气健脾，宁心矫味，为本方使药。全方具有调和阴阳，益气养阴，活血通脉，安神定悸，通顺血脉，调整心律等功效。随证灵活加减，可以通治心动过速、心动过缓、心律不齐等病属于虚实夹杂，以虚为主，包括气血阴阳偏虚夹气、夹痰、夹瘀、夹寒、夹火的各种心律失常证候。

【加减法】

①兼见血虚，见失眠、多梦、健忘者，加酸枣仁10克，柏子仁10克，首乌藤15克。

②兼见阴虚，见口干舌燥，五心烦热、眩晕、盗汗、舌红少苔者，去桂枝，加生地黄15克，野百合10克，龟甲（先煎）15克，鳖甲（先煎）15克。

③兼见阳虚，见脉结代、手足不温者，桂枝改为10克。

④阳虚明显，见脉迟缓者，桂枝改为15克，去麦冬；加熟附子10克，肉桂3克。

⑤心神不宁者，见加灵磁石（先煎）20克、石菖蒲6克，炙远志6克。

⑥热象明显，见口干苦、舌红苔黄者，去桂枝，加苦参15克，生山楂10克。

⑦心火上炎，见烦热艰寐多梦者，去桂枝，加生地黄15克，川黄连5克，莲子心3克。

⑧虚阳浮越，见脉促无力者，去桂枝，加肉桂3克，熟附子6克，熟地黄15克。

⑨心血瘀阻，见胸闷、心胸疼痛，面唇紫黯，舌质紫者加川芎10克，桃仁10克，红花10克。

⑩夹痰浊，见体胖、胸闷、苔腻者，加全瓜蒌15克，白术10克，

法半夏 10 克。

⑪夹痰火，见心中烦热，失眠多恶梦，口黏痰，苔黄腻者加胆南星 10 克，竹沥半夏 10 克，天竺黄 10 克，川贝母 6 克。

⑫血脂异常者，加姜黄 15 克，生山楂 15 克。

（十七）川芎白芷汤治疗头痛

【经验方组成】川芎 20～30 克，白芷 10 克，当归 10 克，细辛 5 克，延胡索 20 克，炙全蝎（研末吞服）3 克，炙甘草 5 克。

【组方用意】笔者在临床辨治头痛、偏头痛，一贯以调理气血为主，以改善脑窍的气滞血瘀病理状态，兼去风、寒、痰、瘀等致病因子，兼顾阳亢、血虚、肾亏等虚实变化，从而达到缓解或消除头痛、偏头痛的最终目的。本经验方以川芎、白芷为君药；川芎气味香窜，可活血行气，化瘀止痛，上达巅顶。近代中药药理研究证实，川芎所含挥发油、生物碱、阿魏酸和川芎内酯等物质，可以通过血 - 脑屏障，改善脑细胞及脑神经的缺氧缺血状态，且有良好的镇痛和镇静中枢神经、改善微循环的作用；白芷祛风除湿，通窍止痛，入阳明经。笔者在临床惯用白芷代替麝香，白芷与川芎配伍，活血化瘀、通窍止痛效果倍增。当归协助川芎活血定痛，细辛温经、散寒、定痛，为麻醉止痛药，延胡索止一身上下内外诸痛，为血中之气药，对气滞、血瘀引起的诸痛均有奇效。以上三味为臣药。炙全蝎定风止痉，研粉吞服的止痛效果较汤剂煎服可增强 3 倍以上，为本方佐药；炙甘草调和诸药，且能缓急止痛，为本方使药。全方共奏活血化瘀、行气通窍、缓急止痛之功效。笔者在临床凡遇头痛、偏头痛、三叉神经痛、血管神经痛者，均用此经验方灵活加减，常获捷效。

【加减法】

①因寒触发者白芷量加至 15 克，加制川乌、制草乌（先煎 20 分钟）各 6 克，羌活 10 克。

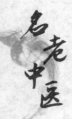
②因热而发者加菊花 10 克，夏枯草 15 克。

③大便干结者加生大黄 5～10（后下）克。

④肝阳上亢者加天麻 10 克，钩藤（后下）10 克，菊花 6 克。

⑤前额痛白芷量加至 15 克。

⑥偏头痛加防风 6 克。

⑦颈椎病或枕部痛加葛根 15 克，羌活 10 克。

⑧鼻渊性头痛加辛夷 6 克，苍耳子 6 克。

⑨痰浊头痛加胆南星 10 克，制半夏 10 克，橘红 6 克，石菖蒲 10 克。

⑩瘀血头痛加赤芍 10 克，三七粉（分二次冲服）5 克。

⑪兼有脾虚者加白术 10 克，茯苓 10 克。

⑫兼有血虚者加白芍 15 克，首乌藤 15 克。

⑬兼有肾亏者加制何首乌 15 克，熟地黄 15 克。

⑭兼有阴虚者加枸杞子 10 克，山萸肉 6 克。

二、散剂

　　将处方中的药物配好后，晒干或烘干，混合均匀，然后碾研粉碎成粗末或细末的，称为散剂。散剂有粗细末之分、内服外用两种。内服散剂中研成细末，服用量小者，可直接冲服，如行军散、七厘散等；研成粗末，服用量大者，临用时加水稍煮沸取汁服，如藿香正气散、四逆散等。外用散剂一般作为外敷，掺撒疮面或患病部位，如金黄散、生肌散等。亦有作点眼或吹喉等外用的，如冰硼散、锡类散等。散剂在临床上应用也较广，也是临床上较常用的剂型。其优点是制作简便，便于服用及携带，节约药材，性质较稳定，不易变质，可大量生产。缺点是内服散剂的吸收较汤剂慢，一经制成散剂，就不能随病情变化而灵活加减。散剂制作方法如下。

　　散剂为药材或药材提取物经粉碎，均匀混合制成的粉末状制剂。按用途可分为内服散剂和外用散剂。

一般内服散剂粉碎度要求过 80～100 目筛，用于消化道溃疡，儿童患者或外用应过 80～120 目筛。散剂的制备一般分为准备、粉碎、过筛、混合、分剂量、包装等几个步骤。

散剂制备好以后，要进行分剂量。分剂量是指将混合均匀的散剂，按所需剂量分成若干相等份数的过程。这是一项重要的制作过程，将直接影响服用量的准确性。分剂量常用目测法、重量法、容量法进行。

目测法一般是先合并称取若干单剂量的药粉，再将其分为若干份。目测的误差较大，不适用于含有毒性药物的分剂量。

重量法是用称量的方法，逐个单剂量进行称重分装。该法分剂量准确，但效率低。适用于毒性药物、贵重药物的分剂量。

容量法是选一个或做一个适宜的容器，根据所需单剂量的量，调整好容器的容量，直接用该容器量取药粉进行分剂量。

包装常用材料有玻璃纸、有光纸、蜡纸、玻璃瓶、塑料瓶、铝塑袋及聚乙烯塑料薄膜袋等作材料。包装可防止散剂吸湿、结块、变色、分解，并利于患者使用。

附 2　临床散剂经验方揭秘

人参蛤蚧粉治疗虚喘

【经验方组成】白参（或红参）100 克，蛤蚧 100 克。

【组方用意】人参为"补气大王"，本方主要取其补益肺气的作用，可明显提高哮喘患者的免疫功能。蛤蚧为峻补肺肾、纳气平喘的妙品，擅长治疗虚喘。近代实验研究发现，蛤蚧提取液有雄性激素样作用的表现。人参与蛤蚧研粉吞服比煎剂、酒浸剂效果更佳。笔者在 53 余年临床中，常以本经验方治疗肺肾两虚的哮喘缓解期，症见哮喘，气短，语言低微，动则气喘加重，苔白腻，脉沉细的患者。发现有明显的扶正固本、补肺气、纳肾气功效。本方也可作为"冬病夏治"的效方，供夏令及初秋咳喘间歇期患者服用。个别不习惯吞服粉剂的老年患者，可将粉剂装入胶囊中服用。服食期间，如遇感冒应暂时停服。

【制法】先将蛤蚧去鳞片及头足，以黄酒浸渍后，微火焙干，与白参同研细末，瓶装备用。

【服法】每日2次，每次3克，温开水煎服。

三、丸剂

将处方中的每味药物，配好后晒干或烘干，混合均匀，然后研成细末，用蜜、水或米糊、面糊、酒、醋、药汁等为赋形剂，混合或包裹制成的球形固体制剂的剂型，称为丸剂，是临床上比较常用的剂型。丸剂多适用于需要久服缓治的慢性虚弱性疾病。如六味地黄丸、补中益气丸、归脾丸等。但亦有用于急救，治疗急性窍闭神昏的，如安宫牛黄丸、冠心苏合丸等。丸剂的优点是：服用方便，体积小，便于携带及贮存，药材的利用率高，在胃肠道内崩解缓慢，吸收亦较缓慢，从而缓缓发挥药效，使药力持久，而且对有毒及刺激性药物可延缓吸收，减少毒性和不良反应。对于某些毒性大，或贵重、芳香、不宜加热煎煮的药物，可作为丸剂服用。缺点是：剂型固定，不能随病情变化而灵活加减，服用量大，尤其小儿吞服丸剂较困难。临床上常用的丸剂有蜜丸、水丸、糊丸、浓缩丸四种。

蜜丸：是将药料细粉，以炼制过的蜂蜜作赋形剂制成的丸剂。蜜丸具有蜂蜜的柔润性质，作用缓和，并能矫味和补益。所以，慢性与虚弱性疾病，需长期服用者，常将处方中的药物配制成蜜丸使用，如石斛夜光丸。

水丸：是将药材细粉，用冷开水或酒、醋，或其中部分药汁等湿润后互相黏合，再以人工或制丸机泛制而成的小丸剂，亦称水泛丸。水丸使用的赋形剂种类较多，各类处方均可制成水丸，适用于多种疾病，为一种比较常用的丸剂，如香砂六君子丸。其优点是丸粒小，便于吞服，服后在体内易于崩解，吸收快，且不易吸潮，有利于保管与贮存。

糊丸：是将药料细粉，用米糊、面糊等赋形剂而制成的丸剂，糊丸黏性大，在胃内崩解时间较蜜丸、水丸缓慢，服后在体内缓慢吸收，它既可延长药物作用的时间，又能减少某些刺激性较强的药物对胃肠道的刺激。因此，一般含有毒性药物的处方，多做成糊丸内服，如舟车丸。

浓缩丸：是将组方中某些药物煎汁浓缩成膏，再与处方中其他药材细粉混合、调匀、干燥，再经粉碎后，用水或酒，或方中部分药物煎出液为赋形剂制成的丸剂，适用于治疗各种疾病，如八珍丸。浓缩丸的优点是：有效成分含量高，体积小，剂量小，易于服用，便于携带及贮存。浓缩丸为目前临床最常用的丸剂。

附3　临床丸剂经验方揭秘

三海消瘿丸治疗单纯性甲状腺肿

【经验方组成】海藻 1000 克，海带 500 克，海浮石 1000 克，木香 15 克，青皮、陈皮各 15 克，醋三棱 60 克，醋莪术 60 克。

【组方用意】单纯性甲状腺肿属中医学"气瘿"范畴，多因郁怒忧思导致肝郁气滞，气滞则津液凝结成痰，痰气互结于颈则成瘿。本经验方以海藻、海带、海浮石"三海"为君药，取其化痰软坚之功效，辅以木香、青皮、陈皮理气散结，三棱、莪术活血化瘀，攻坚散结，同为辅助药。八味合用共奏化痰软坚、行气化痰、散结消瘿之功效。

【制法与用法】将上药共研极细末，炼蜜制成绿豆大丸剂，每日 2 次，

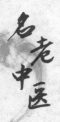
每次 6 克。

四、膏剂

　　将药物用水或植物油煎熬去渣浓缩而成的剂型，称为膏剂。有内服和外用两种。内服膏剂分为流浸膏、浸膏、煎膏（亦称膏滋）三种，外用膏剂分为软膏剂和硬膏剂两种。

　　1. 流浸膏　是指用适当溶媒浸出药材中的有效成分后，将浸出液中一部分溶媒用低温蒸发除去，并调整浓度（除特殊规定外，流浸膏 1 毫升的有效成分相当于 1 克药材）及含醇量至规定的标准而制成的液体浸出剂型。如甘草流浸膏、仙鹤草流浸膏等。

　　2. 浸膏　是指用适当的溶媒将药材中的有效成分浸出后，低温将溶媒全部蒸发除去，并调整至规定标准,每 1 克浸膏相当于 2～5 克药材的剂型，称为浸膏。浸膏是含有药材中可溶性有效成分的半固体或固体浸出剂型，可制成丸剂、片剂或直接装入胶囊服用。如清热凉血浸膏、紫珠草浸膏等。

　　3. 煎膏　又称膏滋。是指将药材加水反复煎煮后，取汁，浓缩，并加入适量蜂蜜或白糖制成稠厚半流体制剂的剂型。膏滋质稠味甘甜，营养丰富，有滋补作用，较适合于久病体虚者服用。如琼玉膏、参芪膏等。

　　4. 软膏　又称药膏。是指用植物油、猪油或蜂蜡等为基质，将药材用油加热，提取有效成分，或将药材细粉搅入基质。混合均匀而成为一种易于涂布于皮肤、黏膜的半固体外用制剂。软膏在常温下是半固体，具有一定耐黏稠性，涂于皮肤、黏膜或创面后，能渐渐软化或溶化，有效成分即被缓缓吸收，呈现缓和而持久的药效。但其作用是局部的，适用于外科疮疡疖肿、皮肤病、烧烫伤、软组织损伤、跌打损伤等。如三黄软膏、生肌玉红膏、烧烫伤药膏等。

　　5. 硬膏　又称膏药，是用油类将药材煎熬至一定程度，去渣后再加黄丹、白蜡等收膏，呈暗黑色的膏药，涂于布或绵纸等裱背材料上，供贴敷于皮肤的外用剂型，常温时呈固体状态，故称硬膏。临用前加热烘烤（36℃～37℃时即可熔化），使之软化后贴于患处，适用于跌打损伤、风湿痹痛、痈疡早期等症。如麝香止痛膏、拔毒膏等。

附4 临床定开内服膏方的方法

（一）定开膏方的概念及适应证

所谓膏方，即煎膏剂型，又称冬令补膏或膏滋药。内服膏滋是将药物用水煎煮3次，去渣合并煎出液，将药汁浓缩成糊状加糖类、蜂蜜或胶类等调制成稠厚的半固体制剂。由于膏滋药经水提取浓缩，纤维素及杂质等已大部分除去，体积缩小，便于携带和用开水稀释冲服，膏滋药含有较多的蜂蜜、糖类、胶类，味甜爽口，易为患者接受并能坚持服用，且营养丰富，有滋补作用，是中药调补的好剂型。慢性疾病、一种或多种疾病需长期服药者、年老体弱而要求防病抗衰和需要夏病冬治者，以及长期疲劳、易于感冒、性欲减退等亚健康状态的人群，均可服用膏方。

（二）膏方的开方方法

临床开膏方药的处方，首先要详细询问病史，进行辨证分析，辨清属于阳虚还是阴虚，气虚还是血虚，以及五脏六腑的孰虚孰实，而后或用温补，或用清补，或用平补，或用峻补；或用补气，或用补血，或用滋阴，或用助阳；或补中寓泻，或攻补兼施。《黄帝内经》云："形不足者，温之以气，精不足者，补之以味。"一般来说，阳虚宜以温补，如附子、仙茅、肉苁蓉、巴戟天等；阴虚宜以清补，如熟地黄、鳖甲、龟甲、玉竹、制何首乌等。补气以四君子汤为主，补血以四物汤为主；气血双补以十全大补汤等为主；如肝肾阴虚，虚阳上亢者，可用杞菊地黄丸为主；

肾阳虚者，以肾气丸为主。虚证中兼有痰多者佐以化痰；兼有气郁者佐以理气解郁，兼有血瘀，兼湿重者佐以活血化瘀者佐以化湿；兼热盛者佐以清热。随机应变、灵活加减才能开好一张定开膏方。膏滋药的处方，要求既能"补虚"，又能"疗疾"，要注意补而不腻。笔者常在滋补的定开膏方中佐以砂仁、陈皮、焦山楂、焦六曲等行气、开胃药物，目的是防止滋补碍胃，影响人体的正常消化吸收功能。对于"虚不受补"的患者应该尤其注意。

（三）定开膏滋处方的内容

（1）**处方药味、剂量：**药味可多可少，依据病情而定，一般药物在 20 ~ 30 味，每味药物剂量为 100 ~ 200 克，相当于汤剂的 10 ~ 15 倍。因此，一料定开膏滋药常用剂量相当于汤剂的 20 ~ 30 服，过少则难以熬制成一料膏方。

（2）**关于特殊药物的煎法问题：**在一般汤剂中要求先煎或后下的药物，在膏滋药中不一定要按常规去做，因为膏滋药一般要求煎煮 3 次，每次煎 1 小时左右，所以先煎和后下均失去意义。一般来说，先煎之品对疗效无影响，因煎煮时间长，已达到了先煎的目的，但对于后下之品，可能会影响药效，因此，在处方时尽可能少用需后下的药物，或另煎待收膏时再兑入。个别贵重药品，如人参、西洋参、冬虫夏草等，不宜与他药同煎，可以用文火另炖，或研末，于收膏时将药汁或粉末兑入，既可提高疗效，又可避免贵重药物的浪费。

（3）**定开膏方的制作：**将调配好的中药置淘箩内用自来水冲洗一次，倒入锅内，加水超过中药水平面以上 6 ~ 7 厘米，浸泡 3 ~ 4 小时，用武火煮沸后改用文火煎熬 1 小时，为头煎药，而后把药液列入容器内沉淀，再用细绢筛过滤，第二、三煎药加水超过中药水平面以上 3 ~ 4 厘米，用武火煮沸后再用文火煎熬 40 分钟左右，倒入容器内沉淀滤去渣。再把三煎滤渣后的药液倒入铜锅内以文火再次煎熬，使水分充分挥发，同时用另一净锅，将冰糖、白糖或红糖炒化成黄色液体，如配方中含有阿胶或龟甲胶、鹿角胶等药，则用绍酒隔水炖烊后，与冰糖或蜂蜜一起冲入药液内，同时用长竹板频频搅动，以防板底，待锅内药液出现大、小水泡，长竹板自锅中提起，药液在竹板上形成"挂旗"时；或用拇、示两指蘸少许药液，两指先捏紧后分开，手指上出现丝状物（打丝）时，说明膏已熬成。

（4）定开膏滋药辅料的配制：膏滋药的辅料较多，一般有糖类、胶类等。糖类分冰糖、饴糖、蜂蜜。胶类有荤、素两种，荤胶如阿胶、龟甲胶、鳖甲胶、鹿角胶、龟鹿二仙胶等，素胶有金樱子膏、桑椹膏、益母膏、枇杷膏等。用量：糖类为 300 ~ 500 克，胶类为 100 ~ 150 克。荤胶要求用黄酒 250 ~ 500 克浸泡炖烊，因荤胶多属血肉有情之品，味腥、黏腻难化，酒浸可解腥膻之气，并助运化之力。膏滋药的辅料可根据具体需要选用，如阴血虚者可选用阿胶、龟甲胶；阳虚者可选用鹿角胶；阴阳两虚者可选用龟鹿二仙膏；便秘者可选用蜂蜜；糖尿病忌加糖类收膏，可选用胶类辅料增加黏稠度。肝病慎用黄酒浸胶。定开膏方多为滋补类膏滋药，可增加一些贵重药的使用。如阳虚病症可选用鹿角、鹿角胶、冬虫夏草、紫河车、肉苁蓉、海马、蛤蚧等；阴虚病证可选用枫斗、冬虫夏草、龟甲胶、鳖甲胶、山茱萸、西洋参、燕窝等；气虚病证可选用野山参、白参、红参、龙眼肉等；血虚病证可选用制何首乌、阿胶、龙眼肉等。

（5）药物的选择：处方除应根据病情及辨证论治的原则选择药物外，还须选用出膏率较高的药物，一般根茎类、种子类药物含胶质、植物蛋白、固体成分多，出膏率较高，如生地黄、熟地黄、玉竹、石斛、玄参、当归、天冬、麦冬、党参、太子参、沙参、黄芪、黄精、枸杞子、白术、山药、肉苁蓉、何首乌、龙眼肉、大枣、饴糖、阿胶、龟甲胶、鳖甲胶等药应尽量多选应用，以增加出膏率。花类、叶类、草类药材的出膏率较低，

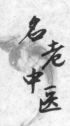
不宜过多配制在定开膏方中，否则只能熬制出清膏。

（6）**膏滋药的服法**：每日早、晚饭前各服1次，每次1食匙（15～20克）。

（7）**膏滋药的服用禁忌**：感冒期间，或内停食积，脘胀腹泻，必须暂停服膏滋药，以免误补留邪，酿生他病。服药期间忌喝酒、饮茶及生食萝卜。茶叶中含有鞣酸，易与膏滋药中的生物碱结合，产生不被人体吸收的沉淀物，影响药效；生萝卜消导通气之力较甚，影响滋补药效。

（四）膏滋处方用药原则

（1）**补而勿过**：膏滋药以补为主，莫允置疑，符合《黄帝内经》"虚者补之""劳者温之""损者益之"的原则。故定开膏方用药大多为滋补之品，但用药要补而勿过，宁可循序渐进的小补而不可峻补太过，否则容易导致阴阳失调、气血失衡，加重病情。进补一定要适可而止、因人而异、因病而异，不能一见补之有效，便速求其成，大剂猛进，补之太过，恐适得其反，即"欲速而不达"。

临床上为避免补之太过，上述先服开路药以观察患者服后反应当为首选方法之一。其次应详细辨证，精心取舍，合理配伍，讲究法度而处方。古人组方大多具有辨证观点，往往有补有泻，有升有降，有塞有通，有开有阖。六味地黄丸中，有熟地黄之补，即配以泽泻之泻；有山萸肉之阖，即配以牡丹皮之开；有山药之固，即配以茯苓之通。如此开阖补泻，使补而不滞，滋而不腻，守而不呆，流通畅达，则无太过偏颇之弊。又如肾气丸中不是单用附桂纯补肾阳，而是根据阴阳互根之理，配以六味地黄丸以养阴，以使阴生阳长，此即张景岳所云："善补阳者，必于阳中求阳，则阳得阴助而生化无穷；善补阴者，必于阳中求阴，则阴得阳生而化源不绝。"

（2）**杂而勿乱**：定开膏滋处方大多既要针对主证，又要兼顾复杂的病情。因此，用药难免杂一些。每剂膏滋处方时多达三、四十味，甚至更多，但这种"多"与"杂"，并非随意拼凑和堆积，而应该是以辨证为依据，并在一定法则指导下的"多"与"杂"，应明辨主次，有机地合理配伍，使之互相协调，或相须，或相使，以达预期的治疗目的。所以定开膏方也必按君、臣、佐、使的原则配伍，这样可保证主次分明，结构严谨，每味药物既能各施其长，又可起协同作用，增加疗效。

（3）**因人而异**：定开膏方应根据患者的具体情况进补，掌握缺什么补什么原则。各人的体质、病因、病状及其他方面的具体情况均各不相同，即使是同一虚证，膏方也不一定完全一致，中药有"同病异治""异病同治"的指导思想，不分青红皂白，一律用同一种膏方进补，则大忌也。因为膏滋的作用是通过药物的综合性能体现的，药物都有一定的偏性，进补的目的是靠药物的偏性来纠正人体的偏性。以使阴阳平衡，气血调和。如人参既是"补气大王"，但用之不当，也会造成"人参滥用综合征"。

（4）**实证忌补**：病属实证而出现虚弱的症状，中医称为大实有羸状，此时绝对不宜滋补。膏方滋补，药不对症，往往会"闭门留寇""助长邪气"；有些病症虚实杂夹，或实多虚少，亦不可一味采用膏方峻补，应以祛邪为先，滋补在后，或扶正祛去。

（5）**辨证施补**：膏滋处方当详察病情，谨守病机，分气血，辨寒热，知开阖，分缓急，别脏腑。气虚者当用补气，血虚者当用养血，阴虚者当用滋阴，阳虚者当用助阳。又气为血之帅，血为气之母，阴阳互根，因此补气时加补血药，则补气之源不断；补血时加补气药则能补气以生血，使阴中求阳，阳中求阴，相得益彰。辨证施补是临床开膏方取效的关键。笔者在临床所开膏方，大多是在汤剂治疗有效的基础上，待病情稳定后，再开出定开膏方，这样便与"辨证施补"更加贴近。

（6）**顾护脾胃**：膏滋处方应注意顾护脾胃之气，过分滋填壅补，有碍脾胃升降，可致中焦阻塞。因此，服用膏滋药时，患者一定要在舌苔不厚、胃纳脾运正常情况下，方可使用。痰湿之体，食少纳呆者忌滋腻蛮补，

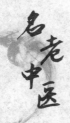
或暂缓进补，即使非用不可，也要佐以醒胃健脾之品。笔者在定开膏方时，每遇方中有熟地黄、阿胶、玉竹、玄参之类滋腻药物时，必用砂仁、陈皮之类理气扶胃之品，只有时时顾及脾胃，配制的膏方才能让患者坚持服用。否则，纵有良方良药，亦不利于疾病康复。

（7）**重视食补**：食补具有预防疾病和配合治疗的作用，因其取材便利、味美适口、相对安全等优点。食补的主要作用有以下两个方面：一是未病养生，增强体质。中医学认为，人体脏腑功能的衰减、阴阳失衡是导致疾病发生的主要原因，而食补能调整人体阴阳平衡，纠正不足与偏亢，因而能起到治疗或辅助治疗的作用，但是，食补也要根据人的体质灵活运用，要分清熟热熟寒、偏盛偏虚。如阴虚内热者宜多食凉性食物，如银耳之类食物；阳虚外寒者宜多食热性食物，如核桃、鹿肉之类食物；肺热咳嗽者宜多食梨、百合、白果等；血虚失眠者宜多食龙眼、大枣等；脾虚腹泻者宜多食莲子、白扁豆、薏苡仁等。二是已病补虚，促进康复；患病的人不但身体虚弱，而且消化、吸收功能也较低下，往往容易造成营养物质的缺乏，病情难以痊愈。运用食补法既可调整脾胃功能，又可补充营养物质，从而达到治疗、补虚、康复的目的。所以在服用膏滋药进补的同时，笔者强调重视食补、食养与食疗。

（五）膏滋药服用的最佳季节

中医药补，四季皆宜。笔者认为春季应平补，夏季应清补，秋季应润补，冬季应温补。特别是现在生活节奏在加快，工作和学习压力在加大，出现长期疲劳、失眠、性功能减退的人越来越多，所以适量适时的食补与药补显得更加必要。有些疾病冬季好发，如慢性支气管炎、支气管哮喘、慢性阻塞性肺气肿、慢性肺源性心脏病、过敏性鼻炎、风湿性关节炎等，因发病较重，邪实为主，一般不宜进补，而在春、夏、秋季时，这些病人的病情常处于暂时稳定阶段，则是进补的好季节，即所谓"冬病夏治"。

"冬病夏治"符合中医学"急则治标，缓则治本"的治疗原则，在夏天未发病时，就培本以扶助正气。人体正气旺盛，抵抗力增强，到了冬天就可以少发病或不发病。实践证明，冬病夏治具有良好的效果。例如慢性支气管炎利用夏季调理脾胃，可健脾去痰，使冬季病情得以缓解，有的可治愈。但按照中医学理论，冬季是大自然万物收藏的季节，天气寒冷，食欲旺盛，腠理致密，无论进食的数量和质量需求方面，均较平时为多，此时进补容易为人体所吸收、贮藏，如《素问·四气调神大论》云："冬三月，此谓闭藏"，中医在 2000 多年前就提出"冬藏精"和"秋冬养阴"的理论，而且，一料膏滋药，一般要服 4～6 周，甚至更长的时间，冬季气温较低，易于保存，因此，服用膏滋药，以冬季最为合适。俗话说："入九进补""补在三九""冬令进补，来年打虎"，说明冬令是进补的最佳时间。入冬服用膏滋药，有三大特点：一能调整阴阳，平衡气血，改善五脏六腑功能，提高机体自身免疫力，有抗衰延年益寿作用；二是服用简便省时，且易入口，患者乐于接受，对治疗慢性病患者，更为适合，久服可使疾病获愈，可使亚健康状态得到改善，可使人体调整到最佳状态；三则冬令进补，用膏滋可全面兼顾，产生双向调节功能，有利于机体的康复。

附 5　临床内服膏滋经验方揭秘

（一）固本咳喘膏治疗哮喘缓解期

【经验方组成】红参 1 克，补骨脂 10 克，冬虫夏草 1 克，核桃肉 15 克，紫河车 10 克，熟地黄 20 克，鹿角胶 15 克，炙黄芪 15 克，黑白苏子各 10 克，五味子 10 克，陈皮 10 克，姜半夏 10 克，杏仁 10 克，炙百部 10 克，炙紫苑 10 克，炙甘草 3 克。

【组方用意】红参温阳补气，双益肺脾，为本方君药；补骨脂、冬虫夏草、核桃肉、紫河车、熟地黄、鹿角胶，益肾固本，温肾纳气，为本方臣药；黄芪辅助红参补气。黑白苏子纳肾气，降肺气；五味子敛肺定喘。陈皮、半夏、杏仁、百部、紫苑肃肺止咳，化痰定喘，以上诸药同为佐药；炙甘草补肺脾，润肺止咳，且能调和诸药，为本经验方使药。

【制法与用法】照以上处方30服剂量配方，先将红参、冬虫夏草研成极细粉，备用。其他诸药（鹿角胶除外）用自来水冲洗一遍后倒入紫铜锅内，加水浸泡8小时后，用武火煎煮，煮沸后改文火煎煮1小时，去渣取汁，为头煎煎汁，第二、三煎另加水各煎煮40分钟左右，取汁后将三煎药汁合并后倒入铜锅用文火浓缩。另取1锅，将冰糖500克加水溶化，并将鹿角胶用绍兴黄酒隔水炖烊后与冰糖液一并入锅收膏，膏将成时调入红参及冬虫夏草细粉，拌匀，再煮2沸即成。瓶装密封后，放入冰箱冷藏备用。每日早、晚各服1汤匙，约20克，温开水送服。

（二）四季养生膏

冬令进补、冬季服用膏方调补，是中医的一种传统的防治手段，在民间也早已家喻户晓，已成为一种传统习惯。但中医学也认为四季均可进补。因为阴阳之气的消长、平衡、运动变化贯穿于一日之中、四季之中、一身之中，人体每时每刻都有消耗和支出，需要得到及时不断的补充，人体除合理营养、平衡膳食，吃好一日三餐之外，一年四季之中，通过膏滋方来保养人体的精气神，调节亚健康状态也是一种有效的养生保健、防病治病方法。所以一年四季均可进补，服用膏滋方不必拘泥于冬季。有中医专家主张春季平补，夏季清补，秋季润补，冬季温补。这也顺应了《黄帝内经》"春夏养阳，秋冬养阴"的古训，意思是说春夏季节阳气生发，天气逐渐暖和，以阳气的运动为主，人体在养生方面就要注意切勿克伐阳气，要侧重养阳，这样才能顺应季节之变化，如阳虚患者在春夏季节进补养阳之补益膏方或用冬病夏治的方法进行治疗，就比冬季进补更容易收效；秋冬天气逐渐转寒，以阴气运动为主，进补适宜的养阴之品，可以收到事半功倍的效果，如果阴虚患者，在冬季养阴，更利于吸收。所以，一年四季均可进补，都可服用膏滋方，在空调、冰箱日益普及，膏滋方的剂型正在不断改进的当今，膏滋方的保存已不再是难题，为一年四季服用膏滋药带来了方便。

从临床上看，一些虚弱症症及其他病症并不是只局限于冬季发病，尤其是外科手术后或妇女产后出现的脏腑亏虚、气血不足引起的诸多症候在各个季节均可发生，根据中医学"虚则补之，实则泻之"的理论，对于体虚或体内有实邪的患者，一年四季都可以选择适宜的膏滋方内服，达到补虚或祛邪的目的。所以说进补膏方不必拘泥于冬令这段时间，只要病情需要，其他季节也可服用。

再者，古代医家也一直主张膏滋方并不局限于冬令进补时才服用，只要病情需要，一年四季可由医家拟方服用。如《慈禧光绪医方选议》中的调气化饮膏在此书中处方出现于 4 月份，扶元益阴膏处方出现于 7 月份，润肺和肝膏则处方于出现 9 月份等。这从另一个侧面说明了一年四季都可以开膏滋方，服膏滋方。

1. 春季平补养生膏

（1）组成：由山东金丝枣、黄精、山药、龙眼肉、白果、陈皮、砂仁、白花金针菇、宣木瓜提取物、黄明胶、阿胶、山楂等 16 种成分组成。

（2）功效：补气养血，对抗疲劳，增强免疫力，养颜美容、健脾养胃。适用于春季体力疲劳、脑力疲劳、容易感冒、面色无华、气短多汗、心慌失眠等亚健康状态。

2. 夏季清补养生膏

（1）组成：由石斛（人工栽培）、黄精、山药、生薏苡仁、茯苓、枸杞子、陈皮、山楂、猴头菇、黄明胶、阿胶等 16 种成分组成。

（2）功效：清暑益气，滋阴护肤，健脾养胃，对抗疲劳，增强免疫力。

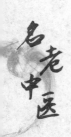
适用于夏季精神疲惫、四肢无力，皮肤失润、食欲不振等亚健康状态。

3. 秋季润补养生膏

（1）组成：由野百合、枸杞子、桑椹子、乌梅肉、北虫草粉、羊肚菌、银耳、刺梨浓缩汁、龟甲胶、阿胶等16种成分组成。

（2）功效：养阴润燥，补肺开胃，对抗疲劳，增强免疫力。适用于秋季头昏乏力、皮肤失润、口干唇燥、咽干少痰、大便偏干等亚健康状态。

4. 冬季温补养生膏

（1）组成：由益智仁、山东冬枣、龙眼肉、蛹虫草粉、肉桂粉、核桃仁、黑芝麻、蓝梅浓缩汁、黄明胶、鹿角胶、阿胶等16种成分组成。

（2）功效：温阳补肾，补气养血，健脑益智，对抗疲劳，增强免疫力。适用于冬季畏寒怕冷、手足发凉、头晕耳鸣、腰膝酸软、夜尿增多、神疲乏力等亚健康状态。

以上四季养生膏制成传统型（PP保鲜盒包装）、礼品型浓缩膏、袋式小包装型（液压填装密封袋）、块式嚼服型四种膏滋，推向市场。

五、丹剂

多指用含汞、硫黄等矿物药经过炼制、升华、熔合等技术处理后，使之成为剂量小、作用大的一种化合制剂，主要供外科使用。例如红升丹、白降丹等。在我国制剂的发展史上，自古便对丹剂的概念产生了混乱，把有些实际上是属于丸剂、散剂、锭剂的中成药，甚至是液体剂型的中成药，也称为丹剂。如至宝丹、活络丹、玉枢丹、天王补心丹等。

六、酒剂

又称药酒，它是以黄酒或白酒为溶媒，浸出药材中的有效成分，然后去渣取汁的液体制剂。由于酒能温通血脉，温经散寒，故常用于风寒湿痹阻经脉的关节疼痛、筋骨疼痛、跌打损伤等症。如追风活络酒、木瓜酒等。此外，用补益药制成的药酒，适宜于作为补益饮品，如枸杞子酒、灵芝酒、参茸酒、人参药酒、史国公药酒等。

附6 酒剂制作方法

药酒是药材用酒提取制成的澄清体制剂。多供内服，也有供内服兼外用者。

酒剂是一种传统的中药剂型。酒剂可加入适量糖或蜂蜜调味。

制备酒剂所用的药材，一般应加工成适当的片、段、块、丝或粗粉。生产内服酒剂应以谷类酒为原料。

酒剂制备常用的方法有以下几种。

1. 常温浸渍法：将处理好的中药材置适宜容器中，加入规定量的酒，密闭浸泡14天或规定时间，滤取上清液，或再加入规定量的酒，继续浸渍2~3次，滤取上清液，并将药渣压榨，压出液与滤液合并，静置，过滤。

2. 加热浸渍法：将处理好的药材置适宜容器中，加规定量的酒，密闭，置水浴上加热浸渍一定时间；或将中药材装于特制的布袋，悬于酒中，密闭，置水浴上加热浸渍一定时间，滤取浸渍液，并压榨药渣，合并浸出液，静置，过滤。

3. 渗漉法：以酒为溶剂，对中药材缓缓渗漉，收集渗漉液，静置，过滤而成。

附7 临床酒剂经验方揭秘

（一）强身益寿酒

白参2根（约60克），怀山药60克，枸杞子50克，熟地黄60克，肉苁蓉30克，当归30克，天冬、麦冬各50克，60%高粱酒3000毫升。

本药酒方系根据中医古籍《寿世保之》长生固本酒结合笔者经验改制而成。诸药制酒，酒助药势，可使先天之本得以滋养，后天之本得以调补，脏腑安和则气血调和，身体健康。中老年人坚持适量常服，可达到补元气、生气血、滋肝肾、助元阴、延年益寿、强身健体等功效。

（二）养生美容酒

制何首乌 50 克，熟地黄 50 克，当归 30 克，龙眼肉 200 克，枸杞子 50 克，甘菊花 20 克，冰糖 50 克，米酒（低度）3000 毫升。

该药酒系笔者经验方，具有美容护肤，乌须黑发，增强视力，滋养肝肾等功效。尤其适合女性经常饮用。

七、茶剂

是指将药材与茶叶共碾成粗末，加入黏合剂制成的块状固体制剂。使用时，打碎置于有盖的容器内，以沸水冲泡，或煎煮代茶。选用花类、叶类、梗类药材，不用茶叶，冲服或煎煮后代茶饮用者也可称为茶剂，可用于治疗各处疾病的早期、恢复期及服用汤、丸剂不方便的患者，如午时茶、减肥茶、二花茶等。

附 8　临床茶剂治疗心血管疾病经验方揭秘

（一）刺五加肉桂茶

刺五加 15 克，肉桂 2 克，炙甘草 3 克。将以上三味入锅，加水蒸煮 2 次，每次 30 分钟，合并滤汁即成。代茶，频频饮用，当日饮完，可温通心阳，益气散寒。主治心阳不振型冠心病。

【评价】刺五加性温味辛，传统作强健筋骨、祛风祛湿之药。近代药理学研究认为，刺五加具有类似人参的功效，可以作为人参的代用品。实验研究发现，刺五加制剂对垂体后叶素引起的动物急性心肌缺血有保护作用，能明显增加心脏冠脉血流量，缩小心肌梗死面积；肉桂为常用的调味佳品，也是温阳散寒的重要药物。近代研究资料证实，肉桂水提取物肉桂挥发油对异丙肾上腺素引起的心功能及血流动力学的改变，具有对抗作用，并能增加冠状动脉血流量，对心肌损害也有一定的保护作用，能使心肌细胞膜结合酶的异常变化得到一定的纠正。实验研究还证实，肉桂有扩张血管、增强血液循环的作用；炙甘草补益心气，且能矫味。三药煎汁代茶频服，对冠心病心绞痛、心肌梗死属于心阳不振的患者颇为合拍。

（二）红花檀香茶

红茶 3 克，白檀香 1 克，将以上两味，放入有盖杯中，用沸水冲泡，当茶频频饮用，可连续冲泡 3 ~ 5 次。可活血行气，化瘀宣痹。主治气滞血瘀型冠心、心肌梗死缓解期。

【评价】此方为已故全国名老中医傅宗翰老师的经验方。红花为常用的活血化瘀佳品。近代药理学研究证实，本品具有轻度兴奋心脏、降低冠脉阻力，增加冠脉血流量和心肌营养性血流量作用，对心肌缺血、心肌梗死有不同程度的对抗作用。白檀香含挥发油，功专芳香行气，散寒止痛。中医学认为，其"行气则血行"，檀香的行气作用可增强红花活血化瘀、治疗冠心病的效果。谢教授曾运用此药茶观察冠心病心绞痛缓解期患者 30 例，发现服用 2 个月，可明显减少冠心病心绞痛的发作次数和发作程度，心电图亦明显改善。

（三）菖蒲茶

石菖蒲 10 克，生山楂 20 克，全瓜蒌 15 克，绿茶 2 克。将以上四味入锅，加水蒸煮 2 次，每次 30 分钟，合并滤汁即成。代茶，频频饮用，

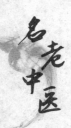

当日饮完。可化痰泄浊，通利心窍。主治痰瘀阻络型冠心病。

【评价】石菖蒲，自古作为延年不老药，其性味辛温，含挥发油，故气味芳香。《重庆堂随笔》载：菖蒲"舒心气，畅心神，怡心情，益心志，妙药也。"中医临床，主要取其化湿辟浊、宁心安神之效，用治痰浊阻塞心窍，以致惊恐、心悸、失眠、健忘、不思饮食等症。现代药理学研究认为，本品有镇静、抗惊厥、镇咳平喘作用。石菖蒲水提取物可扩张外周血管，降低血压、增强心灌流量及耐缺氧能力。挥发油能使冠状动脉扩张，其所含的二聚细辛醚有降血脂作用；山楂能增加冠脉血流量，降低心肌耗氧量，对心肌缺血、缺氧有保护作用。国内有人做过临床报道，心肌梗死的患者，服用山楂水煎剂后，心肌梗死的范围缩小，心电图也有改善。中医学认为山楂有良好的活血化瘀功效。瓜蒌甘寒，清肺化痰，利气宽胸，滑肠通便。动物实验证明，瓜蒌有显著增加冠脉血流量的作用，并能降低血脂。以上三味与茶叶合用，共奏化痰泄浊、活血通脉之功。

（四）参叶玉竹茶

人参叶5克，玉竹15克，绿茶2克。将以上三味入锅，加水蒸煮2次，每次30分钟，合并滤汁即成。代茶，频频饮用，当日饮完。可益气养阴，生津宁心。主治气阴两虚型冠心病。

【评价】根据现代实验研究，人参叶及参秆、参花、参果，其中所含的皂苷类成分与人参主根相似，而价格却低得多。所以，人参的综合利用尚待开发。经笔者临床观察，用人参叶泡茶饮用治疗气虚津液不足的冠心病心绞痛患者，其疗效并不亚于人参根的煎剂；玉竹是温润甘平中和之品，煎熬食之，尤能补益，惟其性纯，功效甚缓，必须久服，始呈妙功。据现代药理学研究，玉竹对心血管系统有较好的保健功效。经观察本药茶对冠心病气阴两虚型有较好效果。

（五）龙眼宁心茶

龙眼肉 15 克，酸枣仁 10 克（碾碎），柏子仁 10 克。将龙眼肉洗净，与酸枣仁、柏子仁同入锅中，加水适量，大火煮沸，改小火煎煮 5 分钟左右即成。上、下午分食。可益气养血，宁心安神。主治气血亏虚型心律失常。

【评价】龙眼肉性温味甘，有益心脾、补气血、安心神的作用；酸枣仁擅长养心安神，为有效的滋养性安神药；柏子仁擅长养心安神、润肠通便，对血不养心引起的心律不齐、虚烦不眠有较好疗效，对兼有肠燥便秘者更为适宜。经观察本药茶对气血亏虚引起的心律失常最为适用。

（六）槐花茶

干槐花 10 克（鲜品 20 克）。将槐花放入有盖杯中，用沸水冲泡。代茶，频频饮用，一般冲泡 3 ~ 5 次，可软化血管，降血脂降血压，凉血止血。主治各种类型的动脉硬化症，对动脉硬化合并高血压、肝火上炎、有脑血管破裂倾向者尤为适宜。

【评价】槐花为豆科落叶乔木槐的花蕾，我国大部分地区均有栽培，夏季花将开放时采摘，晒干后可供全年使用。实验研究提示，槐花中含有较多的芸香苷（又名芦丁），维生素 A 和维生素 C 的含量也较高。这些成分有明显软化血管作用，能够减少毛细血管的渗透性及脆性，可使因脆性增加而出血的毛细血管恢复正常的弹性，能增强毛细血管的抵抗力，对高血压病患者有防止脑血管破裂的功效。此外，槐花的成分中还有扩张冠状血管，改善心同循环、降低血压等作用。经谢教授临床观察，饮用槐花茶 3 个月以上，有明显的降血脂效果，经检查，本方可延缓眼底动脉病变的发展。

（七）绞股蓝绿茶

绞股蓝 10 克，绿茶 2 克。将绞股蓝烘焙去腥味，研为粗末，与茶叶

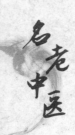
一同放入茶杯中，用沸水冲泡，加盖焖10分钟即可。代茶，频频饮用，可连续冲泡3～5次。可平肝降压，软化血管。主治肝火上炎型动脉粥样硬化。

【评价】绞股蓝是名贵的中草药之一，药用价值很高，故号称"南方人参"。现代药理学研究发现，绞股蓝有降血脂及软化血管的作用，用0.25%～0.5%绞股蓝水提取物对大鼠血脂和肝脏总胆固醇、三酰甘油都有明显降低作用。灌服绞股蓝总苷片可抑制高胆固醇血症小鼠血清总胆固醇及三酰甘油的升高，并使高血脂鹌鹑血中胆固醇、三酰甘油及低密度脂蛋白降低，对高脂鹌鹑肝脏弥漫性脂肪变及动脉粥样硬化形成具有保护作用。与清肝泻火、软化血管的绿茶一同浸泡效果更佳。

（八）杞菊决明子茶

枸杞子20克，菊花5克，决明子30克。将枸杞子、菊花、决明子拣去杂质，同放入杯，用沸水冲泡，加盖闷15分钟。代茶，频频饮用，一般可冲泡3～5分钟。可滋补肝肾，平肝明目。主治肝火上亢型及阴虚阳亢型高血压病。

【评价】枸杞子与菊花相配伍，既可滋补肝肾，又可平肝泻火；决明子可平直、泻火、降血压、降血脂、明目、通便。现代药理学研究发现，决明子的水浸液、醇－水浸液和醇浸液用于麻醉犬、猫、兔，有降血压的作用；决明子可使自发性遗传性高血压大鼠收缩压明显降低，同时舒张压也明显降低，对心脏和呼吸无显著影响，研究人员还发现，决明子对自发性遗传性高血压大鼠的降血压作用，显著强于利血，且持续时间亦显著长于"利血平"。三药合用，泡茶内服，对肝阳上亢型高血压颇为适宜。

（九）柿叶山楂茶

干柿叶10克，山楂15克，茶叶3克，将柿叶晒干，研成粗末，与山楂（敲碎）、茶叶同放入杯中，用沸水冲泡，加盖闷 10 分钟后，即可饮用。当茶，频频饮服，一般可冲泡 3 ~ 5 次。可消积散瘀，清热降压。主治肝火上炎型高血压。

【评价】柿叶含有丰富的维生素，具有降低毛细血管通透性和防止毛细血管破裂功能，还能防止血管硬化，从而具有预防高血压病的特殊功能。柿叶中的维生素 C 含量极为丰富，较茶叶、辣椒，以及水果中的柑橘、柠檬、橙子、猕猴桃等高出数倍甚至数十倍以上。科学家研究认为：常饮柿叶茶，对高血压、脑出血、糖尿病等均有较好疗效。柿叶茶的制作方法较为简便，凡有柿树生长的地方均可采摘制作。一般在谷雨前后（每年 5 月）采收，摘叶时要选择不开花未挂果的雄株的嫩叶，将摘下的柿叶用清水洗净，以沸水焯 1 ~ 2 分钟，捞出沥干水分，摊开晾晒，在柿叶未干透之前，切成细丝，直到完全晾晒干时，即为柿叶茶。柿叶茶宜贮于器皿中密封，防止香气外溢。经检测，以 90℃左右的开水冲泡，持续 3 ~ 5 分钟，其维生素 C 溶出率可达 81.5%。柿叶茶不仅具有绿茶的清香风味，而且饮后回味甘醇，经常饮用能增强机体代谢功能，促进细胞分裂增生，可稳定和降低血压，增加冠脉血流量，对高血压、高脂血症、肥胖症患者大有裨益。山楂有防治高血压的作用，疗效稳定而持久，与柿叶配伍后，更适用于肝火上炎引起的高血压患者。

（十）黄芪枳实大枣茶

黄芪 30 克，枳实 30 克，大枣 30 克，白糖适量。将前三味放入锅中，加水煎浓汁，去渣取汁，调入白糖，代茶饮，频频饮用。可补中益气，升提血压。主治中气不足型低血压症。

【评价】黄芪善于补中益气，现代药理学研究证实，黄芪对血压有双重调节作用。经临床观察，黄芪与枳实、大枣配伍后，对慢性低血压症起辅助治疗功效，其中对于中气不足、气血两虚型低血压症尤为适宜。

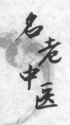
八、露剂

又称药露。是指将药材（多用新鲜含有挥发性成分的药材）放在水中加热蒸馏，所收取的蒸馏液为露剂。本剂型颜色澄清，气味特别芳香，如金银花露。市场上也有冠以"露"字的成药，实为糖浆剂而非露剂者，如川贝枇杷露。

九、锭剂

是指将药研成细末，单独或与适当的赋形剂制成具有一定形状（如瓜子形、纺锤形、扁圆形、圆柱形）的固体制剂，供内服和外用，研末调服或磨汁服，亦可磨汁涂患处，如蟾酥锭、紫金锭等。市场上也有少数成药外为锭剂者，实为丸剂，如小儿至宝锭等。

十、颗粒剂

又称冲剂。是指将药材提炼成稠膏，加入适量糖粉或其他辅料（淀粉、糊精）或药材细粉等，烘制成干燥颗粒状制剂的剂型。冲剂是近年来在糖浆剂和汤剂的基础上发展起来的新剂型，适用于多种疾病。优点是克服了汤剂需要煎煮等缺点，作用又比丸剂、片剂迅速，且服用、携带都比较方便，缺点是易于吸潮，应置密闭容器中贮存，一般采用塑料袋分剂量包装备用；同时，剂型固定，难以随病情的变化而灵活加减。如板蓝根冲剂、小柴胡冲剂等。

附9　临床颗粒剂经验方揭秘

（一）金藻调脂颗粒

【经验方组成】我国南海出产的小叶海藻（当地群众俗称"金藻"）。

【组方用意】高脂血症属于中医学"痰浊"的范畴，痰浊内结，阻滞气血经络为其主要的病理变化。所以中医多采用化痰泻浊法为其治疗大法，中医学自古便认为海藻具有良好的化痰散结功效，近代药理学研究发现海藻有良好的降低胆固醇、三酰甘油，升高低密度脂蛋白胆固醇，降低高密度脂蛋白胆固醇、改善微循环、软化血管等作用，从而佐证了中医学对高脂血症病理方面的有关痰浊的理论观点。南海金藻品质优良，调脂作用显著。开发海洋生物是当今药物研究中的热门话题，而海藻多糖的研究，又是开发海洋生物药中的热门课题。笔者曾于 1999 年曾与江苏省水产研究所合作，研制开发了金藻调脂颗粒，并对金藻调脂颗粒进行了 32 例临床观察。30 天为 1 个疗程，结果：显效（血脂分析恢复正常，或血总胆固醇、二酰甘油分别下降 20%、30%，高密度脂蛋白胆固醇 20%。）18 例，占 56.25%；有效（血总胆固醇、二酰甘油分别下降 10%、20%，高密度脂蛋白胆固醇上升 10%。）12 例，占 37.5% 例；无效（主要指标无明显改变）2 例，占 6.25%。总有效率 93.75%。

【功效】化痰调脂。

【制法】从小叶海藻（金藻）中提取金藻多糖，经过酶解、调 pH、造粒、烘干、加适量赋形剂等工艺流程，制成金藻颗粒。

【用量】每日 2 次，每次 45 克。

《金藻调脂颗粒治疗高脂血症 32 例临床小结》发表于《云南中医杂志》2000 年第 21 卷第 2 期。

（二）升血压颗粒

【经验方组成】人参叶 300 克，枳实 750 克，麻黄 500 克，炙甘草 250 克。

【组方用意】根据长期和系统的临床观察，慢性低血压病主要属于中医学"气虚证"的范畴，所以补气升阳为治疗该病的根本大法。本颗粒剂以人参叶为主药，取其大补之气，改善机体虚弱状态的作用。人参的主要成分为人参皂苷类。现代药理学研究已证实，人参所含皂苷对血压有双向调节作用，可使慢性低血压患者的血压上升。实验研究还发现，犬在大量失血或窒息而处于垂危状态时，立即注入人参制剂，可使降至很低水平的血压回升，延长犬的存活时间。近年来，现代药理学研究还发现，人参地上部分（包括茎、叶、药蕾、果肉、种子等）也含有皂苷物质，其含量超过人参根。据分析测定，人参皂苷的含量根部为 3.2% ~ 5.2%（红参为 3.2% ~ 4.0%，生晒参为 5.2%），人参叶为 10.2%。人参的地上部分以茎叶的人参皂苷含量最多，茎与叶的含量比例一般为 4∶6，不同地区的人参茎叶中总皂苷虽有多少之别，但却不同程度地高于参根的含量。这一发现，使人们对人参又有了新的评价，在过去认为没有什么药用价值的茎叶等地上部分，现在应该受到充分的重视，与参根摆到同等的地位。本颗粒剂以人参叶为主药，为组方上的一大亮点，制成新药后可提高颗粒剂的疗效。经临床观察，小剂量及中药剂量的人参叶单味应用也有良好的对抗慢性低血压的作用，而且又可大大降低本颗粒剂的成本价格；枳实为常用理气药，中医学认为其具有调节气机升降的作用。近代药理学研究已证实枳实有良好的升血压作用；麻黄原为解表发汗中药，但具有良好的温通心阳、提升血压作用，西医医生有时也用麻黄素暂时代替治疗，有一定效果。麻黄所含麻黄碱等成分的良好升压作用已为大量的现代药理学研究所证实。笔者临床曾用单味麻黄泡茶饮用，发现也有一定的升高血压作用。以上两味中药同为本颗粒剂次药；甘草为本方辅助药，不仅可调和以上三药，且有显著的升高血压作用，现代药理学研究已证实甘草为治疗慢性低血压病的公认的有效单味中药。笔者在临床运用甘草治疗心律不齐、消化性溃疡等疾病时，发现甘草有升高血压的不良反应。本颗粒剂正是利用这一"不良反应"而用于治疗慢性原发性低血压，曾以人参叶、甘草两味中药泡茶饮用治疗慢性低血压病，发现有一定的升高血压作用。以上四药，相辅相成，共奏补气温阳、改善血管舒缩调节功能、提升血压的功效。本颗粒剂处方组成少而精，有利于方义分析、有效成分分析、新药开发及药剂学研究、药理研究，有利于新药报批。

【功效】益气提升血压。适用于各类慢性低血压病。

【制法】取人参叶、枳实加 5 倍药材量 80% 酒精、浸泡 1 小时后回流提取，每次 1 小时，共提取 2 次，合并醇提取流，回收酒精，药流备用。药渣与麻黄、甘草合并加水蒸煮 3 次，每次 30 分钟，合并煎煮流及人参叶、枳实提取流浓缩成稠膏、真空干燥，粉碎后加适量可溶性淀粉混匀，以 80% 酒精为湿润剂制粒，80℃以下干燥，制成颗粒 1000 克，即得。

【性状】本品为黄棕色颗粒，味甜、微苦。

【鉴别】

1. 取本品 2g，加水 10 毫升与稀 HCl 1 ~ 2 滴，煮沸 2 ~ 3 分钟，滤过、滤流置分流漏斗中，加氨试液数滴使呈碱性，再加氯仿 10 毫升，振摇提取。分取氯仿液置二支试管中。一管加氨制氯化铜试液与二硫化碳各 5 滴，振摇，静置、氯仿层显深黄色；另一管为空白，以氯仿 5 滴代替二硫化碳 5 滴，振摇后氯仿层无色或显微黄色。

2. 取本品 2g，置试管中加醇 10 毫升使溶解，取上青液，加 HCl 2 滴、镁粉适量，置沸水中加热数分钟，溶液即现红色。本品应符合《中华人民共和国药典》2000 版附录颗粒剂项下有关的各项规定。

【用法用量】一日 2 次，每欠 1 袋（10 克），开水冲服（汗多者忌服，禁与强心苷类药物同服）。

十一、糖浆剂

中药的糖浆剂，是指将药材煎煮去渣取汁，煎熬成浓缩液，加入适量的蔗糖溶解而成的剂型。糖浆剂味甜可口，适用于慢性、虚弱性疾病和小儿诸疾，如十全大补糖浆、急支糖浆等。缺点是不适合糖尿病患者选用。

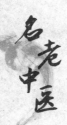

附 10　临床糖浆剂经验方揭秘

双百杏桔糖浆

【经验方组成】炙百部 100 克，百合 100 克，枇杷叶 80 克，杏仁 80 克，桔梗 80 克，炙甘草 20 克，红糖 200 克。

【组方用意】百部为止咳润肺要药，可用于新久寒热各种咳嗽。百合擅于养阴润肺，兼有宁嗽作用。两者为本糖浆剂主要药物；擅长止咳化痰的桔梗、杏仁、枇杷叶为辅佐药；炙甘草不仅可矫味，且能润肺止咳化痰，为本方佐使药。全方共奏润肺清肺、止咳化痰、养阴润燥功效。笔者在钟山医院（现南京市中西医结合医院）工作期间将本方于 1978 年制成院内制剂——止咳糖浆，受到临床高度好评。

【适应证】适用于燥热伤肺、秋燥伤肺、久咳化燥引起的咳嗽气喘，干咳少痰，口鼻干燥等症，对小儿百日咳、久咳也有效。

【制法】将炙百部、百合、枇杷叶、杏仁、桔梗、炙甘草加 5 倍量冷水，浸泡 1 小时，大火煮沸，改小火煎煮 40 分钟，滤取药液；加水再煮 40 分钟，合并两次滤汁，浓缩成清膏状，调入红糖熬制成糖浆状稠膏即成。制成的总量约 300 毫升。

【用法】每日 2 次，每次 30 毫升，儿童酌减。

十二、合剂

合剂系药材经提取、浓缩而制成的内服液体制剂。

合剂源于汤剂，但又有不同于汤剂。汤剂是随煎随服，合剂是制备后贮存，供多次服用的制剂。

合剂的制备方法与汤剂相似。选用炮制合格的药材，置煎煮容器内，加水至淹没药面约 2 厘米，浸泡 30 分钟至 1 小时后，入锅加热煎煮。先用大火煮沸，改小火微沸，第一次煎煮 1 小时，滤出药液。药渣再加水重复煎煮 1～2 次，每次 1 小时。共煎煮 2～3 次。滤出药液，药渣压榨出药液。合并各次煎液和压榨液，静置沉淀，过滤，滤液加热浓缩至一定浓度，加入适量的矫味剂和防腐剂，分装于洗净干燥的适宜玻璃瓶等容器中加盖，再消毒灭菌即可。

若处方中含有需要特殊处理的药物，可按汤剂煎煮的先煎、后下、包煎、另煎、烊化等方法处理。

合剂每天服用量一般在 40～50 毫升，分 2～3 次服。

附 11　临床合剂经验方揭秘

润肠通便合剂

【经验方组成】何首乌 500 克，当归 750 克，火麻仁（生，打碎）750 克，生大黄 100 克。

【组方用意】本方为治疗虚性便秘的治本经验方。方中何首乌为主药，该药性味甘、苦、涩，为中医惯用的养血滋阴、补益肝肾要药，何首乌生用，功专润燥通便，对阴血虚弱、大肠津亏引起的大便燥结有特殊功效。近代研究还发现何首乌具有降血脂、降血压、防治动脉硬化等作用，可用于高血压病、高脂血症、动脉硬化、冠心病。实验研究证实，何首乌含蒽醌衍生物，以大黄酚及大黄素为最多，其次是大黄酸、大黄泻素甲醚等成分，大部分呈游离状态存在。生何首乌中的结合蒽醌衍生物含量较制何首乌高，可促进肠道蠕动，具有缓泻作用。若炮制成制何首乌，糖含量增加，结合蒽醌衍生物含量降低，游离蒽醌衍生物含量显著增加，使具有致泻作用的游离蒽醌衍生物，使具有致泻作用的游离蒽醌衍生物，水解成了无致泻作用的游离蒽醌衍生物。这是本方采用何首乌而不用制何首乌的用意所在。当归味甘质润，为临床补血、活血、调经、

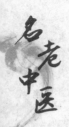
止痛、润肠良药，有"血中圣药"的美称，它具有良好的润肠通便功效，尤其适宜久病体弱、老年人及产后因血虚而致大便秘结。当归含有维生素 B_{12} 及叶酸类物质，有抗恶性贫血作用，并能增加冠脉血流量，预防垂体后叶素引起的心肌缺血，降低心肌耗氧量等药理作用，所以对便秘合并冠心病、心肌损害、贫血的患者更为适宜。火麻仁生用，质润多脂，为润肠通便常用药，对老年人、产妇及体弱津血不足所引起的肠燥便秘，用之无不奏效。近代药理学研究发现，火麻仁含胡卢巴碱、异壳氨酸三甲铵乙内脂，脂肪油等成分。油中含大麻酚。本品能刺激肠黏膜，使分泌增多，蠕动加快，减少大肠吸收水分，所以有缓泻作用。火麻仁果皮中可能含有麻醉性树脂成分，加工火麻仁时应将果皮除尽，以防中毒。以上两味为本方的辅助药。生大黄为苦寒攻下要药，有较强的泻下攻下作用，善治积滞便秘诸症，因能清热泻火，所以对热结便秘尤为适宜。大黄主含蒽醌衍生物（包括大黄泻素、大黄酚、大黄酸、芦荟大黄素等），能刺激大肠，增加其推进性蠕动而促进排便，但久煎后有效成分大多破坏，泻下力大为减弱，这是本方另煎少煎的原因。中医汤剂使用大黄一般为 5 ~ 10 克，本方每人每天仅用 4 克，每次仅为 2 克。经临床观察，小剂量大黄，不仅缓泻，增强润肠通便药效果，微苦还可健胃，增进食欲，且无伤正之弊。

本经验方治疗虚性体弱便秘已 40 余年，笔者在南京市钟山医院（现南京市中西医结合医院）工作期间，曾将本方制成院内制剂。经系统观察，屡用屡效。即使连续服用 1~2 个月以上也无任何不良反应。治愈后间断服用，有预防虚性便秘、习惯性便秘复发的作用。

本合剂滋阴养血，润肠通便，软化血管，降脂降压。主治中老年人虚性便秘、习惯性便秘、妇女产后便秘、长期卧床便秘。对便秘合并高血压病、冠心病、高脂血症、动脉粥样硬化的患者尤其适用。

【制法】先将何首乌、当归、火麻仁加水煎煮二次，第一次 1.5 小时，第二次 1 小时，合并煎剂，滤过，滤液静置 24 小时，上清液浓缩至 950 毫升左右；生大黄先用冷水浸泡 5 分钟，用浸泡液煎煮生大黄，煮沸 3 分钟后取汁滤过，取上清液 100 毫升兑入前三味的上清液中，共计 1050 毫升，加防腐剂及蔗糖适量，搅拌，静置，取上清液 1000 毫升，装入 250 毫升瓶中备用。

【性状】本品为棕黄色液体，气微香，味微甜。放置后略有沉淀。

【检查】

1. 相对密度：本品相对密度应不低于 1.03。

2. 其他：应符合浓煎剂的各项规定。

【用法用量】每瓶 250 毫升，口服，每次 20 ~ 30 毫升，每日 2 次。孕妇慎用。

十三、片剂

是指将药材细末与浓缩浸膏及辅料混合，经加工后压制成的圆片状制剂。片剂应用面广，适用于多种疾病。优点是用量准确，质量稳定，体积小，易于吞服，携带、贮存均比较方便，且为机械生产，产量高，成本低，对某些易变质及吸潮或味苦恶臭的中药，可经压片后外包以糖衣，既可保护片中药物又易于吞服。缺点是小儿及昏迷患者不易吞服，无法灵活加减。如银翘解毒片、七叶神安片等。

十四、胶囊剂

是指将药材细末盛装于两节嵌合的空心胶囊内而成的制剂。胶囊剂是散剂衍化而成的新剂型，适用于一般疾病。优点是用量准确，便于服用，吸收较好，见效比丸剂、片剂快，还可掩盖药物的不良气味，携带及贮存均方便。如感冒灵胶囊、冠心苏合胶囊等。

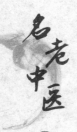

附 12 临床胶囊剂经验方揭秘

抗脂肪肝胶囊

【经验方组成】白芍 400 克，姜黄 300 克，丹参 300 克，泽泻 200 克，山楂 200 克，生大黄 100 克，枳椇子 200 克，葛花 200 克。

【组方用意】白芍擅于柔肝养血，缓急止痛。近代药理学研究提示其有良好的护肝保肝、促进肝细胞再生的作用。姜黄长于破血行气，通经止痛，近代药理学研究证实其所含姜黄素有良好的降血脂、保肝作用。笔者临床曾单味治疗脂肪肝，收效满意。以上两药为本经验方主药；丹参可祛瘀生新，安神宁心，止痛除烦。中药药理学研究提示，丹参有显著保护肝损伤、促进肝细胞再生、抗肝纤维化、抗动脉粥样硬化、降血脂作用；泽泻泻浊降脂，实验研究已证实其可降血脂、抗脂肪肝；山楂消食健胃，行气散瘀，其降血脂、抗脂肪肝作用已被大量的近代药理学研究所证实，临床有关用山楂治疗脂肪肝的报道也颇多；生大黄有泻下攻积、清热泻火、止血活血、解毒祛瘀、利胆退黄等功效，现代中药药理学研究表明，大黄具有降血脂、抗脂肪肝和减肥作用，并有良好的保肝功效。笔者认为，生大黄的抗脂肪肝作用可能与引起厌食和缓泻有关。枳椇子、葛花自古便是解酒毒、护肝的良药，笔者单用制成枳椇子葛花茶，运用于酒精性脂肪肝，经统计学处理，证实显效。以上六味药同为辅助药。本经验方是中西医理论与现代药理论相结合的产物，是中医传统经验与笔者多年临床实践相结合的产物。已制成院内制剂，运用于临床 10 余年，很受患者青睐。

【制法】取处方中姜黄、丹参、大黄，加 6 倍量 95% 酒精，回流提取 3 次，每次 1 小时，收集回流提取液，药渣与处方余药泽泻、白芍、葛花、生山楂、枳椇子一同加水煎煮 3 次，每次 1 小时，合并煎煮液，浓缩成稠膏（比重：60℃ ~ 65℃时 1.30 ~ 1.34 克），加 95% 酒精，使含酒精浓度达 70%，静置 24 小时以上，过滤，此滤液与酒精回流提取液合并减压回收酒精并浓缩成稠膏，真空干燥，粉碎，得浸膏粉（不得少于 300 克），加入适量玉米淀粉，以 85% 酒精为湿润剂制成软材，过 40 目筛制成湿颗粒，于 60℃干燥，整粒，装入 0 号胶囊。

【规格】每粒重 0.4 克，每瓶装 60 粒。

【用法】每日 3 次，每次 4 粒，口服，30 日为 1 个疗程。

十五、针剂

即注射剂。是将中草药经过提取、精制、配制等步骤而制成的灭菌溶液，可供皮下、肌内、静脉注射等使用的一种剂型。针剂具有剂量准确、作用迅速、给药方便、药物不受消化液和食物的影响，能直接进入人体组织等优点。

十六、酊剂

酊剂系指药材用适宜浓度的酒精提取而成或溶解而制成的澄清液体剂型。可以内服也可外用。一般酊剂每 100 毫升应相当于原药材 20 克。

制备酊剂所用的药材，有中药饮片、中药提取物、化学药品等成分。制备酊剂应选用规定浓度的酒精。

酊剂制备常用的方法有以下四种。

1. 溶解法　取药物粉末，加入规定浓度的酒精至规定量，溶解，静置，必要时过滤即成。

2. 稀释法　取药物流浸膏，加入规定浓度的酒精，稀释至规定量，静置，必要时过滤即成。

3. 浸渍法　取粉碎为粗末的药材，放入有盖容器中，加入规定浓度的酒精至规定量，密闭，每天搅拌或振摇一次，浸渍 7 天以上，吸取上清液，再加入规定浓度的酒精至规定量，继续浸渍，吸取上清液，合并浸出液，静置，过滤即成。

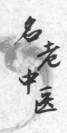

4.渗漉法　药材中加入规定浓度的酒精至规定量渗漉，收集渗漉液达到规定量后，静置，过滤即成。

附 13 临床酊剂经验方揭秘

芎红酊

【经验方组成】川芎 60 克，红花 10 克，当归 15 克，制何首乌 30 克，樟脑 1.5 克，50% 白酒 500 毫升。

【组方用意】川芎活血化瘀，行气通络，为血中气药，为本酊主要药物；红花活血养血，当归养血活血，为本方辅助药；制何首乌补肾养血，生发乌发。三味同为辅助药；樟脑透表吸收，白酒可浸渍溶解，提取以上药材有效成分，与樟脑同为佐使药。本经验方具有活血和络，行气通径，养血生发等功效。适用于各种上脱发，对斑秃、神经性脱发、脂溢性脱发，尤为适宜。对褥疮早期未出现溃破者及软组织挫伤、关节扭伤也有效。

【制法】将以上 5 味药材研成粗末，置于容器中，加入白酒，密封浸泡 2 周，每天摇动 1 次，滤取酒液，再将樟脑细粉加入使其溶化即成。制成品总量约为 450 毫升左右。

【用法】用药棉蘸酊剂，涂搽于脱发、褥疮、扭挫伤皮肤上，每天 4 ~ 5 次。

十七、其他

还有条剂、线剂、灸剂、滴丸、微型胶囊、气雾剂、海绵剂、油剂、栓剂、饼剂灌肠剂、洗剂、霜剂等多种剂型。开中药处方时，应根据各类剂型的特点和辨证施治的需要，正确选用剂型。

第五节　中医处方必备知识

一、四气五味

每一种药物都具有性和味两方面。性味是药物性能的重要标志。自古以来，各种本草书籍在每论述一药物时，首先标明其性味，这对指导临床用药仍然有着重要意义。

四气，又称四性，是指寒、热、温、凉四种药性。其中温热与寒凉属于两类不同的性质。而温与热，寒与凉则分别具有共同性；温次于热，凉次于寒，即在共同性中又有程度上的差异。如肉桂性热，桂枝性温。

药性的寒、热、温、凉是从药物作用于机体所发生的反应概括出来的，是同所治疾病的寒、热性质相对而言的。

此外，还有"平"性药，是指药性比较平和，没有寒、凉药或温、热药的作用表现得显著。但实际上也有偏温、偏凉的不同。因此，虽有寒、热、温、凉、平五气，而一般仍称为四气。

五味，是指药物的酸、苦、甘、辛、咸五种不同的滋味。它主要是由人们的味觉器官辨别出来的，或是根据临床治疗效果而确定的。

此外，还有淡味和涩味，不过一般认为淡附于甘，涩附于酸，故仍称五味。

中药的"气"和"味"，都是人们在长期的医疗实践中，对为数众多的药物作用于机体所发生的反应和对疾病产生的治疗效果，加以概括和总结而来的。例如，对"气"的认识，凡能够治疗热性病证的药物，便认为是寒性或凉性。反之，能够治疗寒性病证的药物，便认为是热性或温性。至于"味"的确定，最初是由口尝而得。古时人们不能从化学成分方面来解释药物的滋味，但是很重视各种药物所具不同滋味与其作用之间的内在联系，试图从实践中探索其客观规律。然而，人们对于药物的滋味与作用之间关系的初步认识，在很大程度上是一种偶合现象，口尝的滋味不能完全反映或概括更多药物的医疗作用。因此，人们在医疗实践活动中，又往往根据药物的作用来确定其味。如凡有发表作用的药物，便认为有辛味；有补益作用的药物，便认为有甘味等。因此，就出现了《本草纲目》上所载药物的味与实际口尝不符的情况。例如，葛根味辛，石膏味甘，玄参味咸等，均与口尝不合。所以，药物的味，已不能完全用舌感所能辨别，它已包括药物作用的含义在内。一般地说，相同的味有类同的功效，不同的味有不同的功效。

学习四气五味的临床有何意义呢？这是实习、进修医生常常询问的问题。

学习四气，是为了更好地为临床实践服务。这是因为疾病是复杂多变的，从疾病的性质上来说，有寒证，也有热证，还有寒热错杂的病证，只有掌握了四气，才能正确地运用不同性质的药物来治疗不同性的病证，也即达到了"寒者热之，热者寒之"的目的。否则药不对证，要么就是火上加油，要么即成雪上添霜。例如，掌握了石膏、知母、黄连等药物是属于寒凉性质的，遇到了高热、大汗出、口渴等属于热证的疾病，就可以应用此类药，从而达到治疗的目的；掌握了附子、干姜、肉桂等是属于温热性质的药物，遇到四肢发冷、下利清谷、口不渴、脉微细等，属于寒证的疾病，就可以用其温中散寒、回阳救逆，从而达到治病的目的。

学习五味同四气一样，同样是为临床实践服务的。这是因为药物的味道不同，其作用特点也不一样。《内经·至真要大论》曾将五味作用特点概括为"辛散、酸收、甘缓、苦坚、咸软"。综合历代医家用药经验，可将五味的作用特点概括如下。

辛： 能散能行。辛味药物有发散、行气、活血的作用，多用于治疗外感表邪及气滞血瘀的病证。一般发汗解表的药物，如麻黄、生姜、薄荷；行气的药物，如木香、厚朴、枳壳；活血的药物，如川芎、红花、苏木等，大多数为辛味。现代研究认为，辛味药多含有挥发油或挥发性物质，能刺激汗腺分泌而发汗，或有健胃作用，缓解胃肠胀气。

甘： 能补能缓。甘味药物，大多有滋补生津、和中、缓急、解痉、止痛的作用，多用于治疗虚证或调和药性及某些疼痛的病症。一般治疗虚证的药物，如治气虚的人参、黄芪，治血虚的熟地黄，治阴虚的麦冬，调和药性的甘草、大枣、蜂蜜，能缓急止痛的白芍等，大多数为甘味。现代研究认为，大部分甘味药均含有机体代谢所需的营养物质。如氨基酸、糖类等。这说明了大多数甘味药确有补养滋润作用。

酸： 能收能涩。酸味药物大多数有敛汗、敛气、止泻、涩精、缩尿、止带、止血等作用。多用于治疗元气不固、虚汗外泄、久泻不止、遗精带下的病症。一般治虚汗外泄的药物如五味子、五倍子，涩肠止泻的药物如石榴皮、乌梅，涩精止遗的药物如山萸肉、金樱子、覆盆子等，大多数为酸味。现代研究认为，酸味药多含鞣质和有机酸，故有收敛固涩之功。此外，酸味药物还有生津开胃安蛔等作用。例如，乌梅、五味子可治疗胃阴不足，口干欲饮，不思饮食的病症；木瓜、白芍可治疗津液耗伤，筋脉失养所致的筋脉拘挛、屈伸不利之症等。

苦： 能泄能燥能坚。苦味药物大多具有清热、泻火，泻下、降逆、燥湿、坚阴等作用，多用于治疗热性病、热结便秘、湿盛中满、咳嗽呕逆及相火亢盛等病症。一般治疗热性病的药物，如龙胆草、黄芩、栀子；治热结便秘的药物，如大黄；治湿热内蕴的药物，如苦参、秦皮；治咳嗽呕逆的药物，如苦杏仁、葶苈子；治相火亢盛的药物，如黄柏、知母等，

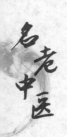

大多为苦味。现代研究认为，苦味药物大多含有生物碱及苷类，所以有抗菌、消炎、通便的作用。

咸：能下能软。咸味药物大多数具有软化坚硬、消散结块或泻下通便的作用。多用于治疗瘰疬、痰核、痞块及热结便秘等症。一般治疗瘰疬、痰核、痞块的药物，如牡蛎、瓦楞子；治疗热结便秘的药物，如芒硝，多为咸味。现代研究认为，海产的贝藻类咸味药物，多含有碘及无机盐，能软化瘿瘤、瘰疬、痰核肿块等；而咸味的芒硝含有硫酸钠盐等，能治疗肠燥便秘。

淡：能渗能利。淡，即淡而无味。淡味药物，一般具有渗利水湿，通利小便的作用，多用于治疗湿邪阻滞之小便不利、水肿等病症。如茯苓、猪苓、通草等渗湿利水药，即属淡味。

涩：能收涩。涩味药物具有收敛固涩等作用，多用以治疗虚汗、泄泻、尿频、滑精、出血等症。如龙骨、牡蛎潜阳敛汗涩精，诃子涩肠止泻等，即为涩味。

由于淡味并没有特殊的滋味，所以一般将它和甘味并称。中医有"淡附于甘"的说法；由于涩味的作用和酸味的作用相似，常也酸涩并提。因此，虽然有七种滋味，但习惯上仍称"五味"。

五味之外尚有"芳香"的概念。芳香多指药物的特殊气味，前人也常用此概念来说明药物的一定性质。芳香性药物具有醒脾、健胃、化湿、化浊、辟秽，开窍、走窜等作用。如佩兰醒脾化湿，草果化浊，麝香开窍辟秽，白芷通窍走窜等。

五味与直接的舌觉（所尝味道）常有不符现象。这是由于前人在长期的医疗实践中发现某些药物并非有某种味道，但反映出的效果却与某种药物功效相似，经反复实践后即确定其为某种味道。这种依照药物的实际功效确定的味，当然与口尝味道不符。如葛根解肌发表，即言其味辛；

赤石脂涩肠止泻，即言其味酸涩等，实际均与口尝不符。

每一种药物都有气与味两个方面，关系十分密切。一般性味相同的药物，其主要作用也大致相同或相近，如苦寒的药物，大都有清热泻火的作用，但又各具特点，如黄芩、黄柏气味苦寒，均能清热泻火，但黄芩既清热泻火又止血安胎，而黄柏既清热泻火，又善退虚热，性味不同的药物，功效也就自然有别。性同味异或性异味同的药物在功用上既有相同之处，又有不同之点，如厚朴、乌梅、大枣同样是温性药，但厚朴苦温燥湿，乌梅为酸温收敛，大枣则甘温补脾，其性均温，适用于治疗寒证，这点是相同的；而其味分别为苦、酸、甘，则又决定其功用与适应证有别。又如饴糖、芦根同样是甘味药，但饴糖甘温补脾润肺，芦根甘寒清热生津，其味均甘能润是相同的，但其性一温、一寒，则决定其功用与适应证截然不同。此外，还有很多药一性而兼有数味者，表明其作用更广泛。味越多，说明其作用范围相应越大。如防风辛甘温，祛风解表，胜湿解痉等。

在临证处方用药时，不能把药物的性与味孤立起来用，一般都是既用其性，又用其味，性味结合。

二、升降浮沉

升降浮沉是指药物作用于人体的趋向而言。具体地说，升就是上升、升提的意思；降就是下降、降逆的意思；浮就是轻浮、上行发散的意思；沉就是下行泻利的意思。

总地来说，凡具有上行、向外，如升阳、发表、散寒、催吐等作用的药物属于升浮药。凡具有下行、向里，如清热、泻下、利水、降逆、平喘、潜阳等作用的药物属于沉降药。

升降浮沉作为用药的基本原则，与临床治疗有着密切关系。这是因为，人体发生病变的部位有上、下、表、里的不同，病势有上逆和下陷的差别，因此，在治疗上就需要针对病情，根据药物升降浮沉的不同特性而选用相应的药物加以治疗。一般地说，凡病势上逆者，宜降不宜升，如胃气上逆的恶心、呕吐，当用代赭石、半夏来降逆止呕，不能用瓜蒂、常山等来催吐；病势下陷者，宜升不宜降，如久泻脱肛，宜用党参、黄芪、升麻、柴胡等益气升提，不能用大黄、芒硝之类以泻下；病位在表者，宜发表而不宜收敛，如外感表证，当用荆芥、防风等升浮药来发表，而不能用龙骨、牡蛎收敛止汗；病位在里者，或用石膏以清热，或用大黄以泻下，但不宜用解表药等。

综上所述，可以看出，药物的升降浮沉与防病治病有着十分密切的关系。只有详细了解药物的这一特性，才能达到预期的防治目的。

药物的升降浮沉与下列诸因素有关。

（1）**与药物的气味有关**：凡味属辛、甘，性属温、热的药物，大都为升浮药；味属苦、酸、咸，性属寒、凉的药物，大都为沉降药。故前人有"酸咸无升、辛甘无降、寒无浮、热无沉"的说法。如麻黄、桂枝等辛、温之品，属升浮药；大黄、黄连等苦、寒药，属沉降之品。

（2）**与药物质地轻重有关**：凡属花、草、叶及其他质轻的药物，大都为升浮药，如金银花、细辛等。而果实、种子、矿物及其他质重的药物，大多为沉降药，如枳实、紫苏子、磁石等。但是，上述情况也不是绝对的，例如"诸花皆散，旋复独降"；"诸子皆降，蔓荆独升"，就属于这种特殊情况。

（3）**与药物的炮制方法有关**：一般地说，酒炒的药物多升，姜炒的药物多散，醋炙的药物多收敛，盐水炙的药物又多下行等。如酒炒黄芩，姜汁炒厚朴，醋炙五味子，盐水炙泽泻等。

此外，药物升、降、浮、沉的特性与其配伍也有一定的关系。如升浮药在大队沉降药中，便随之下降；沉降药在大队升浮药中，也能随之上升。可见药物的升、降、浮、沉并不是一成不变的。因此，在临床用药时，除掌握一般原则外，还应知道影响升、降、浮、沉的因素。

胃是气机升降的枢纽，笔者治胃病主张剂量宜轻，如果剂量过大，煎出的药汁必多，在胃中停留的时间必长，便不利于气机的升降，自然也不利于胃病的康复。这是对于药物升降的又一个侧面的认识。

掌握药物的性味与功能，才能在临证处方中操纵自如。

三、药物归经

"归经"二字，归，意谓归属；经，指脏腑经络。归经就是指药物对某脏腑经络的疾病有主要治疗作用，而对其他经络脏腑则作用较小，甚至没有作用。它说明每一种药物均有自己特殊的、比较突出的适用范围，因而在治疗方面也具有一定的选择性。如同属寒性药物，虽然都具有清热的作用，但有的偏清肺热，有的偏清肝热，有的偏清胃火，各有所专；同一补药，有的是补脾，有的是补肾，有的是补肺，各自不同。因此，中药学就根据脏腑经络学说，结合药物对不同脏腑经络的病变发挥不同的治疗作用，进行了归纳，得出某药能治某经的病，某药便归入某经某脏腑，这就形成了药物归经的理论。

根据《珍珠囊》的记载，常用的引经药物有以下几种（仅供参考）。

足厥阴肝经：柴胡、青皮、川芎、吴茱萸。

足少阳胆经：柴胡、青皮。

手少阴心经：黄连、细辛。

手少阳小肠经：黄柏、藁本。

足太阴脾经：升麻、苍术、葛根、白芍。

足阳明胃经：石膏、升麻、葛根、白芷。

手太阴肺经：桔梗、升麻、白芷、葱白。

手阳明大肠经：升麻、石膏、白芷。

足少阴肾经：细辛、桂皮、独活、知母。

足太阳膀胱经：羌活。

手少阳三焦经：柴胡、连翘、地骨皮（上）、青皮（中）、附子（下）。

手厥阴心包经：柴胡、牡丹皮。

四、道地药材

中医处方用药，历来都十分注重中药的产地。因为中药大多为植物药，所以产地和它的质量与疗效之间，有着很密切的关系。

"道地"也称"地道"，是真实、真正的意思。所谓"道地药材"是指药材货真质优之意，是中药学中控制药材质量的一项独具特色的综合判别标准。

"道地药材"，是自古以来医药学家所常用的，因治疗效果在某种程度上与处方中所用的药物是否"道地"有一定关系，所谓"离某本土，则质同而效异。"由于我国幅员辽阔，地跨寒、温、热三带，各地的土壤、水分、日照等自然条件差别很大，甚至南北迥异，东西不一。这些都决定着各地区的生物尤其是植物的分布特征。因为动植物的生长各需要一定的自然条件。某地的自然地理环境，适应于某些生物的生长，而不适应于其他生物生长。因此，这就很自然地形成了药材生产的地域性。例如，产于四川灌县的川芎为道地药材，但在华东、华南、华北地区引种后，质轻松泡，色香味都不及灌县产的川芎；河南是四大怀药的产区，其中的怀牛膝引种到华东一带后，根条细小，远不如河南产品；怀地黄全国各地几乎都有引种，但质量均不及河南的怀地黄。"化州橘红化痰最神"（《本草纲目拾遗》）又说明橘红用于化痰当以化州同产者为上品。现代研究认为，丹参所含丹参酮ⅡA等为有效成分，因产地不同，其含量可相差数倍；国产青蒿的青蒿素含量最高，约为美国青蒿的 10 倍；谢海洲教授做过比较，蕲艾质地厚实，绒多纤维少，如用之制艾绒灸条，易着火，燃之持久，认为"蕲艾与普通艾就是不同"。又如当归、地黄、天麻、人参、杜仲、五灵脂等，因产地不同，质量也有明显的差异；甚至是相反的。例如，我国和欧洲产的槲寄生可以降血压，而美洲产的反可以升高血压。东阿阿胶素有"国药瑰宝""妇科良药""药膳佳品""食疗妙药"等美称，已有 2500 年历史，自北魏以来即被历代作为向皇帝进贡的贡品。它通过丝绸之路出口到海外，是我国走向世界的最早的保健品和美容品，受到国内外宫廷贵族和人民大众的欢迎。1915 年，东阿阿胶在巴拿马太平洋博览会上获得药品和保健品领域的唯一一块金牌，成为东阿阿胶在世界范围内获得的最高荣誉。2008 年，东阿阿胶制作技艺被列入国家级非物质文化遗产名录。2010 年，东阿阿胶作为中国唯一的中药产品进入了上海世博会。东阿阿胶的质量优于其他产地和厂家的阿胶。2012 年国家中医药管理局发文将东阿阿胶定为道地药材。自古以来医药学家十分重视"道地药材"是很有见地的。难怪有经验的临床医生在其处方中非常重视"道地药材"的运用。陶弘景则剖析了药物不灵的原因之一，即在于"道地"问题。他说："诸药所生，皆的有境界……多出近道，气力性理，不及本邦……，所以，疗病不及往人，亦当缘此故也"。

现将处方中较多出现的道地药材举述如下。

四川：川黄连、川芎、川乌、川附子、川续断、川贝母、川牛膝、川楝子、川杜仲、川巴豆、川木香、川郁金、使君子等。

浙江：杭白芍、杭菊花、浙贝母、杭白芷、延胡索、台乌药、于白术、山茱萸、麦冬、元参、防己等。

河南：怀地黄、怀山药、怀牛膝、怀菊花、禹白附、天南星、金蝎等。

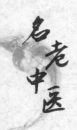

广东：广陈皮、广藿香、砂仁、益智仁、高良姜、郁金、槟榔、巴戟天、草豆蔻等。

甘肃：当归、大黄、甘草、黄芪等。

湖北：蕲蛇、蕲艾等。

云南：三七、茯苓等。

安徽：宣木瓜、滁菊花、凤丹皮等。

福建：泽泻、乌梅、莲子、建曲等。

江苏：苏薄荷、苍术、太子参、板蓝根、明党参等。

广西：肉桂、三七、蛤蚧、茴香等。

辽宁：五味子、细辛、黄柏等。

山东：东阿阿胶等。

其余如吉林的人参、鹿茸，山西的潞党参，陕西的酸枣仁，山东的阿胶、北沙参，宁夏的枸杞子、银柴胡，内蒙古的麻黄、肉苁蓉，贵州的天麻等，历来就是著名的道地药材。

但是，"道地"并非一成不变的，现在也不能用老眼光来对待它。例如，细辛在古代原是以华细辛（今陕西华阴）为道地的，现代则以北细辛（辽宁）为上品；地黄的产区曾有陕西、江苏、浙江等处为佳的说法，到了明代《本草纲目》时，则一变而以怀庆（河南沁阳、武陟）为"道地"了。

五、如法炮制

炮制，古称炮炙。是指药物在应用前，或制成各种剂型前的加工过程，包括对药材的一般加工处理和较复杂的炮制技术。由于中草药大都是生药，其中有些生药必须经过一定的加工和炮制，才能符合治疗需要、充分发挥药物的疗效。因此，按不同的药性和治疗要求，就有了多种炮制方法。炮制的方法得当与否，直接关系到药物的质量和治疗效果，因此，必须十分注意药物的炮制。

中药的炮制在中医学中有着悠久的历史和丰富的内容，它是中药学的一个重要组成部分，值得我们认真总结经验，加以提高。

（1）炮制的目的

①除去杂质和非药用部分，使药物纯洁，利于服用。如将植物药的根或根茎除去泥沙，拣去杂质；枇杷叶去毛，肉苁蓉用水漂，去除咸味、腥味等。

②便于制剂和贮藏。如磁石煅后易于制剂和煎煮；桑螵蛸蒸后可杀死虫卵，有利于贮藏等。

③缓和或转化药物的性能，增强药物的疗效。如生姜煨后，可减缓其发散作用，而增强其温中之效；生地黄经炮制成熟地黄，由清热凉血的作用，转化为滋阴补血的功效；党参经蜜炙后加强其补益的功效等。

④降低或消除药物的毒性、烈性和不良反应。如川乌、草乌生用易中毒，炮制后可降低其毒性；常用酒炒后，可除去催吐的不良反应等。

此外，不少药物经炮制以后，还能起到矫味、矫嗅、引药归经等作用，这也属于炮制的目的。如海藻、昆布等，用水漂后可以除去腥味、咸味；柴胡、五味子经醋炙后，可以加强其疏肝、止痛、引药归经等作用。

（2）炮制的方法

常用的炮制方法概括起来可以分为五大类。

①一般修制：修制法是中药在应用前，或制成各种剂型前的一般加工处理方法。它包括挑、拣、簸、筛、刮、刷、捣、碾、锉、切、铡等方法。如刷去枇杷叶的绒毛；将犀角锉成粉末；刮去厚朴、肉桂的粗皮，切黄芪、白芍为薄片等。

②水制：是指用水处理经材，使药物清洁柔软，便于加工切片，或借以减低药物毒性，以及除去不良气味的方法。一般可包括洗、漂、渍、

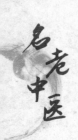
水飞等方法。如洗山药、漂大芸、泡大黄、渍黄芩、水飞朱砂等。

③火制：是把药物直接或间接地用火加温处理，使其达到干燥、松脆、焦黄或炭化的一种制作方法。火制法主包括煅、炮、炒、炙、烘、焙、煨等方法。如煅磁石、炮姜、炒白术、炙黄芪、烘二花、焙虻虫、煨豆蔻等。

④水火合制：是水制法和火制法的结合制法，主要包括蒸、煮、淬三种方法。如酒蒸大黄；醋煮芫花；醋淬自然铜等。

⑤其他制法：常用的有发酵、发芽、制霜，以及法制法等。如发酵法制神曲；发芽法制麦芽、谷芽；制巴豆霜；法制半夏等。

当今，许多年青中医师不了解药物的炮制方法，开中药处方时不重视炮制药物的运用，这是不可取的，会影响临床疗效的提高。

六、掌握用量

"中医不传之秘在于用量上"这句话很能说明药物用量在处方中的重要意义。如何恰到好处地掌握用量？这是一个似易实难，似浅实深，似平淡而实奇妙的问题。

由于中药大都是配成处方并制成各种剂型来应用的。因此，药物的用量一般是指每一味干燥后的生药（饮片）成人1日内服量。它包括每一种药物的用量、处方中各药物的相对量，以及制剂的实际服用量。但通常所说的用量，大多指每味药物的常规用量。

处方中药物剂量的大小，直接影响它的疗效。若本应用大剂量来治疗，反而用小量药物，则病重药轻，起不到治疗作用；若本应用小剂量来治疗，却反而用大剂量药物，则病轻药重，非但不能达到治疗效果，有时甚至还可能造成不良后果。所以，临证处方用药，不但要注意药物的配伍，还得细酌用量。虽然，中药大多为天然药，药性比较平和，安全剂量的幅度较化学药品大，用量没有化学药品那么严格，但对某些性质猛烈或有剧毒的药物，用量必须严格掌握，以免发生意外。对于药物剂量的掌握，可根据以下几方面考虑。

1. 根据药物的性味确定用量： 一般是气味平淡、作用缓和、无毒制作用的药物，如茯苓、怀山药、薏苡仁、莲子等，用量可稍大；气味浓厚、作用峻猛的药物，如麻黄、细辛、附子、肉桂、麝香、冰片，甘遂、水蛭、虻虫等，用量宜小。

2. 根据药物的有毒无毒确定用量： 有毒药，特别是剧毒药，用量要严格控制。如马钱子、乌头、芫花、大戟，甘遂等，用量应小，常从小剂量开始，视病情需要，再考虑逐渐增加，一旦病势已减，应逐渐减量或立即停服，以防中毒或产生不良反应。小毒的药物，如杏仁、桃仁，可适当加量；无毒的药物，如黄芪、党参等，用量可稍大。

3. 根据药材的质地确定用量： 通常质轻的花、叶、枝及中空的茎类药物及芳香辛窜之品，如菊花、荷梗、桑叶、桂枝、橘络、通草、灯芯、麝香、冰片等，用量宜轻，质重的矿物、贝壳及结构致密的植物根、果实类药，如决明子、石膏、磁石、龟甲、鳖甲、牡蛎、熟地黄、薏苡仁等，用量宜重。新鲜的植物类药，用量宜重；干燥的植物类药，用量宜轻，一般鲜品的用量为干品的 2～3 倍。

4. 根据处方的配伍确定用量： 若一味药单用，用量宜重，复方配伍，用量宜轻，如单用一味蒲公英治疮痈，可用至 50 克，而配伍他药，只能用 15～20 克，同一处方中，君药相对量最重，臣药、佐药相对量较轻，使药更轻。如补阳还五汤，君药黄芪用 120 克，而其他六味药物用量的总和不及黄芪的 1/5。

5. 根据药物的炮制方法确定用量： 中药炮制后有的作用加强，有的质地变轻，有的质地变重，有的毒性小。作用增强的，处方用量当比未炮制时要小，如醋延胡索、姜半夏、酒当归等；质地变轻，处方用量当比未炮制时轻，如炮姜、杜仲炭等；质地变重的，处方剂量当比未炮制时大，如炙黄芪、炙款冬花、炙紫菀等；毒性变小，用量可稍重，如法半夏、熟大黄，制附子等。

6. **根据处方的剂型确定用量：**一般汤剂的用量比散、丹、膏、丸剂大，如石膏研粉吞服，用量6克已相当大，若是煎服可用至30克以上；川黄连、川贝母、紫河车等，若研成粉剂冲服，剂量就比汤剂小得多。至于近年研制的新剂型，如针剂、片剂、冲剂、胶囊剂、气雾剂等，经过提取精制而成，其剂量应严格按要求使用。

7. **根据地理条件确定处方用量：**一般来说，南方气温偏高，南方及我国港澳台的人腠理疏松，解表药宜轻；北方气温偏低，其人腠理致密，解表药宜重。再说，同是附子一药，在四川、云南、贵州等寒湿偏重之地，用量可大，但在福建及江、浙、上海、沿海一带，若用同样剂量则容易出问题。

8. **根据季节气候确定用量：**一般是春季升发，风药用量宜轻，夏季暑热多湿，芳香化湿药可略重，而解表药、温热药、散寒药宜轻；长夏季节，用滋阴柔润之品又当谨慎；秋季气候干燥，要轻用燥药，重用润养药；冬季寒冷，温补、发表之品可稍重，苦寒、清热、通利药物量要轻。日本学者矢数道明曾实验发现：将一定量的附子浸出物于5～9月（温暖期）喂动物，可引起心脏传导障碍，若在11月～次年3月（寒冷期）喂动物，则不引起心脏传导障碍。再以改变室温的方法，用同一药液进行实验，观察到当室温为9℃～12℃时，附子浸出液是强心的，当室温为18℃～20℃时，其作用则引起传导障碍，为处方剂量应随季节、气候而异，提供了有力的证据。

9. **根据患者体质、年龄、性别确定用量：**一般而言，平素体质壮实者，用量宜重，体弱者，用量宜轻。对某种药或多种药物特别敏感或过敏体质，一般应避开不用，若非用不可，宜从小剂量开始，以免导致严重的不良后果。老年人脏腑气血功能衰退，对药物的耐受力较差，其用药量应适当低于青壮年。而青壮年，对药物的耐受力较强，用量宜重；儿童药量宜轻，一般是 6 岁以上儿童，可按成人量减半，5 岁以下通常用成人量的 1/4，乳幼儿应更少。妇女的用药量通常略低于男性，尤其在月经期、妊娠期、哺乳期，对某些药，如活血祛瘀药及有毒等性能峻猛的药物，更应小量慎用。

10. 根据病情确定用量：一般重病及病情顽固的，用量宜重，轻病用量宜轻；急性病患者正气未衰，邪气方盛，应速战速决，处方药味宜少，但每味药的用量宜大；慢性病，患者正气渐衰，邪气日馁，证多虚实夹杂，应慢调缓治，处方药味稍多，且每味药的用量应小；大实大虚之证，当药专量大，以免药力不力而贻误病情。

11. 根据煎服方法确定用量：笔者在临床运用附子多在 3 ~ 6 克，最多用到 10 克。江苏省中医院史锁芳主任医师对哮喘寒哮证在辨证准确的基础上，大剂量运用附子，他用附子分为 5 档：15 ~ 40 克，45 ~ 70 克，65 ~ 90 克，95 ~ 120 克，125 ~ 150 克。具体应用时，多是根据患者病情及服用后的反应，采用每周递增法，慢慢逐渐加量，一般药后 1 周症情改善而未已者，递增 15 ~ 30 克，直到哮喘控制不发 1 个月，则维持服用该量 3 ~ 6 个月巩固疗效。史教授认为煎煮，在防止附子中毒中起到关键作用。他认为现代临床所用附子已经炮制去毒，再予久煎，基本无毒，附子毒性缘于其中含有双酯型二萜类生物碱，而且具有强烈毒性，其中乌头碱毒性最强，能麻痹呼吸中枢和血管运动中枢，致心律不齐，对人的致死量为 3 ~ 5 毫克，与 0.5 ~ 1 克生药相等。乌头碱的毒性与其分子结构中 C8 位乙酰化和 C14 位苯甲酰化有关；如果乌头碱水解失去 C8 位乙酰基生成相应的单酯型生物碱——苯甲酰乌头原碱，则其毒性明显降低，仅乌头碱的 1‰ 左右，如进一步水解成乌头原碱，则几无毒性。附子生药经炮制及入煎剂久煎后乌头碱几乎都水解成苯甲酰乌头原碱，甚至水解成乌头原碱，所以已去毒而发挥临床疗效。史教授经验：煎法遵照大火煎开，小火慢煮至时点。45 克附子先煎 1 小时，60 克先煎 90 分钟，75 克先煎 120 分钟，90 克先煎 150 分钟，大于 105 克先煎 180 分钟。在久煎的同时，加鲜生姜 10 ~ 15 片，绿豆 50 ~ 100 克共煎，120 克以上加蜂蜜 2 匙冲服。临床使用至今未发现一例毒副反应。以上案例说明煎煮方法可影响到药物剂量的大小。

如上所述，确定药物用量的方法虽有 11 种之多，实际上，必须统筹兼顾，面面俱到，并还可根据临床医生的独特经验，确定用量。此外，在使用药量上还要考虑药材质量、药材价格与患者财力等情况。

总之，用药剂量要根据多方面的因素，按照中医辨证论治与用药理论，随时予以变化。

一般来说，一张处方中，除了主药用量上较灵活（用量偏大）外，其余各药一般均用常规用量。例如：小建中汤，饴糖为君，用量 30 克；其余各药，如芍药 18 克，桂枝 9 克，炙甘草 6 克，生姜 10 克，大枣 4 枚，均为常规用量。

现在临床处方一般用量大致如下。

（1）普通饮片：10 ~ 15 克，如黄芪、当归等。

（2）质地较轻的饮片：3 ~ 6 克，如灯芯草、薄荷等。

（3）质地较重的药物：10 ~ 15 克，甚或 60 克以上，如熟地黄、何首乌、石膏等。

（4）在汤剂中分冲的散粉药物：3 ~ 6 克，如川贝粉、三七粉、肉桂粉等。

（5）新鲜植物药材：30 ~ 60 克，如鲜生地黄、鲜白茅根等。

（6）有毒药物中：毒性小的 0.15 ~ 0.3 克，如雄黄等；毒性较大的

0.03 ～ 0.06 克，如砒霜等。

至于中药的计量单位（重量），以往都沿用16进位旧制，即10厘为1分，10分为1钱，10钱为1两，16两为1斤。从1979年1月1日起，根据我国国务院指示，全国中医处方用药计量单位一律采用以"克"（g）为单位的公制。兹附16进制与公制计量单位换算率如下。

1斤（16两）=0.5公斤（kg）=500克（g）

1市两 =31.25 克（g）

1市钱 =3.125 克（g）

1市分 =0.3125（g）

1市厘 =0.03125（g）

（注：换算时尾数可以舍去）

本书各药所标注的用量，除特别注明者外，都是指干燥后的生药在汤剂中的成人一日内服量而言。若用于小儿，可按上述比例酌情减少。

由于汤剂与中成药全部要从口中服下，经过消化道吸收，笔者在临床53年中，一贯不主张剂量过重，药味过多，剂型过多。有的患者由于病证较复杂，医者用药面面俱到，冀其速效，药多量重，汤剂以外，又服丸、散，再加西药。1日3次，每次七八种，汤药一大碗，膏丸、散、片剂一大把。药入胃中，饱不知饥，影响消化和饮食，致大便溏泄，食欲不振。不仅没有达到"预期"的效果，反而增加脾胃的负荷，不同程度地影响脾胃功能，原有胃病者往往使病情有所加重。有的处方中运用黄连、黄芩又加上穿心莲、板蓝根、大青叶、金银花等苦寒药，品种多，剂量重，欲以苦寒"消炎"，却不知药味甚苦，胃先受戕。殊不知慢性胃"炎"并非都是热症，即使属于肝胃郁热或阴虚里热，也不同于急性外感热病。以大量苦寒药治之，不对症，不利于病，甚至反而有害。用药须顾胃气，多药胃气易伤，此理甚明。如遇有些患者认识上的误解，要求医生多用药，用"重药"，医生应耐心说明，善于劝导，多讲"四

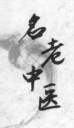
两拨千斤"的道理，不可迁就。

七、熟悉禁忌

配伍禁忌的认识和发展，在古籍中的说法并不一致。金元时期所概括的"十八反"和"十九畏"歌诀，影响较大，有一定临床参考价值。

十八反的内容如下。

甘草（反）—大戟、芫花、甘遂、海藻。

藜芦（反）—人参、丹参、沙参、玄参、苦参、细辛、芍药。

乌头（反）—半夏、瓜蒌、贝母、白蔹、白及。

归纳成歌诀

本草明言十八反，半蒌贝蔹及攻乌，

藻遂戟芫俱战草，诸参辛芍叛藜芦。

十九畏的内容如下。

硫黄（畏）—朴　硝	水银（畏）—砒　霜
狼毒（畏）—密陀僧	巴豆（畏）—牵牛子
丁香（畏）—郁　金	牙硝（畏）—荆三棱
人参（畏）—五灵脂	肉桂（畏）—赤石脂
川乌（畏）—犀　角	草乌（畏）—犀　角

归纳成歌诀

硫黄原是火中精，朴硝一见便相争。

水银莫与砒霜见，狼毒最怕密陀僧。

巴豆性烈最为上，偏于牵牛不顺情。

丁香莫与郁金见，牙硝难合京三棱。

川乌草乌不顺犀，人参最怕五灵脂。

官桂善能调冷气，石脂一见便相欺。

十八反和十九畏是我国古代劳动人民和医生，通过长期的医疗实践总结出来的用药配伍禁忌经验。其中有些药物配伍应用后，经过临床观察和动物实验说明，确实会增加其毒性反应。如甘遂、大戟、芫花与甘草相反就是一例（详见一九六六年一月《中医杂志》）。

由于两种药物配伍后毒性增加，应用后会对机体造成损害，所以，十八反的内容作为临床用药禁忌是有一定科学价值的。但是，由于历史条件的限制，前人对药物的认识还不十分深刻，因此，这种绝对的"反"和"畏"又存在着一定的片面性。实际上，古今配方中就有不少"反""畏"药物同用的例子。如汉代《金匮要略》上用以治疗痰饮留结的甘遂半夏汤，甘遂即与甘草同用；清代《医宗金鉴》上用以治疗瘿瘤的海藻玉壶汤，海藻即与甘草同用；明代《本草纲目》上也有人参与五灵脂同用的记载；近代临床上也有海藻与甘草，人参与五灵脂同用的报导。因此，我们要用科学发展的观点来看待"十八反"和"十九畏"，既要认识到它的用药经验，又要看到它不足的一面，从而对其加以研究分析，临床开中药处方时，若是有意使用相反相畏药物，应该加盖处方章或签字，以示负责。否则，药房有权拒绝配方。

禁用药，一般地说不能应用，因为这部分药物大多数是毒性较强或药性峻烈的药物，例如巴豆、水蛭、虻虫、大戟、芫花、麝香、三棱、莪术、水银、斑蝥等；慎用的药物大多具有破气、破血，或大辛、大热，滑利沉降等特性。例如，枳实、槟榔、桃仁、红花、附子、肉桂、川乌、草乌、冬葵子、瞿麦、磁石、代赭石等。

治疗孕妇的疾病，应当抓住疾病的主证，既要迅速把病邪消除，又要注意保胎，只有这样才有利于母子的健康。对于慎用的药物，如果病情急需，也可根据《黄帝内经》"有故无殒，亦无殒也"的原则，酌情使用。

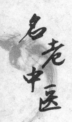
前人根据长期的临床实践，将孕妇用药禁忌归纳成歌诀：

蚖斑水蛭及虻虫，乌头附子配天雄，

野葛水银并巴豆，牛膝薏苡与蜈蚣，

三棱芫花代赭麝，大戟蝉蜕黄雌雄，

牙硝芒硝牡丹桂，槐花牵牛皂角同，

半夏南星与通草，瞿麦干姜桃仁通，

硇砂干漆蟹爪甲，地胆茅根都失中。

注：蚖—即虺，与蝮蛇同类；斑—斑蝥；野葛—即水莽草；代赭—代赭石；麝—麝香；黄雌雄—即雄黄、雌黄；牡丹—即牡丹皮；桂—肉桂；牵牛—牵牛子；通—即木通；蟹爪甲—即螃蟹爪、穿山甲；地胆—即芫菁；茅根—白茅根。

随着现代药理学研究的发展及临床实践的深入，某些中草药肾损害问题不断浮出了水面，现根据笔者观察与资料报道，肾损害的中草药有马兜铃、关木通、防己、天仙藤、青木香、寻骨风、朱砂莲、南木香（土木香）、雷公藤、斑蝥、全蝎、钩吻、乌头、雄黄、朱砂、苍耳子、相思子、巴豆、巴豆霜、牵牛子、马钱子、乌头、附子、鸦胆子、川楝子、苦楝皮、轻粉、胆矾、昆明山海棠、丽江山慈姑、砒霜等。临床应避免使用。

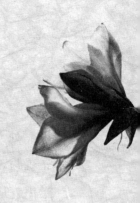

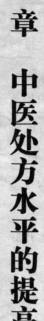

第二章 中医处方水平的提高

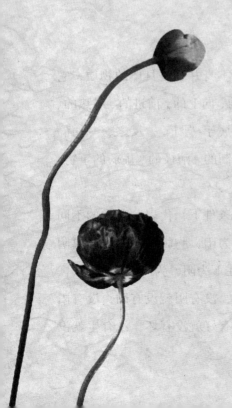

第一节 打好理论基础

处方是医生治疗疾病的药单，是请药剂师调配制剂的通知书，处方正确与否、质量高低对疗效有着直接影响。中医处方是理法方药的综合运用，是辨证论治思想的具体体现。

中医处方是中医治疗疾病的最重要的一种手段。中医处方必须在辨证和立法的指导下，才能正确组成和运用。辨证求因是开好一张中医处方的前提。

辨证求因、辨证论治、理法方药的正确运用，必须以中医学基本理论知识为基础。

笔者认为，初涉杏林者若想开好一张中医处方，重点掌握以下几方面的中医学理论知识。

一、阴阳学说

阴阳是事物对立统一的代名词。阴和阳本身并不是具体的物质，它们只是代表了事物的不同属性。凡一切活动的、向上的、前进的、温热的、光亮的、亢奋的、积极的、强壮的事物，都属于"阳"；反之，一切静止的、向下的、后退的、寒冷的、黑暗的、抑制的、消极的、虚弱的事物，都属于"阴"。

但是，这种属性又是相对的，在不同的条件下，代表着事物的不同方面。例如，就人体的胸腹和背部而言，背为阳，胸腹为阴；但以属阴的胸腹来说，胸在上为阳，为阴中之阳，腹在下为阴，为阴中之阴。

阴阳学说还认为，阴、阳是相互依存的，没有阴就没有阳，没有阳也就没有阴。这就好像没有上就没有下，没有好就没有坏，没有生就没有死一样。在一定条件下，阴、阳还可以相互转化。例如，寒冷的冬季是阴，但向前发展就会到炎热的夏季，而夏属阳，这就是阴转化为阳。

此外，阴阳代表的事物的两个方面，并不是一成不变的，而是不断地发生着消长变化。《黄帝内经》里说："阳消阴长""阴消阳长"。例如，春夏秋冬四季的变化，由夏→秋→冬，就是阳消阴长的变化；由冬→春→夏，就是阴消阳长的过程。

阴阳学说作为中医学的基础理论之一，经常被用于生理、病理、辨证、治疗等各方面，说明和解释医学上的一些问题，并指导治疗。

例如，在生理方面，人体的物质如精、血、津、液等为阴，而功能如气则为阳。五脏六腑的功能（阳）必须依赖营养物质（阴）来维持，而人体营养物质的制造，又必须依靠各个脏器的生理功能来完成。

在病理方面，阴阳消长超过一定的限度，就会出现阴阳偏盛或偏衰的病理状态。阴甚阳，就出现寒证；阳甚阴，就出现热证，阴虚就出现虚热证；阳虚就出现虚寒证。

在辨证治疗方面，阴阳是八纲（阴、阳、表、里、寒、热、虚、实）辨证的总纲，又是确定治疗原则和方法的指针。例如，阳偏盛的热证称"阳实证"，阴偏盛的寒证称"阴寒证"；阳偏衰的寒象称"阳虚证"，阴偏衰的热象称"阴虚证"。治疗上就须辨证用药。药物有寒热温凉"四气"和酸苦甘辛咸"五味"。温热属阳，寒凉属阴；酸苦咸为阴，辛甘为阳。阳热证就须用寒凉的阴药；阴寒证就须用温热的阳药；阴虚而热的病证就用补阴的方法，阳虚而寒的病证就要用助阳的方法。

当然，阴阳学说毕竟是古典哲学在医学领域的应用，它还不能解释医学上的所有问题。

二、脏腑学说

脏腑在古代称为"藏府"。藏是深藏在内部而外面看不到的意思；

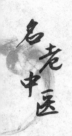
府是聚集在一起而不分散的意思。反映到脏腑的功能上，藏就含有"贮藏"的意思，府就含有"府库"的意思。

脏腑分为五脏、六腑和奇恒之腑三类。五脏指心（包括心包络）、肝、脾、肺、肾；六腑指胆、胃、大肠、小肠、膀胱、三焦；奇恒之腑指脑、髓、骨、脉、胆、女子胞（即子宫）。

五脏总的生理功能是"藏精气而不泻"，就是说能够生化和贮藏精、气、神、血、津、液；六腑总的生理功能是"传化物而不藏"，就是指主管饮食物的消化和吸收，传化和排泄。奇恒之腑在形态上类似腑，在功能上又类似脏，非脏非腑，亦脏亦腑，每每同时兼有脏和腑的部分特点。

（一）"君主之官"——心

心位于胸中，外有心包络裹护。它主宰着人体的生命活动，在五脏六腑中居首要的地位。它的主要功能是：主血脉、主神志。它与外在组织器官有着密切的关系："在体为脉""其华在面""开窍于舌"。

心主血脉，是指心脏能推动血液在脉道中运行，周流全身，循环不息，以供应全身的需要。如心的功能正常，血脉就会充盈，脉搏缓和而有力；如心的功能不健全，血脉就会空虚，脉搏变得细弱无力或节律不整。由于面部的血脉比较丰富，所以心与血脉的情况常可从面部的色泽反映出来。心的功能健全，血脉通畅，面色就会红润而有光泽；若心的功能减退，血脉空虚，面色就会苍白无华，甚至血行瘀滞，脉涩不畅，出现面色青紫的现象。

心主神志，是指人的精神、思维活动和心有很大关系。如果心主神志的功能正常，那么就会精神饱满，意识清楚，思维不乱。如果心主神志的功能失常，轻者有失眠、多梦、健忘、心神不宁等症，重者可见谵妄乱语、神志昏迷等症。

心的外膜称为"心包络"。它是心的外卫，有保护心脏的功能。古人认为它能代行心脏的命令，并能代替心脏受邪，在温热病中，如出现神昏谵语的现象，就称作"邪入心包"。这心包络也勉强算是一脏，再加上心、肝、脾、肺、肾五脏，这就成了"六脏"了，但习惯上仍说"五脏"，而不把心包络单独看作一脏。

（二）"将军之官"——肝

肝位于胁部，它的主要功能有两个方面：一是主谋虑，二是主藏血。由于它具有刚强能耐疲劳的特性，所以称为"将军之官"。它和外在的组织器官也有密切的关系。"在体为筋""其华在爪""开窍于目"。

古人认为，肝具有发挥智谋、考虑对策、抵抗病邪的功能，因此将它比拟为统率军队的将领。

肝主谋虑，在志为怒。这与它的疏泄功能是有联系的。所谓疏泄，就是疏通、宣泄、畅达的意思。在正常状态下，肝处在柔和舒适的生理状态之中，既不抑郁，也不亢奋，保持着气机的调畅。如果肝气失去疏泄的职能，气机不调，就会引起情志方面的异常变化。如肝气抑郁，就可见到胸胁胀闷、郁郁不乐、多疑善虑，甚至沉闷欲哭、月经不调等症；如肝气亢奋，就可见到急躁易怒、失眠多梦、头胀头痛、目眩头晕等症。

肝藏血含有两重意思：一是贮藏血液，二是调节血液。因为人在静卧的时候，有很大一部分血液输入肝，而在活动的时候，又根据全身的需要，再由肝输送出来。

筋的屈伸动作，要依靠肝的精气的濡养，而爪与筋又有密切的关系，所以肝的精华又显露于爪，爪甲的坚脆厚薄和色泽枯润，可以反映肝功能的盛衰。

古人还认为，肝的精气通于目，两目的视力，要依靠肝血的濡养。所以对于"红眼病"，多认为是"肝火上升"而导致，对于眼花、目涩、视物模糊等症，多认为是"血不养肝"而造成。

（三）仓廪之官"——脾

脾位于上腹，它的生理功能是主运化，统摄血液。和它最有密切关

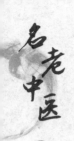
系的外在组织、器官是"在体为肉""开窍于口""其荣在唇"。

运化，就是运输和转化。脾主运化的功能包括两个方面，就是运化水谷精微和运化水液。脾是营养物质的供应站，脾运化精微的功能健强，就营养充足，保证人体进行正常生理活动的需要，所以说"脾为后天之本"。如果脾的这种功能减退，就会引起消化、吸收和运输的障碍，发生腹胀、腹泻、食欲不振、倦怠消瘦等症状。

对于体内水液的吸收与运转，脾起着促进的作用。如果运化功能减弱，往往会影响体内水分的输送。例如，水液滞留肠腔不能吸收，就会大便溏泻，水液滞留肌肤不能排泄，就会出现肌肤浮肿。

脾统血，是指使血液循行于脉道之中而不溢出脉道之外的作用。古人认为，血液运行的正常与否，与脾有密切的关系。如果脾失去了统血的功能，便会产生各种不同的出血疾患，如经久不愈的便血、妇女血崩等，大都与脾不统血有关。

肌肉、四肢所需的营养，靠脾运化水谷精微来供应，营养供应充足，就会肌肉丰满，四肢发达，轻健有力。功能减退，营养障碍，肌肉也随之消瘦或萎缩，四肢沉重，倦怠无力。

脾开窍于口，脾的运化功能协调，食欲就正常，运化失健，就口淡乏味，或口腻、口甜。脾的功能也可从口唇上反映出来，口唇红润而有光泽，是脾气健运的表现，口唇淡白无华，是脾运不健、气血不充的症候。

（四）"相傅之官"——肺

肺位于胸中，上通喉咙，开窍于鼻，外合皮毛。它的主要生理功能是主气，是出纳空气的大本营，能够调节全身的气分。其又主治节，有辅佐心脏、推动血液循环的作用。它好比辅佐君主的宰相，故称之谓"相傅之官"。

什么叫肺主气呢？主气的内容有二：一是主呼吸之气，二是主一身之气。人体通过肺的呼吸运动，呼出体内的浊气，吸入自然界的清气，吐故纳新，为人体新陈代谢提供了重要条件。同时，肺能将吸入的清气和体内水谷精气相合而成"宗气"，积于胸中。宗气一方面上出喉咙，维持肺的呼吸功能；另一方面由肺入心，推动血液在心脉内循环，并通过血液循环而布散全身，供给全身的需要。一旦肺的功能停止，宗气无从产生，生命也就终止了。所以肺起到主一身之气的作用。

什么叫肺主治节呢？治节，就是治理调节的意思。肺主治节主要是指肺有治理调节气血的作用，它能辅佐心脏，推动血液的流行，调节心脏搏动的节律，同时还有通调水道的功能，帮助体内水液代谢。因为肺气的宣发，可使津液输布全身，或从皮肤汗孔排出，而肺气的肃降，又使水液不断下输膀胱，保持小便通利。所以，前人有"肺主行水""肺为水之上源"的说法。

肺气通于鼻，鼻是呼吸出入的门户，所以"鼻为肺窍"。为什么说"肺合皮毛"呢？因为肺通过宣发作用，将卫气和津液输布到肌表，温养皮毛，使皮毛发挥正常的生理功能。肺司呼吸，而皮肤上的汗孔也有散气和调节呼吸的作用。如肺气充足，宣发正常，则皮毛润泽，汗孔开合正常，人体就不易受外邪的侵犯。如皮毛薄弱，外邪易从皮毛侵入人体，再传入到肺，从而出现恶寒、发热、鼻塞、咳嗽，甚或气喘等肺失肃降的症候。同样肺气虚弱，不能很好地宣发卫气津液到达肌表，不但可使皮毛枯槁，还可引起卫外功能的低下，容易遭受外邪的侵袭。

（五）"作强之官"——肾

肾位于腰部，左、右各一。它的生理功能是藏精、生髓、主骨，又主纳气、主水。开窍于耳及前后二阴，其华在发。

肾所藏的精有两种：一种是指主管人体生育繁殖的物质，称为"先天之精"或"生殖之精"；另一种是指维持人体生命活动的基本物质，称为"后天之精"或"脏腑之精"。肾藏精，就是说肾的主要功能是把这两种精都贮藏起来，成为人体生长、发育、生殖的本源。因而肾被称为"先天之本"。

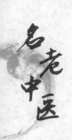
肾主水，是说"肾为水脏"，它主管调节体内的水液平衡。如果肾的功能正常，就会开合有度。开，就能使水液得以输出或排泄；合，就能储存一定量的水液在人体内，以供人体生理活动的需要。

肾主纳气，是指肾对肺气有摄纳的作用。古人认为，呼吸虽然由肺所主，但气的根在于肾。如果肾气充足，摄纳正常，就能使肺的气道通畅，呼吸均匀。否则，就会动则气短，上气不接下气。

由于肾主藏精，精能生髓，因此，肾精充足，骨髓生化有源，骨骼就能得到骨髓的滋养而发育健壮，坚固有力。相反，骨髓空虚，骨骼就软弱无力。髓有骨髓和脊髓之分。脊髓上通于脑，"脑为髓之海"，属于奇恒之腑，其功能是主持人的精神活动。脑髓有赖于肾精的充养，肾精充足，脑髓就充实，思维记忆力强，视觉、听觉灵敏，精力充沛，并且智慧、精巧、多能，富有创造精神。所以《黄帝内经》说："肾者，作强之官，伎巧出焉"。

头发是肾的外候，头发的生长状态可反映出肾的精气盛衰情况。青壮年肾精充足，头发茂密而有光泽；老年人肾气虚衰，头发变白而易于脱落。

此外，中医学中还常提到"命门"这个与肾有关的词，什么是命门？命门在什么部位？前人的看法并不完全一致，这里就不作一一介绍。但综合各家所论，大多认为命门与肾阳有密切关系。从临床上看，命门火衰所表现的病症与肾阳不足的病证多属一致，在治疗中，补命门火的药物又多具有补肾阳的作用。所以，对命门，应该从功能上来认识，命门火实际上就是肾阳的功能。

（六）六腑功能简介

六腑是指胆、胃、大肠、小肠、膀胱和三焦。其中除了胆以外，都是水谷出入、转输，受清泌浊的脏器。它们的功能是"泻而不藏"，与五脏对应配合。五脏属阴、在里，六腑属阳、在表，两者共同维持着人体的生命活动。

胆附于肝的下方，古人称为"中清之府"，其中藏有清净的胆汁，分泌出来，可以帮助消化食物。它与肝脏相配合，互为表里。肝主谋虑，胆主决断，这是属于精神活动的范围，我们平常习用的"胆识过人""胆小如鼠""胆大妄为"等词汇，都与胆气壮实与否有关。

胃主受纳和腐熟水谷，就是容纳和消化饮食物。它与脾相配合，合称"仓廪之官"，就像容纳粮食的仓库，供应着机体的营养需要。所以又把脾胃合称为"后天之本"，把胃单独称为"水谷之海"。

小肠承受、消化食物，把腐熟的水谷分清别浊。即把属清净的精华部分（营养物质）归于五脏贮藏，把属浊重的糟粕部分（食物残滓或含废物的水液）归于六腑（主要是大肠和膀胱）排泄，因此古人称小肠为"受盛之官"，它与心有互相配合的表里关系。

大肠被称为"传导之官"。"传导"就是输送的意思，其主要功能是把小肠分别清浊以后的渣滓、废物，输送排出体外。它与肺互相配合而为表里关系。因为肺藏魄，所以，古人把大肠末端的肛门又称为"魄门"。

膀胱位于少腹，古人称之为"州都之官"。所谓"州都"，就是水液聚集的地方，意指膀胱是储蓄小便的处所。它的主要功能是贮藏津液，排泄小便。它与肾互相配合而成为表里关系。

在六腑中，上面所讲的五腑是为人们所一般熟悉的，但三焦就不常为人所知了。确实，要想指出它的具体位置和形态是比较困难的，它到底是个什么样的脏器，古人曾作过不少讨论，我们就不一一列举了，我们姑且把它看作是功能单位。而就《黄帝内经》的阐述来看，三焦的范围，包括所有五脏六腑的部位，它的功用，也关系着整个脏腑的功能。它有上、中、下三焦的区分，分别概括胸、胃脘、少腹三部内脏的生理作用和病理变化。详细地说，即"上焦如雾"，代表心肺宣布气血的功能；"中焦如沤"，代表脾胃消化熟腐饮食的功能；"下焦如渎"，代表膀胱及大肠排泄废物残渣的功能。

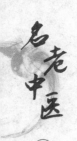
三、气血津液学说

（一）"神秘莫测"的气

中医学所说的"气"有两个含义：一是指构成人体和维持人体生命活动的精微物质，如呼吸之气、水谷之气等；二是指脏腑组织的功能，如脏腑之气、经络之气等。

人身之气，由于分布及功用的不同，而有不同的名称。这里，我们重点介绍一下元气、宗气、营气和卫气。

元气，又称"原气"，是人体最重要、最基本的一种气。它发源于肾，由先天的精气与后天的水谷之气相合而成。它的功能是推动各脏腑组织的功能活动，促进人的生长和发育。它与人的健康状况有很大的关系。

宗气是由肺吸入的大自然清气与脾胃运化来的水谷精气结合而成，聚积于胸中，具有推动肺的呼吸和心血运行的作用。凡是声音、呼吸、心跳、气血的运行及肢体的寒温、活动能力，都与宗气有关。

营气是从水谷精微中变化出来的一种精气，属阴。它源于脾胃，再转输到肺，进入脉道之中，成为血液的组成部分而不停地运转，营养人体各个部分。由于营气与血液同行脉中，二者生理功能基本相同，所以常常"营血"并称。

卫气也是从水谷精微中变化出来的一种精气，属阳。它分布在脉道之外，不受脉道约束。它是人体阳气的一部分，其性质剽悍，活动力强，行动快速，具有防御外邪入侵的作用。还能温煦脏腑，润泽皮毛，调节体温，控制汗孔的开合。

综上所述，人体各种气的来源有三：一是先天的肾中精气；二是后天的水谷之气；三是自然界吸入的清气。先天之气与后天诸气的总合，称为"真气"，或称"正气"，是人体生命活动的原动力。

（二）营养身体的血

血液是人体的重要组成部分，是水谷精微通过中焦脾胃的作用而变化生成的。它含有人体所需要的营养物质，循行于经脉之中，由气的推动，周流全身，从而营养人体各部，维持各脏腑组织器官的正常功能。《黄帝内经》上说："肝受血而能视，足受血而能步，掌受血而能握，指受血而能摄"，可见血的重要性。

血又是神志活动的物质基础。气血充盈才能神志清晰，精神旺盛，如果血液不足，神明失养，就会出现头晕、目眩、多梦、记忆力减退等症。

如果血液运行不畅，受到阻滞，或溢出脉外，郁于皮内，就是通常所说的"瘀血"。

如果因各种原因而致血液流出脉管、排出体外，就是"出血"病症，如鼻衄、齿衄、肌衄、吐血、咯血、便血等。

（三）先天之精与后天之精

精是构成人体的基本物质之一，也是维持人体生命活动的物质基础。精有先天之精和后天之精之分。

先天之精是与生俱来的，禀受于父母，是构成人体的原始物质。人身的生成，是由精开始的，即两性之精相结合之后，构成了身形，并在母体中孕育。先天之精是生殖的基本物质，有繁衍后代的功能，故又称"生殖之精"。

后天之精，来源于饮食物所化生的营养物质。饮食物经脾胃消化吸收后，变成水谷精微物质，进入血液，随血液循环而营养人体各脏腑、组织，维持人的生命活动。由于这种水谷精微是后天饮食所化生的，所以称为"后天之精"。后天之精输布到各脏腑，成为脏腑功能活动的物质基础，故又称为"脏腑之精"。

先天之精和后天之精来源虽不一样，但它们互相协助，互相转化，共同维持人体的生命活动。平时五脏六腑的精气充盈，就归藏于肾，当生殖功能发育成熟时，它能化生为生殖之精。在人体整个生命活动过程中，先天之精不断地被消耗，也不断地得到后天之精的滋生和补充。

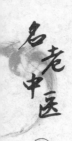
精是生命的基础。精足则生命力强，能适应外界环境的变化而不易得病；精不足则生命力弱，适应能力和抗病能力均减退，容易得病。因此精的盛衰，密切关系着人的整个生长、发育、衰老和死亡的过程。

（四）濡养人体的津液

中医学把体内各种正常的水液，统称为"津液"，它与西医学所称的"体液"相似。

本来，津与液在性质、分布部位和具体功能上都有所不同。从性状上来分，清而稀薄的称为"津"，浊而稠厚的称作"液"。但从功能上来说，津和液同属一体，而且可以互相转化，所以通常都称为"津液"。

津液来源于饮食水谷，主要通过脾胃作用变化而成。其中含有各种营养物质，通过肺、脾、肾等脏器输布全身，经人体利用后，化为汗液从皮毛排泄，或化为尿液从膀胱排出体外。

津液主要有滋润和濡养的作用。其布散于肌表，能滋润皮毛肌肤；输注于筋骨关节，能滑利关节；渗溢于骨髓脑腔，能滋润和充养骨髓与脑髓；流入孔窍则转化为泪、涕、唾、涎等，以滋润眼鼻口等五窍；进入体内，能滋润脏腑；流入血脉之内，就是组成血液的重要成分。

如果津液的生成不足，或因大汗、失血、吐泻、多尿及燥热而使津液丧失过多，就会出现皮肤干燥、口唇燥裂、口渴少津、小便短少、大便秘结等津伤液脱的症候。相对来说，如津液输布与排泄障碍，水液停滞，就会出现痰饮、水肿、泄泻等证候。

四、经络学说

（一）独特的生理系统——经络

中医生理学中，有一个西医所没有的独特的生理系统，这就是经络系统。经络学说的形成已有两千多年的历史。

所谓经络，就是人体气血运行的通路，它就像大地上的江河沟渠一样，纵横交错，遍布全身。其宽大而纵行的主干称作"经脉"，而那些错综分布、无处不至的细支，就称"络脉"。经络就是经脉和络脉的总称。其中经脉分为正经和奇经两大类，这是经络系统的主要部分。正经有十二条，即手足的三阴经和手足的三阳经，其各自与一个脏或一个腑相连属。奇经有八条，即任脉、督脉、冲脉、带脉、阴跷脉、阳跷脉、阴维脉和阳维脉，合称"奇经八脉"。络脉当中有别络、浮络和孙络。此外，还有十二经别、十二经筋和十二皮部，也都络属于十二经脉。

在经络系统中，临床上用得最多的有十四条大经脉，即手太阴肺经、手厥阴心包经、手少阴心经；足太阴脾经、足厥阴肝经、足少阴肾经；手阳明大肠经、手少阳三焦经、手太阳小肠经；足阳明胃经、足少阳胆经、足太阳膀胱经。此外，还有奇经八脉中的任脉和督脉。这十四条经脉上分布着数百个穴位，在针灸推拿时常可用到。练习气功过程中，所谓练"小周天"，就是使任脉、督脉循环通畅；所谓练"大周天"，就是使十四条经脉都通畅。

（二）奇妙的经络现象

说起经络似乎有些神奇，甚至有些不可思议，但经络的确存在，并且被科学实验所证实。1972 年，上海经络研究所发现，一位 19 岁的男青年有"经络皮丘带"。在观察时，当用低频脉冲电探测其各经指端"井穴"时，出现了从四肢到躯干、头面等处的感传现象，感传线路与中医的经络路线基本一致。在穴位刺激后 13~16 小时，经络感传线上逐渐出现隆起于皮肤表面的、与荨麻疹相似而是连续呈条状的丘疹带（皮丘带）。此皮丘带较周围组织稍硬，先呈白色，后渐变红，两侧皮肤充血，局部发痒，宽窄不一（0.3 ~ 1 厘米），蜿蜒曲折地沿着感传线分布。在皮丘带出现前后，伴有相应的内脏及全身性的反应。皮丘带约在 30 分钟后消退。在该青年身上曾做过多次测试，上述现象仍能反复出现。这是一例由电针刺激引起的比较典型的经络现象。

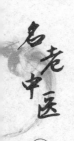
此外，在病理状态下，有时也能自发地出现经络感觉传导或循经抽动疼痛等现象。特别是某些皮肤病症，有时呈经络样分布，如沿经络路线出现的丘疹、白线、红线、湿疹、扁平苔癣、色素痣、脱毛带等。

各种经络现象，从感觉到形态的各个侧面，都反映出经络路线的客观存在。当然经络现象并不是人人都能感觉到的。那么，是不是没有经络现象出现的人，就没有经络存在呢？当然不是。经络是每个人都具有的，只是各人体质不同，感觉也不一样。有的人敏感就可能出现经络现象，有的人不太敏感就不出现，这并不要紧。

（三）经络的功用

经络不仅能说明人的正常生理活动和反常的病理变化，而且对诊断和治疗也有特殊价值。

就生理而言，经络是联系五脏六腑、四肢百骸、五窍皮毛、筋肉血脉等的重要渠道。它通达表里、内外、上下，使人体的各部器官、组织进行有机的整体活动，保持内外、上下的平衡和协调。气血是人体最重要的物质，但必须靠经络来运转，周流不息，才能达到抵御病邪，保卫健康的目的。《黄帝内经》上说："经脉者，所以行气血而营阴阳，濡筋骨，利关节者也。"这段经文，极其简练地概括了经络的生理功用。

从病理而说，如经气失常，外邪侵犯人体，便可通过经络，由表传里。相反，内部脏腑有病，亦可通过经络反应到体表肢节。

在诊断方面，根据症状发生的部位，结合经络循行的路线来研究分析，就可知道是某一经或某脏腑的病变。例如头痛，有前后和两侧的不同。病在前额，属于阳明经；痛在头后，属于太阳经；痛在头两侧，属于少阳经。疼痛部位不同，治疗方法也随之而异。

在治疗方面，对临床各科均有重要意义，常用于分经辨证、经络按诊、药物归经、推拿疗法和气功保健等。尤其对于针灸，经络更具重要的指导作用。针灸，是通过人体各部穴位来调整各种病理变化的，但穴位本身，是一经或数经的经气输注聚会的地方。假如不明经络，就不能正确取穴施治，纵然繁针乱刺，也刺不中要害，甚至还会发生一些医疗事故。所以，古人曾告诫"宁失其穴，毋失其经。"

五、病因学说

中医学认为，使人生病的因素有三（"三因学说"）。①内因：就是喜、怒、忧、思、悲、恐、惊，七种情志，称为"七情"；②外因：就是风、寒、暑、湿、燥、火六种邪气，称作"六淫"；③不内外因：就是饮食劳欲、跌仆损伤、虫兽咬伤等。

（一）七情

是指引起人体发病的各种精神致病因素，即喜、怒、忧、思、悲、恐、惊等。

中医学认为：大喜会伤心，能使人神气耗散；大怒会伤肝，能使人气机上逆，成语所说的"怒发冲冠"，就是形容因大怒而致气逆上冲的一种情况。这种形容，未免言过其实，不过，因大怒气逆而突发晕厥，不省人事的情况是很多见的。

忧是指忧愁、忧虑，是情志沉郁的状态。悲是指悲哀、悲伤，是精神怫郁、烦恼伤感的情绪。忧可使人的气机闭塞不行，悲则可使人的正气受到消耗。悲忧会伤肺。

思是思虑，指集中精神，运用智慧，思考问题。正常情况下不会致病，但思虑过度，就会伤脾，使得气机郁结，出现消化不良，食欲不振的现象。

恐是恐惧，是一种精神极度紧张所引起的胆怯表现。中医学认为大恐伤肾，恐则气下。平时我们可能看见过因恐惧而出现小便自遗的现象，这就是恐则气下的表现。

惊是突然遇到非常事件，而致精神极度紧张的状态。惊则气乱，由于心气先虚，再突受惊骇，或遇意外之事，常常会内动心神，神惊气乱，

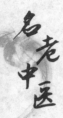

不知所措。

（二）六淫

风、寒、暑、湿、燥、火六种邪气，称"六淫"，淫有过度之意。正常情况下，一年四季也有风、寒、暑、湿、燥、火的变化，但其并不过度，也就不称"六淫"，而称"六气"。

正常的气候变化，一般不会使人生病，反常的气候则是致病的诱因或原因。例如，"微风拂煦""东风送暖""秋风送爽"，正是人们所乐于接受的气候，这种气候能使人体感到舒适。相反，若是"寒风刺骨""暴风骤雨"，就会对人体健康造成一定的影响。因为反常的气候变化使人体一时难以适应，机体抵抗力下降，外邪就会乘虚而入，使人发病。这里的寒风和暴风，就成了疾病的"诱因"。但作为直接致病的因素，风、寒、暑、湿、燥、火就不单纯是气候的变化，它们常常包含着西医学所说的生物性、化学性和物理性等多种致病因素。如感冒病毒侵犯人体使人感冒、肺炎双球菌感染使人患大叶性肺炎等为生物致病因素；吸入二氧化硫能使人患气管炎、某些药物使人患中毒性肝炎等为化学致病因素。

限于历史条件，古人不可能从微观角度来认识病因，只能从大体上来认识自然。所以每每把微生物及物理、化学的致病因素与自然界的气候变化联系起来，而以风、寒、暑、湿、燥、火六淫加以概括。

那么，六淫致病有什么特点呢？

第一，与季节有关。如春季多风病，夏季多暑病，秋季多燥病，冬季多寒病等。

第二，既可单独致病，如伤风、中暑等，又可数邪复合致病，如风寒、风热、风湿，或风、寒、湿三气杂至，共同导致"痹症"等。

第三，可以互相转化，如寒邪入里，久而化为热邪，暑湿日久，化燥伤阴等。

第四，多先侵犯人体肌表，或从口鼻而入人体。

此外，还有一类具有传染、流行和毒性强烈特性的致病因素，中医学称作"疫疠"之气，亦属外因范畴。疫疠之气的致病特点是：发病急、传播快、毒性强、危害广。

六、 体质学说

体质是指人的生命过程中，在先天禀赋和后天获得的基础上，不知不觉形成的在形态结构、生理功能和性格心理等方面，综合的、固有的某些特质。体质揭示了人体生命的特殊性或差异性。

《中医体质分类及判定》标准制定工作 2006 年 6 月正式启动，由国家中医药管理局主管，中华中医药学会编制完成。制定出中医体质量表及《中医体质分类及判定》标准。该标准应用了中医体质学、遗传学、流行病学、心理测量学、数理统计学等多学科交叉的方法，经中医体质专家、临床专家、流行病学专家多次的讨论论证而建立，并在全国范围内进行了 21 948 例流行病学调查，显示出良好的适应性、可行性。

该标准将体质分为平和质、气虚质、阳虚质、阴虚质、痰湿质、湿热质、血瘀质、气郁质、特禀质九个类型，应用了流行病学、免疫学、分子生物学、遗传学、数理统计学等多学科交叉的方法，经中医临床专家、流行病学专家、体质专家多次论证而建立的体质辨识的标准化工具。2009 年 4 月，《中医体质分类与判定》标准文件正式发布，该标准是我国第一部指导和规范中医体质研究及应用的文件。

多年来，笔者一直从事中医体质学说的研究与实践。根据笔者多年调研，九种类型体质中尚缺乏血虚质一型，其标准体质应为十种分类方法，并摸索、总结出一套较为系统的中医体质养生方法，通过数百场中医药科普报告，将"辨体质、辨疾病、辨症状"的"三辨理论"及心养、神养、形养、术养、食养、药养、居养的具体措施与方法推广到社区和基层单位的群众中，介绍给患者，取得了初步成效。现将笔者的中医体质十分

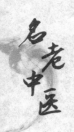

法与包括饮食养生的养生七法简介如下，不当之处，敬请指正。

（一）体质的概念

体质由三部分构成。

1. 形态结构如人的体型有高、矮、胖、瘦的不同；面色有偏白、偏黄的差别；皮肤有润泽、干燥、油光的区别；头发有浓密、稀疏的差异。这些都是个体体质的重要标志。

2. 生理功能如睡眠时间的长短，精力是否充沛，语音的高低，食欲是否旺盛等，都是人体的生理差异的外在表现。

3. 性格心理有的人心胸宽，有的人心眼小；有的人比较敏感；有的人比较迟钝；有的人乐观开朗，有的人内向压抑。人的性格、情绪等心理状态也是体质的重要组成部分。

总之，每个人的形态结构、生理功能和心理特征等都具有自己的特点，形成了特有的体质类型。不同的体质可以给我们带来不同的生命体验。不良体质和明显偏颇体质，既来源于先天与遗传，但主要是从不良的生活习惯与方式、不良的性格心理和不良的生存环境中来的。用一句通俗易懂的话概括，就是"父母给予的，环境塑造的，个人修来的。"所以我们每一个人，每位医生和患者都应关心体质，呵护体质，促进健康，提高生命质量，尽享天年。

（二）体质与健康的关系

真正具有平和体质的人比较少，特别是随着年龄的增长，体质或多或少都会出现不同程度的偏颇，体质偏颇是人群中常见现象。偏颇体质对环境、气候的适应性有所下降，不同的体质对某些病因和疾病的会出现易感性。

体质与健康、疾病的关系主要包括以下几个方面。

1. 体质的强弱决定发病与不发病。

2. 体质类型决定对某些病邪的易感性，每种体质容易发生的疾病是不一样的。如痰湿型体质易患中风；阴虚体质易患失眠等。

3.体质类型决定疾病的性质。以感冒为例，气虚体质的人最易感冒，阳虚体质的人易患风寒感冒；阴虚体质的人易患风热感冒。

4.体质特性影响着疾病的传变和转归。平和体质的人，病后容易恢复；体质弱者，抗病力弱，病邪易乘虚内陷，故患病后多难治愈，病程长，预后不良。

每个人的体质是相对稳定的，但在一定范围内又具有动态的可变性、可调性。正是因为这种体质的可变性和可调性，使体质养生具备了实用价值和现实意义。我们可以通过各种体质养生的方法和措施来顺应体质的稳定性，逐步优化体质的特点，改变体质的不良变化，纠正体质的偏颇，减少某些疾病的易感性，使人体少生病不生病。即使生了病，也可通过体质养生法来促进早日康复。中医的体质养生可使体质向好的方面转化，体质的变化可能决定健康的变化，体现了"治未病"的思想。

（三）平和体质的养生保健

1.体质特征

（1）总体特征：阴阳气血调和，身体和谐，自稳能力强，以体态适中、面色红润、精力充沛等为主要特征。

（2）形体特征：体形匀称健壮。

（3）常见表现：面色、肤色润泽，头发稠密有光泽，目光有神，鼻色明润，嗅觉通利，唇色红润，不易疲劳，精力充沛，体重适中，耐受寒热，睡眠良好，饮食正常，二便正常，舌色淡红，苔薄白，脉和缓有力。

（4）心理特征：情绪稳定，性格平和开朗，七情六欲适度，饮食正常，思维不偏激。

（5）发病倾向：平素患病较少，即使生病，对治疗反应敏感，自我康复能力强。

（6）对外界环境适应能力：对自然环境和社会环境适应能力较强。

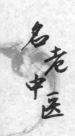
2. 养生保健方法

（1）心养：古人认为"不伤不扰，顺其自然"为心养。古代所说的"心"，主要是指大脑的功能，平和体质应科学用脑，科学护脑，做到脑健心怡。

（2）神养：神养即精神养生。俗语说："感悟人生，快乐满地跑，看你找不找，快乐对你笑，看你要不要。"知足之乐、天伦之乐、助人之乐、安居之乐、慢步之乐、探亲访友之乐、远足之乐；尽在个人领略感悟之中，全靠自己去寻找。精神愉悦便是最重要的神养。心态和平、恬淡乐生、荣辱不惊、拒贪清欲才是真正的神养。

（3）形养：现代人存在的一个大问题是运动太少，体质下降，疾病丛生。有些人健康透支、英年早逝，令人惋惜！动以强健筋骨肌肉，静益心肺肝肾脑功能，文武兼修，动静结合，才能强健大脑，畅通血流，增强免疫功能，感受生命在于运动的真谛。跳舞、旅游、登山、垂钓、玩球、打太极拳、散步、跑步，为形养的好方法，平和体质者适量运动是防止向亚健康、疾病转化的重要措施之一。

（4）术养：术养是一种非食非药的养生方法。平和体质者通过沐浴、泡足、指压、艾灸、按摩、推拿等方法，因时、因人、因地制宜地进行养生保健，达到消除疲劳、增强体质，使自己从暗藏的亚健康状态中解脱出来，达到养生防病的目的。

（5）食养：平和体质者应吃低脂、低盐、低糖和低热量的饮食，这是针对现代人营养过剩的一剂良方妙药。提倡粗细搭配，荤素搭配，干稀搭配，生熟搭配。提倡二低：低脂低热量；三高：高蛋白、高纤维、高维生素；四少：少油、少盐、少糖、少辛辣味品；提倡酸碱平衡。大部分的肉、鱼、禽、蛋均含丰富的优质蛋白质，米面含磷较多，成酸物质多，属酸性食物；蔬、果、菜、薯类属碱性食物，应合理搭配。平和体质者还应该既不饱食也不过分节食，以"收支平衡"，保证营养需要为准。做到以上即达到食养目的，即符合中医《黄帝内经》"五谷为养，五果为助，五畜为益，五菜为充"的食养精神。

（6）药养：无需药养、药补，也不需服用保健品，以免画蛇添足，过犹不及。

（7）居养：应顺应四时，调摄生活，做到定时起床、定时睡觉、定时定量饮食、定量喝水、定时锻炼，按照自己的生物时钟生活，若干扰和破坏生物时钟，就如同逆水行舟，改变自己的体质，导致疾病的发生。

（四）气虚体质的养生保健

1. 体质特征

（1）总体特征：元气不足，以疲乏、气短、自汗、容易感冒等气虚表现为主要特征。

（2）形体特征：肌肉松软弛实。

（3）常见表现：平素语音低怯，气息轻浅，气短懒言，容易疲乏，精神不振，易出汗，排便无力，内脏下垂，白带多，月经经色淡，舌淡红，舌边有齿痕，脉弱。

（4）心理特征：性格内向，不喜冒险。

（5）发病倾向：稍稍受凉即易患感冒，容易内脏下垂；病后康复缓慢。

（6）对外界环境适应能力：不耐受风、寒、暑、湿邪，皮肤容易过敏。

2. 养生保健方法

（1）心养：中医学认为"喜则伤心""心气虚则悲"。气虚体质者心态应平和，切忌大喜大悲、忧思过度；遇事不浮躁，勿贪欲。

（2）神养：气虚体质者应重视神养，遇事勿急躁，办事勿过劳，俗语说："药补不如食补，食补不如神补"是很有道理的。一位名人说过"精神快乐是人类最好的滋补品。"消除焦虑和紧张，有益于增强免疫功能，有利于大脑分泌脑啡肽，心旷神怡，轻松悠然，焉有不健康之理。

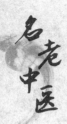

（3）形养：气虚体质者形养应动静结合，动静结合是指有氧运动和静则养心的原则，二者相辅相成，相得益彰。散步确是一种简而易行，行之有效的健身法，气虚体质者更为适宜。关键是在于持之以恒，常练不懈。散步有四种形式：①缓慢散步，每分钟 60 ～ 90 步，每次 20 ～ 40 分钟；②快速散步，每分钟 90 ～ 120 步，每次 30 ～ 60 分钟；③反臂背向散步，两手臂放于肾（俞）穴处，缓步背向行走（倒退走）50 步，再向前走 100 步，反复 5 ～ 10 次；④摆臂散步，行走两臂自然摆动，每分钟 60 ～ 90 步。这四种形式，锻炼者可根据本人的体力情况而定。

（4）术养：笔者主张采用补肺通气法、补脾养胃法两种保健按摩方法。

补肺通气法如下。①舒气会：双手手掌相叠，置于两乳头连线的中间部位，上下推擦 36 次。②畅气机：坐位，先用右手虚掌置于右乳上方，适当用力拍击并渐横向左侧称动，来回 9 次；再以两手掌交叉紧贴乳上下方，横向用力往返擦动 36 次；最后两手掌虎口卡置于两胁下，由上沿腰向下至髂骨，来回推擦，以热为度。③振胸膺：坐位，先用右手从腑下捏拿左侧胸大肌 9 次，再换左手如法操作。然后双手十指交叉抱持于后枕部，双肘相平，尽力向后扩展，同时吸气，向前内收肘呼气，一呼一吸，操作 9 次。④理三焦：坐或卧位，两手四指交叉，横置于两乳头连线的中间部位，两掌根按两乳内侧，自上而下，稍用力推至平脐处，操作 36 次。⑤擦迎香：坐位，用双手大鱼际或示指桡侧缘分别按置两侧迎香穴处，上下擦动，边擦边快速呼吸，以有热感风烛残年度。

补脾养胃法如下。①摩脘腹：用左手或右手手掌置于中脘部（脐上四指宽），先逆时针，从小到大摩脘腹 36 圈，然后再顺时针，从大到小摩 36 圈。②分阴阳：坐或仰卧，两手相对，全掌置于胸部骨头剑突下，稍用力从向外沿肋弓向胁处分推，并逐渐向小腹移动，操作 9 次。

（5）食养：粳米、糯米等粮食，牛肉、兔肉、鸡肉等禽畜肉，大枣、莲子等干果，大豆、青豆等豆类及豆制品，鳝鱼、青鱼等水产品均适合气虚体质者经常食用，制成色、香、味、形俱佳且易于消化的食品则效果更佳。平时少吃生冷、黏腻食品。

（6）药养：人参有"补气大王"的美称，当为首选，每天可用2克薄片，泡茶饮用，冲泡3～5次后嚼服。黄芪、党参、太子参、西洋参、山药、白术、灵芝、绞股蓝、白扁豆、刺五加、大枣、饴糖、蜂蜜等中药均有良好的补气功效。它们性味多甘温，或甘平，能补脏腑之气，增强机体活动能力。中医学认为"肺主气""脾为后本之本，生化之源"所以气虚体质者的药养重在补肺脾之气。

（7）居养：笔者主张气虚体质者早睡晚起，每天睡足8小时，应避免夜生活时间太长、太迟；不可过度劳作（包括家务劳动）；注意保暖，防止汗出受风受寒。

（五）血虚体质的养生保健

1. 体质特征

（1）总体特征：气血不足，以面色苍白或萎黄，口唇、爪甲色淡，头晕眼花等血虚质表现为主要特征。

（2）形体特征：胖瘦均见。

（3）常见表现：平素心悸失眠，气短懒言，易于疲劳，精神萎靡，手足容易麻木，妇女月经延后、量少色淡，舌质淡，脉细弱。

（4）心理特征：性格大多沉静或内向。

（5）发病倾向：易患病毒或感染性疾病及疲劳综合征；易患贫血、白细胞减少症、血小板减少性紫癜；妇女易患月经不调；易患黄褐斑等损容性疾病；易于衰老；病后或术后恢复较慢。

（6）对外界环境适应能力：不耐风寒；患病后容易虚实杂夹或转化为虚证。

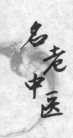

2.养生保健方法

（1）心养：保持稳定平和心态，避免过于紧张，用脑勿过度，凡事量力而行，知足常乐。

（2）神养：勿过度思虑，劳神太过，以免暗耗气血；勿悲忧过度，以免"悲忧伤肺"；树立科学的人生观、名利观；培养豁达乐观的生活态度；体位变更时动作宜缓慢，防止晕厥。

（3）形养：经常参加室外健身锻炼，能得到阳光的照射和吸进新鲜空气，改善血虚体质的不适。适合的项目有散步、慢跑、简化太极拳等。

（4）术养：自我按摩手上各指甲下方的井穴及手掌中央的"手心"及神门、大陵、肾俞等穴位可刺激血液循环，增强消化吸收功能，从而改善血虚体质；足部按摩可按压足底心腔、脊髓等反射区；刮痧方法、拔罐疗法也有一定效果。

（5）食养：饮食应营养丰富，易于消化。宜食乳类、鱼类、蛋类、豆制品及瘦肉等高蛋白食物和动物肝脏、肾脏、猪血、鸭血等含铁较多的食物，还应多食绿叶蔬菜和水果，以保证一定量的铁、叶酸、维生素 B_{12}、维生素 C 的供应。还可适量进食一些酸性食物。食疗方、药膳方均是改善血虚体质者的妙法。忌食油腻食物及烈性白酒。忌食浓茶。

（6）药养：当归、熟地黄、何首乌、东阿阿胶、白芍、龙眼肉均为适合血虚体质者的药补佳品。中医学认为"气旺生血"，所以人参、黄芪等补气药物可与补血药一道服用。现介绍一张药膳验方：东阿阿胶 10克，牛奶 250 毫升。等牛奶即将煮沸时，加入打碎的阿胶，烊化后即可与早点一同食用，常食有效。

（7）居养：血虚体质者较常人怕冷，应注意室温不可太低，及时增加衣被，避免受凉；洗热水澡时要防止因全身小血管扩张，血容量相对不足而发生意外；避免剧烈劳作，以免增加心、脑、肾负担而产生不适。

（六）阳虚体质的养生保健

1. 体质特征

（1）总体特征：阳气不足，以畏寒怕冷、手足不温等虚寒表现为主要特征。

（2）形体特征：肌肉松软不实。

（3）常见表现：平素畏冷，手足不温，往往"手冷过肘，足冷过膝"，较喜热饮食，精神不振，舌淡胖嫩，脉沉迟。

（4）心理特征：性格多沉静、内向。

（5）发病倾向：易患痰饮、肿胀、泄泻、性欲退、勃起功能障碍等病，感邪易从寒化。

（6）对外界环境适应能力：耐春夏不耐秋冬；易感风、寒、湿邪。

2. 养生保健方法

（1）心养：宜陶冶情操，振奋精神，使之心旷神怡，保持心态平和，尤其在秋冬季节更宜注重养心。

（2）神养：寒冷季节，精神上应积极向上，以知足和乐观的精神，对待世间万物，注意消除因寒冷等环境因素引起的焦虑、恐惧和紧张，摆脱精神困扰，轻松悠然，逐渐纠正阳虚体质引起的一些不适。

（3）形养：肾藏之阳，阳虚形养应以振奋阳气为主。"五禽戏"，尤其是其中的虎戏有提升元阳，补肾阳、强腰膝作用；道家养生术中的"卧功"可调节任督二脉、补肾壮阳；阳虚体质者的户外运动宜选择天气暖和之时进行，晨练不如暮练，切忌在阴冷天气或潮湿环境锻炼身体；慢跑、跳绳及踢毽子等民间健身方法均可促进阳气的生发与流通。

（4）术养：艾灸足三里、气海、涌泉、阳陵泉、三阴交等穴位；采用桂枝 30 克，制附子 20 克，威灵仙 100 克，煎水泡脚或每晚用热水泡足 20 分钟，或隔日用热水沐浴一次也有效；推拿足底涌泉等保健穴，对阳虚体质者均有益，捏脊方法可改善儿童阳虚体质。

（5）食养：经常适当进食温补脾肾阳气的食物，如羊肉、鹿肉、狗肉、韭菜、虾、核桃仁、粟子、茴香等食物，应少吃生冷黏腻食品，盛夏季节切勿过食寒凉食物与饮料。温补脾肾的食疗方很多，在此不一一介绍。

（6）药养：常用的补阳药物有鹿茸、鹿鞭、巴戟天、肉苁蓉、仙茅、淫羊藿、骨碎补、补骨脂、益智仁、冬虫夏草、蛤蚧、紫河车、菟丝子、锁阳、海参、海龙、海马、韭菜子、蛤蟆油、核桃仁等。其中，鹿茸为峻补肾阳之品，宜从小剂量开始服用，缓慢增量，不宜一次骤用大量，以免引起头晕目眩或鼻衄。介绍一款简便药膳——鹿角胶牛奶：将10克鹿角胶打碎后放在250毫升煮沸的牛奶中烊化，每天与早餐一道食用，对阳虚体质者有良好的药养功效。

（7）居养：秋冬两季衣被宜温暖，尤其应注意腰腹部及下肢的保暖；夏季暑热多汗，阳气易于外泄，引起阳气虚于内，应尽量避免劳作强度过大，大汗伤阳，更不宜恣意贪凉饮冷，还应避免在阴暗、潮湿或寒冷的环境下工作生活过久。室内注意保暖，用空调者，室内外温差勿过大。

（七）阴虚体质的养生保健

1. 体质特征

（1）总体特征：阴液亏少，以口燥咽干、容易"上火"、吃火锅后加重，手足心热等虚热表现为主要特征。

（2）形体特征：体形偏瘦。

（3）常见表现：手足心热，口燥咽干，鼻微干，喜冷饮，大便干燥，舌红少津，脉细数。

（4）心理特征：性情急躁，外向好动，活泼。

（5）发病倾向：易患虚劳、遗精、失眠、咽炎等病；感邪易从热化。

（6）对外界环境适应能力：耐冬不耐夏；不耐受暑、热、燥邪。

2. 养生保健方法

（1）心养：用脑过度、工作紧张、心情焦虑等不良情绪均可加重阴虚倾向，使津、液、精、血更加亏少。"阴虚生内热"，往往更加焦虑烦躁，易于"上火"，常常步入恶性循环，心养得当，可保持稳定心态，避免虚火伤阴。

（2）神养：阴虚质者应保证充足睡眠，以藏养阴气，熬夜或夜生活时间过长会加重阴虚倾向，老年阴虚质者若能中午平卧30分钟~1小时，养神蓄精，更为有利。

（3）形养：阴虚质者适合中小强度的有氧运动，太极拳、太极剑、八段锦、六字诀、游泳均可强身健身，养阴生津，改善阴虚体质。阴虚容易阳亢，所以不宜大强度运动，在炎热夏秋季节或闷热的环境中运动，会引起出汗太多而耗伤阴液。

（4）术养：自我推拿头部风池、迎香、百会等穴位；每天顺时针推拿腹部 5 ~ 10 分钟；手部推拿鱼际，足部推拿照海、地机、昆仑、涌泉等穴位，均可改善阳虚体质的常见症候。每晚用 50℃左右的热水泡脚，有条件者采用温泉疗法对阴虚体质者均有辅助功效。

（5）食养：宜选用甘寒濡润养阴之食物或寒热偏性不明显的食物，如百合、枇杷叶、山药、赤豆、白扁豆、苦瓜、丝瓜、冬瓜、黄瓜、梨、芦笋、芹菜、萝卜、胡萝卜、甘蔗、苹果、罗汉果、银耳、小米、粳米等食物，海参、甲鱼、乌龟、鸭肉也为养阴佳品。忌食辛辣、大热类食物，忌食火锅。

（6）药养：具有药养、药补的品种有北沙参、麦冬、天冬、石斛、玉竹、百合、枸杞子、桑椹、墨旱莲、女贞子、龟甲、鳖鱼、黑芝麻、西洋参等药物。用西洋参 3 克，枸杞子 10 克，泡茶饮用，为最简便有效的补阴方法，可改善阴虚体质。

（7）居差：室内养工作环境应尽量避免高温酷暑，用煤炭取暖、冬

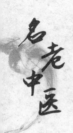
季用空调应注意保持室内湿度，以免加重阴虚程度。家务劳动勿过度，以免出汗过多而伤阴。

（八）痰湿体质的养生保健

1.体质特征

（1）总体特征：痰湿凝聚，以形体肥胖、腹部丰满、口黏苔腻等痰湿表现为主要特征。

（2）形体特征：体形肥胖，腹部显得肥满松软，没有弹性，腹围增大。

（3）常见表现：面部皮肤油脂较多，多汗且黏，胸闷，痰多，口黏腻或甜，喜食肥甘甜黏，苔腻，脉滑。

（4）心理特征：性格偏温和、稳重，遇到矛盾善于忍耐。

（5）发病倾向：易患糖尿病、脑卒中、冠心病、肥胖症、不孕症等病。

（6）外界环境适应能力：对梅雨季节及湿重环境适应能力差。

2.养生保健方法

（1）心养：俗语说："胖人多痰湿"，痰湿质者易并发肥胖、肢体沉重，容易产生自卑心理，可运用条件反射的原理，进行"行为矫正疗法"，逐步进行心理沟通，解开心结，正确对待痰湿的危害，持之以恒地纠正生活方式方面的种种引起痰湿体质的因素。

（2）神养：痰湿体质之人容易嗜睡、精神萎靡不振，可通过多种文娱体育活动，或与亲人、朋友谈心，或郊游，来消除顾虑，振奋精神。只有精神振奋起来，兴趣爱好广泛起来，才能有精神去逐步纠正痰湿引起的种种困扰。

（3）形养：平时应主动参加户外运动，以舒展阳气，通达气机；日光浴、多晒晒太阳也是痰湿体质之人的一项形养内容。中等度的有氧运动，现代的、传统的健身项目均可达到纠正痰湿体质的功效，"迈开腿"是最简便有效的方法。适当出汗，有纠正痰湿质的功效。在湿冷的气候条件下，痰湿质者应减少户外活动，还要避免受寒淋雨，以免加重痰湿质者的不适感觉。

（4）术养：针刺、艾灸、指压、推拿、按摩对痰湿体质者都有一定作用，可以改善痰湿体质的经络，中医学认为主要有任脉、足太阴脾经、足阳明胃经、足少阳胆经、足太阳膀胱经等五条，在这些经络上的中脘、神阙、气海、关元、阴陵泉、足三里、脾俞、三焦俞等穴位上轮流施以艾灸、推拿等方法，均可逐步改善痰湿体质。

（5）食养："管住嘴"对痰湿体质者最为重要，切忌暴饮暴食，不要"早餐马虎，中餐凑合，晚餐丰盛，夜宵豪放"，不要只吃大鱼大肉，不吃蔬菜。应做到粗细搭配，荤素搭配，合理营养，平衡膳食。痰湿质者可选用健脾祛湿化痰的食物，如薏苡仁、山药、白扁豆、赤小豆、冬瓜、魔芋、鲫鱼、生姜等。过于油腻的食物和菜肴不适宜痰湿质者。痰湿者更不宜盲目跟风食补。

（6）药养：脾为生痰生湿之源，痰湿体质之人的药养最重要的是不伤脾胃，保护脾胃，养护脾胃。具有养护脾胃的药物有怀山药、党参、太子参、绞股蓝、刺五加、薏苡仁、冬瓜皮、白扁豆、白术、茯苓、陈皮、砂仁、玉米须等。可制成丸、散、膏、丹等剂型服用，也可制作药膳调养。痰湿质者慎用膏滋方补益。

（7）保养：痰湿质者应多晒太阳，因为阳光有助于发散湿气，振奋阳气；每天或隔几天泡个热水澡，毛孔开泄、微微出汗，有利于痰湿消散；夏天应少用空调，切忌电扇对着身体吹，出汗受抑制，不利湿邪发散。痰湿质者忌穿毛纤的紧身衣裤，以免妨碍痰湿散发。

（九）湿热体质的养生保健

1. 体质特征

（1）总体特征：湿热内蕴，以面垢油光、皮肤油腻、口苦口臭、苔黄腻等湿热表现为最主要的特征。

（2）形体特征：形体中等或偏瘦。

（3）常见表现：面垢油腻，易生痤疮，口苦口干，身重困倦，汗臭

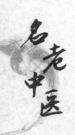

味大，大便黏滞不畅或干结，小便短黄、味道大。男性易患阴囊潮湿或湿疹，女性易患带下增多、色黄、异味大。舌质偏红，苔黄腻，脉滑数。

（4）心理特征：容易烦躁发怒或郁闷。

（5）发病倾向：易患皮肤化脓性感染、黄疸性肝炎、急性尿路感染等病。

（6）对外界环境适应能力：对夏末秋初湿热气候，湿重或气温偏高环境较难适应。

2. 养生保健方法

（1）心养：湿热体质之人往往性情比较急躁，容易心烦意乱，甚至发脾气，心养首先要舒缓情志，安神定志，以一颗平常心正确对待喜与忧、苦与乐、逆与顺，稳定的心态才能达到"心养"之目的，以保证肝胆疏泄畅达，排除湿热的渠道通畅。

（2）神养：湿热体质者往往外向好动，活泼热情，情志易于过极，精神保养十分重要，心胸宜开朗豁达，处世宜大度，理性地克制情感上的冲动，与人和谐相处，加强沟通，克服偏执；应保证充足睡眠，静养心神。

（3）形养：湿热体质者适合进行较大运动量的锻炼，如跑步、爬山、游泳、球类、中华武术等项目，以消耗体内多余热量，排泄体内多余的水分；传统气功六字决中的"呼""嘻"字决，有健脾、清热、化温作用，可经常操练。运动时应避开酷暑与炎热，这样有利于调理脾胃，逐步起到清热化湿作用。

（4）术养：推拿、艾灸、拔罐等自然疗法中的一些方法具有健脾化湿、疏肝利胆功效。值得一提的是沐浴疗法、泡足疗法。有助于肝胆发挥疏泄功能，有助于湿热排泄通畅。在背部足太阳膀胱经进行刮痧治疗，有助于清热利湿排毒。

（5）食养：调理湿热体质、清热化湿的食物有：绿豆、赤豆、薏苡仁、玉米须、海带、紫菜等。应少吃甜腻食物，少吃辛辣食物、动火食物、少饮酒；忌食油炸、烧烤类食物，应主动饮用清洁的开水或淡茶。清凉饮料或凉茶可以选用，多饮开水很有必要。

（6）药养：具有清化湿热的药物有茯苓、猪苓、车前子、车前草、泽泻、薏苡仁、赤小豆、冬瓜皮、玉米须、金钱草、茵陈、滑石、田基黄、平地木、垂盆草、蒲公英等。柴胡、枳壳、郁金、木香、金橘叶、玫瑰花、绿梅花等药可疏肝利胆，在湿热质者不适感加重时也常配用。

（7）居养：湿热体质者应避免长时间在炎热潮湿的环境中工作或居住；忌穿化纤衣裤及紧身衣裤，尤其内衣内裤更应注意不穿；巧用空调，可减少湿热侵扰，只是室内外温差不宜过大。

（十）血瘀体质的养生保健

1. 体质特征

（1）总体特征：血行不畅，以持久固定的疼痛、肤色晦黯、舌质紫黯等血瘀表现为主要特征。

（2）形体特征：胖瘦均见。

（3）常见表现：偏头痛、痛经、胸痛、胃痛、痹症、肿瘤、包块，肤色晦黯，色素沉着、黑眼圈。

（4）心理特征：易烦，健忘。

（5）发病倾向：容易患脂肪肝及痛证、血证、癌症等。

（6）对外界环境适应能力：不耐寒邪。

2. 养生保健方法

（1）心养：静养心神配合舒展肝气，促进血液循环和经络运行的多种文娱活动，培养开朗、乐观、平和、不偏激的心态和胸怀宽阔、大度无量；与人无争，宽容为怀；与人相处，诚实忠善；多交友，常交谈的性格，是通过心养纠正血瘀质偏颇的重要方法。

（2）神养：精神愉悦可使气血通畅，经络运行正常。血瘀体质者务必保持精神愉快，及时消除不良情绪，避免生气，克服牢骚满腹，遇事

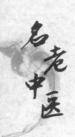
切勿暴躁发怒。经常听抒情柔缓、轻松活泼的音乐也不失为神养的好方法。总之，神养在血瘀质者身上显得十分重要。血瘀体质是气血运行不畅，相对缓慢瘀滞，但尚未生病的状态，血瘀体质者应重视神养。

（3）形养：跳舞、打球、跑步、登山、打太极拳、练路径器械、栽花种草……均可锻炼形体，活动关节，活跃内脏，都是形养的好方法，有利于活血祛瘀，改善血瘀体质。锻炼应选择无污染、视野宽阔的环境中进行，群体活动更有利于形养。

（4）术养：保健针刺、艾灸、指压、刮痧、放血、推拿、按摩等中医传统方法，对改善瘀血体质的不适感觉确实有效。常用穴位有背部膀胱经的肝俞、膈俞、委中；肝经的太冲、期间；脾经的血海、三阴交；心包经的内关；大肠经的合谷、曲池及任脉经的神阙等穴位。

（5）食养：山楂、葡萄酒、米醋、桃仁、陈皮、玫瑰花、桃仁、韭菜、洋葱、大蒜、桂皮、生姜、黑木耳、竹笋、螃蟹、红糖等食物有活血祛瘀，改善瘀血体质的功效，可经常选用；忌食生冷、冷冻类食物及收涩、寒凉性味的食物，以免加重血瘀体质的不适。

（6）药养：可经常适量服用活血化瘀药物，如三七、红花、当归、益母草、桃仁、赤芍、郁金、绿梅花、月季花等，其中丹参为活血养血良药，古有"一味丹参饮，功同四物汤"的说法。中医学认为"气行则血行"，配以理气行气药，可以推动血行，如香附、青皮、木香等，其中川芎、玫瑰花等药为"血中气药"，既可活血又可理气，为药养佳品。

（7）居养：早睡早起，保证足够的睡眠时间，生活有规律，尽量不打乱生物钟；生活不可过于安逸，尽量多运动，以免引起气机郁滞而造成瘀血体质加重。

（十一）气郁体质的养生保健

1. 体质特征

（1）总体特征：气机郁滞不通畅，以神情抑郁、忧虑脆弱、喜叹气等气郁表现为主要特征。

（2）形体特征：形体瘦者为多。

（3）常见表现：神情抑郁，情感脆弱，烦闷少欢，舌淡红，苔薄白，脉弦。

（4）心理特征：情绪不稳定，寡欲少欢、生闷气，性格内向不稳定、敏感多虑。

（5）发病倾向：易患脏躁、梅核气、百合病、月经不调、更年期综合征、乳腺小叶增生及郁证等。

（6）对外界环境适应能力：对精神刺激适应能力较差，不适应阴雨等阴冷、潮湿天气。

2. 养生保健方法

（1）心养：气郁质的人与后天生活不顺心、工作压力大有密切关系，所以如何逐步克服闷闷不乐、情绪低沉、紧张焦虑，多愁善感、感情脆弱显得特别重要，应该有意识地逐步培养自己开朗豁达的性格，多参与社会的公益活动，多结交知心朋友，经常听听节奏欢快、旋律优美的轻松音乐；多读好书及弹乐器、搞创作、看电视、种花、养鸟、放风筝、垂钓、旅游、野餐……培养广泛的兴趣和爱好，也不失为气郁体质者心养的良策。

（2）神养：气郁质者的神养主要是千方百计地寻求快乐，有首民谣说得好："快乐满地跑，看你找不找。快乐对你笑，看你要不要。知足之乐，天伦之乐，助人之乐，安居之乐，漫步之乐，探友之乐，远足之乐，尽在个人领略感悟之中，全靠自己去寻找。""难得糊涂"是劝人凡事不要太计较，宽容为怀。气郁质者既要学会处事大度，遇事不要太敏感，也要学会适当发泄，郁闷过久会生病，找亲友叙述一番，发泄一下有利于肝气舒适，也是神养主法之一。

（3）形养：气郁质者可选择的形养项目应因个人的兴趣、爱好及条件而异，跳古典舞、民族舞、迪斯科、打腰鼓、扭秧歌、木兰扇、抖翁、打牌、下棋、学绘画、练书法、放风筝、登山、散步、慢跑、垂钓、旅游、玩健身球、打乒乓球、打羽毛球、打太极拳，练五禽戏、易筋经、八段锦、六字诀（尤其是"嘘"字功）……均可起到形养的目的，都可达到纠正气郁质的作用。

（4）术养：推拿、按摩、指压等传统医术对气郁体质者有较好效果。常用部位为两季肋肝经循行路线；常用穴位有肝经的曲泉、期门，胆经的日月、阳陵泉，任脉的膻中、中脘、气海、神阙，心包经的内关、间使等。

（5）食养：适合气郁体质的食物有橘子、陈皮、橘络、橙子、柚子、开心果、金橘饼、金橘叶、洋葱、黄花菜、山楂、蘑菇、香菜、萝卜子、包心菜、槟榔、酒等，具有理气、顺气、解郁、宽胸等作用，少吃收敛酸涩及寒冷食物。

（6）药养：疏肝理气、解郁宽胸药物，如陈皮、青皮、金橘叶、枳壳、郁金、玫瑰花、绿梅花、川芎、香附、佛手、刀豆壳、木香、柴胡等，均适合气郁体质者药疗、药养。因为理气药物大多辛温香燥，易于耗气伤阴，故常配合当归、白芍等养阴生津药同用，以防止疏泄太过而伤阴。

（7）居养：居室应宽畅、温馨、安静，空气流通。应鼓励气郁体质者亲近大自然，多参加集体性的户外活动和社交活动。防止一人独处家中而黯然神伤、孤独、凄凉。养成有规律的生活作息制度，定时进餐、定时排便，定时睡觉，定时运动，切勿轻易打乱自己的生物钟。

（十二）特禀体质的养生保健

1. 体质特征

（1）总体特征：先天失常，以生理缺陷、过敏反应等为主要特征。

（2）形体特征：过敏体质者一般无特殊特征；先天禀赋异常者或有畸形，或有生理缺陷。

（3）常见表现：过敏体质者常见哮喘、风疹块、咽痒、鼻塞、喷嚏多等；患遗传性疾病者有垂直遗传、先天性、家族性特征；患遗传性疾病者具有母体影响胎儿个体生长发育及相关疾病特征。

（4）心理特征：随禀质不同情况各异。

（5）发病倾向：过敏体质者易患哮喘、荨麻疹、花粉症及药物过敏等；高血压、糖尿病、精神病、癌症与家族的先天禀赋、体质遗传密切相关。遗传性疾病如血友病、先天愚型等；遗传性疾病如五迟（立迟、行迟、发迟、齿迟和语迟）、五软（头软、项软、手足软、肌肉软、口软）、解颅、胎惊等。

（6）对外界环境适应能力：适应能力差，如过敏体质者对易致过敏季节适应能力差，易引发宿疾。

2. 养生保健方法

（1）心养：特禀质者适应能力差，宿疾反复发作，有的过敏原一时还难以查清，所以心灵常常受到重创，苦不堪言。家族过敏者，往往会持续一生；过敏体质引起的过敏性鼻炎、过敏性哮喘、过敏性紫癜、湿疹、风疹块等过敏性疾病，属于中医调体可调的范围，治疗要打持久战，要有信心，心态要平和，不宜操之过急，不要怨天尤人。消极悲观反而不利于过敏体质的改善和纠正。

（2）神养：特禀体质总因为先天性和遗传因素造成的特殊体质，心理状况因特禀特异而有所不同，但大多数特禀体质者对外界环境适应力较差。精神上会出现不同程度的敏感、内向、多疑问、焦虑、压抑等反应，可采取疏导、转移等方法对待。

（3）形养：可根据特禀质者的不同特征，选择有的放矢的运动项目，逐渐改善体质，增强抵抗力。有专家认为，国家体委推荐的保健气功——六字诀有效，特别是其中的"吹"字功可调养先天，培补肾气肾精，可起到形养功效。

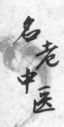
（4）术养：与特禀质关系密切的经络有手太阴肺经、足阳明大肠经，可在这两条经络上进行推拿、按摩、指压、刮痧。有术养作用的穴位有肺经的列缺，大肠经的迎香，经外奇穴的上迎香，膀胱经的肺俞、脾俞，督脉的印堂，任脉的大椎。可在以上穴位上采用点压及捏鼻、擦鼻翼各2分钟，早晚各1次的方法进行术养。

（5）食养：应营养合理，膳食平衡，清淡易消化。常食粳米、大枣等益气健脾类食物。忌食生冷及寒凉食物；慎食鲤鱼、鲢鱼、虾、蟹、肥肉、鹅肉、牛肉、白扁豆、蚕豆、茄子、辣椒、酒、浓茶、咖啡等辛辣和腥膻发物及含致敏物质的食物；粮食类中的荞麦因含有致敏物质荞麦荧光素，也应慎食。有污染的食物也在禁忌范围内。

（6）药养：增强免疫力可能是药养对抗特禀质的方法之一。古方玉屏风散，含生黄芪、白术、防风三种药。临床观察，为对抗特禀体质的有效方法。药养的药物有黄芪、乌梅、蝉蜕、荆芥、防风、当归、生地黄、益母草、黄芩、大枣、牡丹皮等。

（7）居养：多种特禀体质者的起居养生方法各异。过敏体质者应尽量少到新环境或陌生环境中生活，以免水土不服；减少户外活动，少到野外春游、秋游，避免接触各种导致过敏的动植物，如若接触可服用预防性脱敏药物。如口服氯苯那敏（扑尔敏）、特非那丁等抗组胺药物或皮下注射组胺球蛋白。尽量不要饲养宠物，不宜与小动物亲密接触。室内应清洁，被褥、床单应常洗常晒，要防止尘螨过敏，要防止新装修房屋的室内污染，保持室内空气流通。在季节交替之时，应及时增减衣被，以减少感冒机会，逐步增强身体对环境的适应能力。重在预防，做好个人防护。

七、四诊八纲

四诊八纲是中医学诊察疾病和分析病情的基本理论和方法。

1. **四诊** 即望、闻、问、切，这是中医调查患者疾病表现的主要方法。望诊，是对人体的精神，气色、形态、舌象及各种分泌物、排泄物等外在情况的观察；闻诊，是对病人语言、气息、呃逆等声音和病人口气、分泌物与排泄物气味的辨别；问诊，是询问病人或家属有关疾病发生的原因、病变过程、既往病史、家属病史、生活习惯、饮食爱好及病人的主要病痛情况，如恶寒（怕冷）、发热、头痛或头晕、出汗、身体疼痛、满眠、饮食、口渴、大小便、月经、带下等；切诊，是对病人的脉及其他有关部位进行触、摸、按压。其中望舌象与切脉是中医诊病的特点。

2. **八纲** 即阴、阳、表、里、寒、热、虚、实，是对人体病变部位，性质和邪正双方力量对比的最基本概括，也是把四诊所收集到的病情资料进行分析、综合所得到的诊断结论，又称为八纲辨证。所谓表、里，是指病位的浅深。一般在初病时，病位在人体浅表，常见表证；表证不解或病时较久，体内的脏腑、气血就会出现明显的病变，称为里证。所谓寒、热，是指病症的性质。如人体表现为机能活动过分亢进而有发热、口渴、面目红赤等症状者，多属热证；如表现为机能活动衰退而有肢体清冷、口淡不渴、大便稀溏等症状者，多属寒证。所谓虚、实，是反映了人体内正气与病邪的盛衰情况。如人体正气明显不足，包括阴虚、阳虚、气虚、血虚及各脏腑功能的衰弱，都属于虚证；如病邪过盛，包括火热亢盛、痰饮、水湿、瘀血、食滞、积粪等停留于体内者，多属于实证。由此六纲又可组合出许多病证类型，如表里同病、半表半里、表寒、里寒、表热、里热、表寒假热、表热里寒、上热下寒、上寒下热，真寒假热、真热假寒、虚实错杂、真虚假实、真实假虚、虚寒、虚热、实热、实寒等。而所谓阴、阳，则是对其他六纲的概括，即表、热、实证属阳证，里、寒、虚证属阴证。但是在习惯上，如提阳证一般是指实热证，阴证则多指虚寒证。

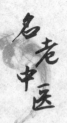

第二节 用活治病原则

一、辨证论治

"辨证"，就是运用望闻问切四种检查方法，全面收集病情资料，按一定的规律加以分析、综合、归纳，来判断疾病是何种性质的"证候"。"论治"，就是根据辨证的结果，确定相应的治疗措施。辨证是决定治疗的根据，论治是制定治疗的法则。在疾病发展过程中，对不同性质的矛盾，需以不同的方法去解决，这就是辨证论治的精神实质。

"证"和"症"有什么不同呢？证是指"证候"，它是对疾病的病因、病机、病位、症状等的概括，其与西医学中的"症候群"有些相似。而"症"就是指的"症状'，是疾病过程中出现的个别的、表面的现象，如头痛、咳嗽等。

由于致病因素复杂多变，既可独邪伤人，也可诸邪同至，或见虚实夹杂。由于病因之间有主次之分，所以证候也有主证和兼证之别。主证，是标明疾病主要病因、病性和病位所在的一组症状群，是决定疾病发生、发展的主要矛盾，是选择君药的依据。兼证，是标明次要病因、病性和病位的一组症状群，是疾病发生、发展的次要矛盾，是选择佐助药的依据之一。以上主证中包括的症状，即为主要症状。另外，在某些疾病中有个别症状是患者的主要痛苦所在，必须进行治疗时，也称为主要症状。兼证中包括的症状，即是次要症状。再有，伴随主要病因而出现的某些在辨证过程中，不能标明疾病病因、病性的个别症状，如头痛、咳嗽、腹胀等，也属于次要症状，治疗时往往可随病因消除而消失，较重时可选择佐助药治疗。

辨证就是做出正确诊断的过程，只有诊断正确，才能有的放矢，做到方与证符，而取得良好疗效。

二、辨病施治

辨病施治是指针对某种疾病而采取的治法和方药。如《黄帝内经》以生铁落饮治狂病；《伤寒论》《金匮要略》的篇首标题均冠以"辨××病脉证并治"及《金匮要略》以甘麦大枣汤治脏躁，茵陈五苓散治黄疸等，均具有辨病处方的特色。

近代临床，辨病施治主要是指现代理化检查诊断的"病"，怎样治疗，怎样处方用药的方法。传统的"辨病施治"，笔者认为在当今临床上已没有多大意义。

三、辨证论治与辨病施治相结合

近代中医临床主张辨证论治与辨病施治巧妙结合，笔者认为这是增强处方疗效的用药方法，具体结合方法有以下几种。

1. 辨证为主，辅以辨病将西医学理化诊断的"病"与中医的"证"结合起来，可以弥补中医辨证的不足。因为西医学所称的"病"是建立在自然科学发展的基础上的，特异性比较强；中医辨证虽有许多优越之处，毕竟受到历史条件的限制，尤其是对某些疾病的微观认识不够精确。若能将西医学的理化指标吸收到辨证论治体系中来，将"证"与"病"有机地结合起来，发挥各自长处，无疑会使辨证处方水平大大提高。

目前采用最多的方法，是对西医学诊断的疾病进行辨证施治（包括分型论治与分期论治等）、处方用药。例如，笔者对慢性低血压病辨证共分为气血两虚、中气不足、气阴两虚、心肾阳虚、肝肾阴虚、痰湿内蕴等六大证型，分别投以归芪升压汤、益气升压汤、生脉升压汤、桂附升压汤、育阴升压汤、化浊升压汤六张经验处方，临床再因人、因地、因时而灵活加减，便是以辨证为主，辅以辨病的范例。

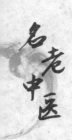

2. 辨病为主，辅以辨证 这是当今中医临床采用较多的另一种方法，是专病专方的基础上的加辨证施治的方药，对一些慢性疾病恢复期、缓解期尤其适用。如笔者在本书最后一章 "从医 53 年经验处方揭秘" 中介绍的檀香、红花茶、三金三子二石汤等方法，便是以辨病为主，辅以辨证的范例。辨病处方时，还可把中药和古方的现代药理研究成果、理化检查指标、现代病理报告结合起来，指导处方用药，也属于辨病施治的内容之一，可明显提高临床疗效。

中医临床常会遇到这种情况，理化检查诊断为某病而中医却 "无证可辨"（由于患者无明显的临床症状或体征）。例如，肝功能检查为 "乙肝"，B 超检查诊断为 "脂肪肝"，血脂分析判断为 "血脂异常" 的患者很可能 "无证可辨"，此时，不妨参照理化指标，"舍证从病"。又如，一经检测确诊为尿路结石，中医在治疗上便会适当地采取溶石与排石的方药，不必拘泥于其是否属于石淋范畴，是否有小便困难现象；子宫肌瘤一经妇科检查确诊，便可适当配合应用活血化瘀方药。

由于过去没有实验室指标参照，中医学对于临床疗效只能根据症状的改善或消除来断定，显然不够科学。由于现代医学技术提供了诸多方便，现代中医不妨适当取理化指标为我用，对临床疗效做出比较客观的判断，并据此考虑处方用药。例如，肾炎患者在经过治疗，水肿消退之后，尿常规检查仍有蛋白、管型存在，说明肾功能尚未恢复，必须引起重视，继续进行治疗，可考虑选用参芪六味地黄汤消除蛋白尿；高血压患者经过治疗，头痛、眩晕等症状明显减轻甚至消失，但血压检查仍时有波动，尚不可置之不理，可继续选用滋肾养肝、调和阴阳的方药，防止高血压病复发。

辨病处方要注意的几个问题。

（1）中医使用现代医学病名，有助于诊断和判断疗效，但因中西医是两种理论体系，目前尚未沟通。因此，不可先入为主，凭西医病名选取常用方，"见病套方"。例如，黄疸型肝炎则用茵陈蒿汤，滴虫阴道炎则用完带汤，而是要按照中医临床思维方式，依据中医理法方药程序，处方用药。即便是使用专病专方如"排石汤""乙肝汤"等，也应根据因人、因地、因时制宜的原则，灵活加减，不可以一方一药囊括百病。即使临床上遇到无证可辨，也要努力寻觅其蛛丝马迹，根据体质、病程、气候、环境等情况加以"辨证"。

（2）在参考理化指征时，还应当防止另一种倾向，即似是而非地去理解西医的某些术语。例如，"炎症"，中医有阴阳表里寒热虚实之分，不可一概当作"实火"，均用清热泻火；"肿瘤"有邪盛正盛、邪盛正虚、正气大虚阶段之别，不可认为"毒瘤"而一律攻毒解毒。

（3）尽量把所选的方药与其药理作用、性味功能、适应证结合起来。如治疗高脂血症，常用山楂、黄精、何首乌、泽泻等具有降血脂、降血清胆固醇作用的药物，若体型肥胖者，以山楂为主；痰湿偏盛者，以泽泻为主；老年人肝肾虚亏者，则以何首乌、黄精为主。治疗高血压病，喜用验方葛根槐花饮，若属肝火上炎者，可选加菊花、夏枯草；肝阳亢盛的，可选用加钩藤、白芍、石决明；肝肾亏虚者，可选加龟甲、牛膝、杜仲。诸如此类。

四、整体观念

"整体观念"是中医学的又一大特点。这种思想观念的要点有二：①认为人是一个有机的整体；②认为人和自然界息息相关，即"天人相应"。

我们前面已经讲过，人体是个有机的整体，各脏器之间是紧密联系的。如人的头发，不论是它的生长速度，还是它的颜色，均和气血、肾精等充足与否有关。如果肾精、气血充足，则头发生长旺盛，颜色乌黑且不易脱落，否则头发就会早白、早落。人和自然的关系也十分密切，如天

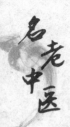
气寒冷人易得风湿痹证（相当于西医所说的风湿性关节炎），天气炎热人易得中暑等。这些均说明"天人相应"的整体观念。

在治疗疾病的时候，我们也应该考虑到这种整体观念，要因时、因地制宜。如人的肌肤在夏天因热而开泄，冬天因寒而致密，所以同是患的风寒感冒，夏天就不宜用过多的辛温药，以防开泄太过，损伤津液和正气；冬天则可重用辛温药物，以使病邪从汗而解。又如我国西北方地高气寒，病多风寒，寒凉的药物就要慎用，而要多用温热药物，东南方地势低洼，气候温暖、潮湿，病多湿热，温热助湿的药物就要慎用，而可重用清凉化湿之剂。

五、治病必求其本

《黄帝内经》云："治病必求其本。"这个"本"，就是疾病的"根本"或"本质"。我们治病，必须明确疾病的根本原因，针对其本质而进行治疗。

例如治疗发热，倘若不明原因发热，一味使用发汗退热药、就可能造成热度暂时退了，一会儿又再起。好比是"扬汤止沸"，不能从根本上解决问题。如果辨清了发热的原因，分清热属于什么"证"，然后对"证"用药，就可能会收到较好的效果。如发热见有烦躁、口渴、大汗出、脉洪大的"阳明经证"，就可使用白虎汤（石膏、知母、甘草、粳米）；如发热见有腹胀痞满、大便燥结难解、舌苔焦黑起刺的"阳明腑证"，就须使用大承气汤（枳实、厚朴、大黄）。这样的治疗方法，好比是"釜底抽薪"，是比较彻底的退热方法。也只有这样，才可能取得较为满意的疗效。

六、扶正与祛邪

我们知道，人体的正气与致病的邪气是相互抗争的。这种邪正的斗争，对疾病的发生发展、证候的虚实变化，以及疾病的转归好坏，有着密切的关系。

倘若正胜邪负则不发病，邪胜正负则发病。如果正气不足，正不胜邪，则为虚证，邪气偏盛，正气未衰，邪正相争激烈，则为实证。如正胜邪退，则疾病可望痊愈，预后良好；如邪胜正衰，可使病情恶化，预后不良。

认识到这一点，我们在治疗疾病时，就要采取扶正祛邪的方法，创造条件使病情向着有利于人体的方向转化，争取正胜邪退的良好转归。

"扶正"，就是采用扶助正气的药物，如益气、养血、滋阴、助阳等，或用其他疗法，以提高人体正气的抗邪能力。也就是俗称的"补法"。

"祛邪"，就是采用能消除致病因素的药物，如发汗、攻下、催吐、清解、消导等，或其他疗法，以祛除邪气。也就是俗称的"泻法"。

扶正法，一般用于正虚明显而邪气不盛的疾患。

祛邪法，一般用于邪实而正虚不明显的疾病。

有时，可扶正、祛邪同时并用，或先扶正，后祛邪，或先祛邪，后扶正。原则是尽可能"扶正不留邪，祛邪不伤正"。

七、急则治标，缓则治本

某些患者，常常同时患有多种疾病，出现各种错综复杂的症状，这里面就包含有多种矛盾。我们必须分清主要矛盾和次要矛盾，采取"急则治标，缓则治本"或"标本同治"的原则。

什么是疾病的标本呢？标和本是一对相对的概念，其含义较广。从邪正关系说，正气为本，邪气为标；从疾病发生来说，病因为本，症状为标，从疾病的新旧来说，旧病为本，新病为标，从疾病的先后来说，先病为本，后病为标，从病变部位来说，内脏为本，体表为标。

例如，严重肝硬化腹水（臌胀）的患者，出现呼吸喘满不得卧，小便不利，这时就须解决腹水的标急之苦，待腹水消减后，再治疗肝硬化之本。

又如，一人素有肺结核旧病，又新感外邪，患了感冒，就该先治疗

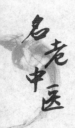
感冒这个新病，后治疗肺结核这个本病。

但有的时候常须标本同治。如有人素来身体亏虚，正气不足（本虚），但突然感受外邪患了急病（邪实）。此时如单考虑到患者的体质亏虚而给服大剂的补药，则势必会助长病邪，起不到治疗疾病的作用，但如单考虑患者是感受外邪而致，只用祛邪的药物，则会祛邪伤正，同样不能取得很好的疗效，有时甚至会加重病情。这时就应该全面考虑，补虚（治本）和祛邪（治标）同时进行，只有这样才可能收到满意的疗效。

第三节　学好经方时方

中药处方，可以用单味药，或一二味药，但更多的是把若干味中药组合成复方使用，称为中药方，又称为方剂。方是历代医家针对具体病症而创制的治病经验的结晶，自商代伊尹创制汤液开始，已出现了中医的处方，至今已有3000多年的历史，其数量发展之多，不可胜数。1973年在长沙市马王堆三号汉墓中发现的我国现存最古老的方书《五十二病方》已载方有300首左右，说明在春秋战国时期处方的数量已有较大增长。汉代医家张仲景著的《伤寒杂病论》，载方314首。唐代孙思邈的《备急千金方》，载方5300首。宋代王怀隐等人编定的《太平圣惠方》，则载方16834首。明代朱棣的《普济方》，载方达61739首，为方书之最。至今处方的数量早已超过了这个数目。历代留下的成方不下十余万张。就历代留下成方的种类而言，可分为以下几种。

一、经方

是指汉唐及以前的方剂。蔡陆仙先生《中国医药汇海》一书指出："经方者，即古圣发明，有法则，有定例，可为治疗之规矩准绳，可作后人通常应用，而不能越其范围，足堪师取之方也。"过去有"经方十一家"之说，实际上，汉代以前流传下来的方剂，除《伤寒论》《金匮要略》之外，大多湮没不彰或临床少用，所以，所谓经方，习惯是指《伤寒论》与《金匮要略》记载的方剂。

1.经方的特点　经方的最大特点是针对性强，配伍严谨，加减有度，并重视用量、用法与服法等。《中国医药汇海》对它的特点有一段精辟的剖析："其义例谨严，组织有一定之程序，其药味功能，一遵《神农本草经》，其君臣佐使也不苟，其奇偶缓急也不杂，其炮制煎服、其分量轻重、其加减出入，无不剖析毫厘，较量粗细。有是病必有是方，用是方必守其法，多一症即多一药，易一病即易一方。甚至药味相同，分量若变，而立方之理已殊，以及分量不差，煎服异法，而方之功效即回不相侔。若是者，皆为经方之权衡，应变之标准焉。"

2.临床应用经方的注意事项

（1）慎用经方。经方（尤其是《伤寒论》方）针对性强，药专力峻，用之得当，效若桴鼓；用之失当，为祸亦烈。因此，运用经方更要密切观察病情，灵活重点掌握。此外，运用经方治伤寒病，可参考全国名中医俞长荣教授的"三定一宜辨证要点"："三定"是定主证、定病位、定病性，"一宜"是疑似宜辨，只要辨证明确，做好鉴别或除外诊断，有是证用是方不必迟疑。

（2）不必局限于仲景应用范围。本着中医"异病同治""同病异治"的精神，经方可用于伤寒，也可用于温病，还可广泛应用于内科杂病及外、妇、儿、五官科等临床各科；不仅对急性疾病疗效显著，对许多痼疾沉疴也有效验。一般而言，在临床上治伤寒病多用《伤寒论》方，治疗杂病多用《金匮要略》方及其名家方，治温热病则后世医生多用叶天士、吴鞠通创造的时方。

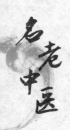
附 14 运用经方的经验

（一）乌头汤的临床应用

乌头汤为东汉张仲景所创制，载于《金匮要略》。由川乌、麻黄、芍药、甘草、黄芪、白蜜组成。具有温经散寒、祛湿蠲痹、补气镇痛功效，主治历节病关节剧痛，不可屈伸。本方以乌头为主药，取其温经散寒止痛功用；配以麻黄发汗散寒宣痹；芍药、甘草缓急舒筋；佐以黄芪益气固卫，能使乌头充分发挥温经止痛之效，且防麻黄发散太过；白蜜味甘性缓，与甘草配伍，能缓解乌头毒性。全方配伍得当，能疏散寒湿之邪，缓解剧痛。

乌头味辛、性火热，有大毒，产于四川者称"川乌"，产于其他地区者称"草乌"。临床多用制川乌、制草乌，生用亦可入汤剂，但其毒性较大。南方用量一般在 1～10 克，个别医师在辨证准确的情况下也有用到 30 克者。运用时应由轻到重，如辨证无误，服后无不适感，方可逐步增大其剂量。病邪渐去，还应减量，且不宜久服。本药煎煮时应将乌头先煎 30～60 分钟。笔者按照以上几点运用本药，经多年临床观察，无不良反应及毒性反应。

笔者常将乌头汤运用于风湿性关节炎、类风湿关节炎、坐骨神经痛、偏正头痛、三叉神经痛等病属于风寒湿（以寒邪为主）侵袭关节、经络者。现将其验案介绍于下。

1. 风湿性关节炎

张某，男，27 岁，农民。原有风湿性关节炎病史，近 1 周来四肢关节疼痛，活动受限，天气转冷后加重，尤其两膝关节疼痛剧烈，如同锥刺，夜甚于昼，整夜呻吟不宁，遇寒痛增，热熨痛减，两下肢不能屈伸，只能站立片刻，无法行走，痛处皮肤不红，触之不热，苔白舌有紫气，脉弦紧。曾在本市某医院诊断为"风湿性关节炎"，服吲哚美辛（消炎痛）、泼尼松等西药，痛势可暂缓，近两日服西药亦不止痛。今查红细胞沉降率

68 毫米 / 小时。症属寒湿侵袭，寒邪偏盛，气血凝滞，经络失和，此乃痛痹之证，治以散寒活血为主，祛风除湿为辅。仿仲景乌头汤加减。制川乌 10 克（先煎），细辛 3 克，炙黄芪 15 克，当归 10 克，赤芍、白芍各 10 克，延胡索 10 克，川牛膝 12 克，桂枝 10 克，威灵仙 15 克，炙甘草 5 克。服药 2 付，痛势得减。药既合拍，不议更张，原方制川乌增至 10 克，又进 3 付后，关节疼痛明显减轻，夜间已能安卧。两下肢已能屈伸，行走时仍感疼痛，原方制川乌减为 5 克，加紫丹参 12 克，再服 5 付后关节疼痛已微，可单独行走，复查红细胞沉降率降至 10 毫米 / 小时。应患者要求，改以小活络丹、十全大补丸两种成药巩固疗效，共服丸剂 1 个月，诸证痊愈，并恢复农业劳动。1 年后随访，未见复发。

2. 类风湿关节炎

樊某，女，58 岁，家庭妇女。患"类风湿关节炎"已七八年之久，反复发作，1 周前在某医院查红细胞沉降率 44 毫米 / 小时，抗"O"试验 833 单位，类风湿因子阳性。今诊两手指、腕关节及膝、趾关节剧烈疼痛，手指为甚，指关节肿大畸形，活动受限，不能握物，生活需人照料，痛处怕冷，戴手套较舒，苔薄白舌质淡，脉细弦骨。此乃高年之人，气血虚弱，风寒乘机侵袭、痹阻气血，病延日久，痰瘀互结，酿成虚实杂爽之证。方用制川乌、制草乌各 3 克（先煎）、麻黄 5 克，赤芍、白芍各 10 克，当归 10 克，黄芪 12 克，党参 10 克，桂枝 5 克，炙蜈蚣（研粉吞服）1 条，炙全蝎（研粉吞服）1 条，白蜜（冲服）20 克。服药 8 剂，手指关节及胁膝疼痛逐渐减轻。患者因煎药不便，又喜饮酒，故要求改用酒剂治疗，仍按乌头汤方治之。处方：制川乌、制草乌各 20 克，细辛 10 克，黄芪 15 克，当归 15 克，乌梢蛇 15 克，共轧成粗末，泡于白酒 2000 毫升中，每日饮 2 次，每次 15 克，约服 1 个月后关节疼痛大减，活动较前灵活，生活基本上可以自理，嗣后患者又自行按照上方配药 2 次，泡酒 4000 毫升饮服，至翌年春节前复查红细胞沉降率为 15 毫米 / 小时，抗"O"为

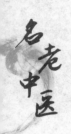
300单位以下，手指关节尚有轻度肿大畸形，但不影响活动，能料理家务。

3. 坐骨神经痛

张某，男，49岁，矿工。近1个月来左侧腰臀部牵引疼痛，经中西药及针灸、推拿综合治疗，仍收效不显。半个月前经某医院摄片发现第三、第四、第五腰椎肥大性改变，诊断为"左侧坐骨神经痛"。今诊左侧腰部及下肢疼痛，随天气转冷而痛势日渐加重，近周来左下肢活动受限，已不能单独下床行走，痛处喜热熨，脉沉细涩，苔白微腻。是由于长期井下工作，感受寒湿，经脉痹阻，气血不畅，不通则痛。治用乌头汤加味，以温经散寒，通络定痛。方用制川乌、制草乌各6克（先煎），生麻黄5克，细辛3克，赤芍10克，炙甘草5克，炙黄芪12克，当归10克，川牛膝12克，丹参12克，延胡索10克，威灵仙10克。用药5剂疼痛减轻，又续进5剂后可单独前来就诊，但登楼仍十分艰难。嗣后将原方去麻黄、草乌，续服14剂后左腰部及下肢疼痛基本消失，行走方便，唯阴天时仍有轻微疼痛，已恢复井下工作，改用全鹿丸与大活络丸巩固疗效，半年后随访1次，坐骨神经痛未发，复查腰椎X线片未见改变。

4. 偏头痛

王某，女，41岁，农民。患偏头痛已4年，每遇情怀不畅辄易发作，月经期亦偶有发作。此次右侧颞部胀痛已10天，头部畏寒，戴棉帽较舒，曾服川芎茶调散、散偏汤等方剂无效，苔薄白舌质淡，有紫气，脉细涩。症属久病血虚，寒凝气滞，血郁脉中。乃虚实杂夹之证，治以温经散寒，养血通络。仿乌头汤合四物汤加减。方用制川乌5克（先煎），细辛2克，麻黄3克，白芷5克，川芎10克，当归10克，生地黄12克，白芍15克，丹参12克，蔓荆子10克，炙蜈蚣（研末冲服）1条，炙蝎（研末冲服）1条。上方服完3付，头痛即见减轻，后将川乌减为3克，去麻黄、蜈蚣、全蝎，续服10付后诸证消失。半个月后曾小发作1次，续服上方7服后治愈。1年半后随访1次，偏头痛未发。

5. 三叉神经痛

陈某，男，46岁，工人。右侧面颊皮肤及上下颌齿龈、唇部黏膜发作性剧痛已半年，经本市鼓楼医院神经科检查确诊为"原发性三叉神经痛"，经针灸、中西药物治疗无效，用95%酒精行三叉神经局部封闭，稍见缓解。鼓楼医院建议手术治疗。昨晚因进食生冷之物而引起面颊及上、下颌针刺样剧痛暴发。至今日上午已发作五六十次，每次持续1分钟，昨夜因剧痛而通宵不寐。今诊仍疼痛不已，掩面呻吟，坐立不安，痛处恶风，苔由微腻，脉弦。此乃风寒夹瘀阻痹脉络，不通则痛，亟以乌头汤加减，以温经散寒，祛瘀止痛。方用制川乌、制草乌（先煎）各10克，细辛3克，当归10克，白芍20克，炙甘草6克，制乳香、制没药各10克，川芎10克，白芷5克，延胡索15克，升麻5克，急煎1付，分4次服完，当天下午发作间隔时间延长，剧痛明显好转。当夜已能入睡5小时左右。翌日将川草乌改为（先煎）6克，去乳香、没药，续服1付后疼痛消失，恢复工作，后改用养血通络之剂调治，巩固疗效。

（二）运用《金匮要略》方治疗神经官能症的体会

神经官能症为临床常见的功能性疾病，神经衰弱与癔症是其中最常见的两种。本病的临床症状多种多样，涉及中医学"郁证""失眠""虚劳""心悸""遗精""厥证""脏躁"等病症。中医学认为大多由于精神过度紧张，意外刺激或因大病久病之后，体质虚弱，以致脏腑阴阳气血功能失调所引起。《金匮要略》中虽无神经官能症的病名，但在百合病、虚劳、奔豚气、肝着、梅核气、脏躁等病的病因病理与辨证施治，均有详细论述，后世临床治疗此类病症主要渊源于此，所载的有关经方，一直为临床所沿用，经得住实践的检验。通过这些经方来学习、探讨《金匮要略》对神经官能症的认识，对于提高本病的疗效实有裨益，现不揣浅陋，谈谈个人运用《金匮要略》方治疗神经官能症的肤浅体会，以供

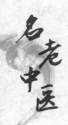
同道在运用经方治疗本病时参考。

1. **百合地黄汤治疗百合病**　百合地黄汤载于《金匮要略》百合狐惑阴阳毒病篇，为百合病正治法的主方，主要适用于以精神恍惚不定、饮食和行动失调为特征，以口苦、溲赤（黄），脉微数为主证的病证。《金匮要略》因其用百合为主药可以治疗此病而命名为"百合病"，其病理是心肺阴虚内热，影响神明，故百合地黄汤重用百合，以润肺清心，辅以生地黄以凉血滋阴。

从《金匮要略》对百合病的症状描述，颇似西医的神经官能症，故近代临床中，常以百合地黄汤加味治疗神经官能症属心肺阴虚者，守方服用配以心理疏导、多能奏效。其外，某些急性热病后余热未尽、肺痿、消渴等杂病见肺肾阴虚内热者，均可运用本方治疗。笔者在临床中还将本方用于年老体弱之人的肠燥津枯所致的习惯性便秘，"以补药之体，作泻药之用"，每收著效。

案例：顾某，女，50岁，农民，原有神经衰弱病。3周前曾患"支气管肺炎"、经抗生素、输液等治疗获愈，病愈1周后始见神志恍惚，逐日加重，终日闷闷不乐、寡言少欢，心慌不宁，欲卧不能卧，欲行不能行，有饥饿感，但进食很少，每天仅食2两左右，口中干苦，小便黄，时而畏寒，时而恶热，体温36.8℃，舌质稍红、苔薄，脉小弦，患者情绪低落，常有自寻短见念头，外观体质一般，无明显病容，家属焦急万分。经本市鼓楼医院、铁道医学院附院等多处检查血常规、肝功能均正常，大多按神经官能症处理，收效不显。本病颇似《金匮要略》百合病，辨证系心肺阴虚，虚热偏盛，胃气失和，治宜滋心肺、清虚热、和胃安神。方用百合地黄汤加味，并进行语言开导、增强其治疗信心。

野百合15克，生地黄12克，天冬、麦冬各10克，白芍、白薇各10克，知母10克，黄柏10克，砄茯神10克，远志10克，陈皮5克，炙甘草3克。

上方服完 5 付，症情明显好转，原方去黄柏，续服 10 服后，自觉症状基本消失，能参加轻微劳动，后改用甘麦大枣汤加味，调理 8 付后而获痊愈，一直参加生产劳动。

按：本案处方以百合、地黄为君，加天冬、麦冬，白芍、白薇，增强滋阴之力；参加知柏二味，兼清下焦湿热；茯神、远志用以安神；陈皮、甘草用于和胃，初服中病，守方不更。本案奏效甚捷，与语言开导，解除顾虑，心理治疗的关系甚大。

2. 酸枣仁汤治不眠　酸枣仁汤载于《金匮要略》血痹虚劳病篇。本方以酸枣仁为主药，滋阴养肝安神；知母滋阴液清虚热；茯苓、甘草，协助酸枣仁养心安神；川芎疏肝解郁，五药合用，共奏养肝阴、清虚热、宁心神之功。临床中可用于肝郁化火所致的虚烦不得眠，眠则多梦，易于惊醒，头胀头痛，烦躁易怒，脉弦细而数等症。慢性久病及热病后、肝阴不足、心血亏虚所致的虚烦不寐亦可适用。

案例：陈某，女，35 岁，工人。两年前小产后情志不畅，常泣哭苦闷，性情烦躁，易于激动，艰寐多梦，每晚吞服大剂量催眠药，仅睡两三个小时，且易惊醒，白天头晕头痛，心悸气短，口中干苦，月经量少，苔薄舌质红少津，脉细弦数。迭经中西药治疗少效。症属肝气郁结，疏泄失常，郁久化火，肝阴受耗，心血不足，心神失养。治用《金匮要略》酸枣仁汤加减，以养肝清热、宁心安神。处方如下。

（1）酸枣仁 30 克，每晚现掰现研现服 30 粒。

（2）菊花 5 克，白蒺藜 10 克，炒白芍 10 克，茯神 10 克，知母 6 克，炙甘草 5 克，合欢皮 10 克，柏子仁 10 克，7 付。

服完上方，睡眠可达四五个小时，又进 7 付后，每夜可睡 6 小时，梦亦减少，情志较前舒畅，药既合拍，不议更张，续服原方 7 付后，夜间睡眠可达 7 小时，中午亦能入睡 1 个小时，心悸头晕明显减轻，月经

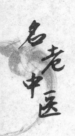
量仍少。嗣后改用益母草膏500克，以活血调经，并嘱其每晚吞服酸枣仁（去壳捣烂）30粒，以巩固疗效。

按：笔者在临床运用酸枣仁汤，体会到酸枣仁以生用或微炒（炒至半熟）者比熟酸枣仁的安神疗效好（炒焦则无效）；酸枣仁捣碎后入汤剂煎服，不如辩壳后现研现服的疗效好。其原因是安神作用的有效成分在仁内油质中，芳香的挥发油没有散失，这便是本案改变酸枣仁服用方法的原因所在。原方去川芎，系兼其辛温香燥；加菊花、白蒺藜清肝、白芍滋养肝阴，辅以合欢皮、柏子仁，意在增强宁心安神之力。

3. 奔豚汤治奔豚气病 奔豚汤载于《金匮要略》奔豚气病篇，具有养血平肝、和胃降逆的功用。适用于肝气郁结、心热上冲之奔豚气病。从《金匮要略》"奔豚病、从少腹起，上冲咽喉，发作欲死，复还止，皆从惊恐得之"的描述看，与现代医学的胃肠神经官能症颇为相似。临床中，本病多见于妇人而有情怀不畅，肝气郁结者，常伴有胸闷喜太息，嗳气呕吐，腹胀腹痛等自觉症状。奔豚汤以李根白皮为主药，以疏肝下气平冲，外台治奔豚共有十三方均用此药；甘草调诸药解急迫；当归川芎、白芍和血调肝；黄芩、葛根清热；生姜、半夏降逆和胃。故本方对于气从少腹上冲心胸或咽喉，辨证属热证的神经官能症颇为合拍，至于病情属于寒证之奔豚之病，《金匮要略》另设桂枝加桂汤，非本方所宜。奔豚汤对某些慢性肝胆疾患，亦有一定效验。

案例：任某，女，42岁，家庭妇女。原有癔症、梅核气病史，今晨因与子女生气，悲伤哭泣时，忽觉有婴儿头颅大小的一物体自下腹上冲到胃脘，旋即昏厥倒地，遂请笔者出诊救治。查心脏、脉搏、血压均正常，针刺十宣穴无反应，后重压"翳风"穴后立即苏醒。诊得脉弦稍数，舌质偏红，苔淡黄，自觉胸闷如塞，腹部胀痛，嗳气恶心，呕吐1次。乃性情忧闷，肝气郁结，渐而化热，肝火夹冲气上攻，上扰心神则神昏，属于中医学"郁证"范畴，与《金匮要略》奔豚气病相似，取仲景奔豚汤之意进治，以收平肝解郁、降逆和胃之功。处方如下：

旋覆花 10 克（包），代赭石 12 克，白蒺藜 10 克，黄芩 10 克，当归 10 克，炒白芍 10 克，炙甘草 5 克，陈皮 5 克，姜半夏 10 克，枳实 6 克，绿萼梅 3 克。

上方仅服 2 付，诸证顿除。

按：李根白皮为蔷薇科植物李根皮的韧皮部，系奔豚汤的主药，但此药在临床中长期缺货、故本案以旋覆花、代赭石、白蒺藜三药合用，代替李根白皮，以平肝下气降逆。

4. 旋覆花汤治肝着　旋覆花汤载于《金匮要略》五脏风寒积聚病篇，乃肝着病的主方。所谓"肝着"病，是以胸胁痞闷胀痛或刺痛，以手按揉、捶打其胸部，或"常欲蹈其胸上"则舒为主症，良由肝经受邪、疏泄失职、气血郁滞、着而不行所致。故仲景以旋覆花为主药，通肝络以行气，辅以葱白温通阳气，新绛活血化瘀，为肝经血着之要药。共奏行气散结、活血通络之功。

根据临床观察，肝着一症，常见于神经官能症患者，亦可见于肝胆系统的某些疾病及胁间神经痛等胸廓疾患。故旋覆花汤适用于上述各病见胸胁痞闷疼痛，辨证属络瘀肝着者；妇科某些瘀血所致的经漏病证亦可选用本方。

案例：韩某，女，42 岁，工人。旬日以来，胸闷如物压迫，后背亦感不适，捶打或按揉胸背部较舒，脘胁胀满痞闷，嗳气不舒，太息方快，苔薄舌稍紫，脉细带有涩意，乃肝经气血郁滞、排泄功能失职，系《金匮要略》肝着之证。治以行气活血，通阳散结，旋覆花汤主之。

旋覆花 10 克（布包），茜草 10 克，葱茎（后下）3 克，枳壳 5 克，郁金 10 克，丹参 15 克，苏木 10 克，玫瑰花 3 克。7 付。

服药 3 付后胸背胀好转，服完 7 付、胸背及脘宇痞胀消失。1981 年 5 月 25 日因晕眩病就诊时随访得知，肝着之证一直未发。

按：旋覆花汤中的新绛乃红兰花所染绯帛，后世临床已无此药，陶弘景则称绛为茜草，各医家说法不一，故本案以茜草代替新绛。本案以原方加枳壳、丹参、郁金、苏木、玫瑰花，意在增强其行气活血之力，气行瘀化、肝着自愈。

5. 桂枝加龙骨牡蛎汤治失精　桂枝加龙骨牡蛎汤载于《金匮要略》血痹虚劳病篇。本方系在桂枝汤温阳益阴，调和营卫的基础上加龙骨、牡蛎，以交通心肾、镇摄虚阳。《金匮要略》用以治疗阴阳两虚、心肾不交所致的男子失精、女子梦交。临床常用本方加味治疗遗精、阳痿及女子梦交等病见面色无华，形瘦乏力，形寒肢凉，舌质偏淡，脉象虚弱等症。辨证属于阴虚及阳、阴阳两虚、偏于阳虚的患者。若为阴虚火旺或湿热下注，扰动精室者，决非本方所宜，临证必须审辨清楚。本方对阳气虚弱所致惊悸、怔忡、失眠，阴阳失调引起的自盗汗，以及下元虚寒之遗弱症，均有较好效验。

案例：卢某，男，23 岁，未婚，农民。1 年来，经常梦遗，每周约二三次，白天头晕，曾服知柏地黄丸、龙胆泻肝丸、固精丸等中成药及其化裁的汤剂，梦遗如故。延余诊治时，症见面色萎黄无华，形体消瘦，手足欠温，夜难入寐，寐则梦遗，几乎每夜均有遗泄，精液稀薄，心悸乏力，舌质淡黄薄白，两肋沉细，无法坚持参加体力劳动。良由心肾不交，遗精日久，耗伤太过，阴阳俱损所致。符合《金匮要略》桂枝加龙骨牡蛎汤证。法从双补阴阳、交通心肾入手，少佐固摄之剂。并嘱其清心寡欲。

桂枝 3 克，白芍 10 克，鲜生姜 2 片，炙甘草 5 克，大枣 5 个，龙骨 20 克（先煎），牡蛎 20 克（先煎），茯神 10 克，金樱子 15 克。

服药 7 付，精神好转，手足渐温，梦遗减少，又进 7 付，夜寐转安，

1周内仅遗精1次，株守效方不更，续进14剂后、夜能安卧、精神体力如常，半个月内未见遗精，恢复参加集体劳动。后改用六味地黄丸调治月余，并令其睡眠时改以侧卧姿式。嗣后身体一直健壮，偶有遗精，每月仅一二次，已属生理现象。

按：本案处方中桂枝、生姜用量较轻，系恐其温燥大过，耗伤阴液；加茯神、金樱子，系增强宁心安神，固涩精液之力。劝其清心寡欲，排除杂念，改以侧身睡眠，对失精患者很有必要，常收事半功倍之效。

6. 半夏厚朴汤治梅核气 半夏厚朴汤载于《金匮要略》妇人杂病篇，主治"妇人咽中如有炙脔"，《金匮要略》称此病为"梅核气"。现代医学称为"咽部神经官能症"或"歇斯底里球"。本病系因肝气郁结，气滞痰凝，上阻咽喉所致。故用半夏厚朴汤来理气降逆、化痰散结。冀其气顺痰消，则咽中异物感可除。临床中本方还可加减运用于慢性咽炎、支气管炎、食管痉挛、胃肠神经官能症而见气滞痰凝之症者。

本方药物偏于苦温辛燥，易伤阴液，以偏听偏信于痰湿者最为适合，且不宜久服。若梅核气见气郁化火伤阴之证，可改用丹栀逍遥散加减，梅核气久治不愈者还可配以咸味化痰药或活血逐瘀之品，每每提高疗效。

案例：丛某，男，28岁，教师。因情志不畅，1个月来，咽部似有物阻，吐之不出，咽之不下，白腻苔满布，食管钡餐透视未见异常，经某院五官科检查诊断为咽神经官能症。乃因肝气郁结，痰气互结，上阻咽喉所致，即《金匮要略》"妇人咽中如有炙脔"之症，半夏厚朴汤加减。并嘱其心胸开拓，怡神自遣。

法半夏10克，制厚朴5克，茯苓10克，紫苏梗5克，浙贝母10克，全瓜蒌10克，陈皮5克，玫瑰花3克，绿萼梅3克。5付，分多次少量频服。

2付后咽部异物感减轻，5付后诸症悉除，后以绿萼梅3克、玫瑰花3克，5付，泡茶服，以巩固疗效。

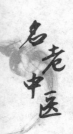

按：梅核气不独为妇人之病，凡情志怫郁之人均易得之。根据该患者舌苔与主证，系属痰凝气滞之证，故以半夏、陈皮、瓜蒌、茯苓化痰散结；紫苏梗、玫瑰花、绿萼梅理气解郁。5剂后气顺痰消，咽中异物感消除。绿萼梅、玫瑰花二味，为笔者的验方"二花茶"，可疏肝解郁，理气而不伤阴，对于轻症梅核气患者，单独泡茶内服，也有效验。

7. 甘麦大枣汤治脏躁　甘麦大枣汤载于《金匮要略》妇人杂病篇，主治"妇人脏躁、喜悲伤欲哭，象如神灵所作，数欠伸，菜心脾受损之证、功能补心气、养心液、宁心神、和中缓急、调和阴阳。本方符合《黄帝内经》"肝苦急、急食某以缓之"之旨意。革方组成简单、看似平淡无奇，但疗效确切，因此沿用较广。脏躁类似于现代医学的癔症，临床中，甘麦大枣汤不仅可治疗属于心虚肝郁之癔症、癫症、神经衰弱等精神神经病，还可用于心脏神经官能症，窦性心动过速等心血管疾病。对于小儿自盗汗，笔者常以炙甘草5克、浮小麦20克、大枣5个，水煎服、收效颇为满意，且为小儿乐于服用。妇女更年期综合征，虽不属于中医学"脏躁"的范畴，但其病理表现与"脏躁症"又颇为相似，临床中运用甘麦大枣汤治疗本病亦有一定效验。

案例：曹某，女，45岁。工人。平素精神抑郁寡欢，自亲属病故4年来，情志不畅，肝气郁结，久郁化火，脏阴亏虚、心脾受损，以改近年来常常无故悲伤欲哭、饱受精神刺激，则见烦躁失眠，恶梦纷纭，神疲乏力，空闻时常从立不安，苔薄舌质偏红，脉濡，乃《金匮要略》妇人脏躁之症。治以补益心脾，滋阴宁神，以甘缓急，甘麦大枣汤加味。

炙甘草10克，淮小麦30克，大枣10枚，酸枣仁10克，茯神10克，当归10克，炒白芍10克，五味子5克，玉竹10克，龙齿12克。7付。

服完上方、心情较为舒畅，无故悲伤哭泣已能控制，失眠多梦亦见改善。原方去龙齿。甘麦枣汤减为半量，续服10剂后，诸症基本治疗愈，夜寐较差，后改以本院自制的甘麦枣糖浆调治半个月余，以巩固疗效。

按: 本方用量宜大，服用时间宜长，否则影响疗效。本案以原方加当归、白芍、玉竹以养心滋阴，辅以酸枣仁、茯神、五味子、龙齿、意在增强宁心安神镇静之力。经临床观察，本方用上述养心安神药物后，比原方疗效有显著提高。该患者在愈后半年中因精神刺激，脏躁症曾发作两次，每次仿原方加味，均获治愈。

二、时方

时方与"经方"相对而言，是指汉代张仲景之后的医家所创制的方剂。如清代叶天士、吴鞠通的温热名方，以及陈念祖编著《时方歌括》《时方妙用》所收载的方剂。也可以说明清以后所定的药方，称为时方。

（一）时方的特点

1.时方源于经方　时方是在经方基础之上发展起来的，它们有继承与发展的关系。有的时方自经方变化而来，如三拗汤脱胎于麻黄汤，成为外感伤风邪、肺气失宣证的通用方；《济生方》肾气丸、十补丸均由金匮肾气丸加味而成，分别增加了利水消肿、温肾益精的功效。更多的时方则是自出机杼。由于不少疾病是古人所未曾认识的，或者尚无相应的治疗方药，明清时期，有医生认为"古方未能治今病"，因而时方应用而生，在经方的基础上有所创新，弥补它的不足，最典型者有如清代温热病系列方的推出，填补了《伤寒论》《金匮要略》的空白。

2.配伍灵活　时方配伍用药方面，或尚精简，如丹参饮仅3味，痛泻要方仅4味；或好繁杂，如李东垣方有"韩信将兵，多多益善"之说，"为医一帖五积散，上屋不喊下屋喊"的五积散揉合发表、温里、顺气、化痰、活血、消积的15味中药而成。

3.适应证广　不少时方面面俱到，能更大范围地适应纷繁复杂的证情。如五积散通用于五积，越鞠丸统治六郁。

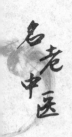
（二）临床应用时方的注意事项

1.轻灵、峻猛不可偏颇　时方向有平稳轻灵之称（也有峻重剂），小病轻症，用药固宜平淡；剧病重症，则须大方重剂，不可"借和平以藏拙"，只以轻剂、补剂敷衍了事，如伤寒表实证，该用麻黄汤即不可代以葱豉汤或苏羌达表汤。

2.时方与经方的配合　时方与经方配合应用的机会甚多，前人经验如栀子豉合温胆汤治胆经郁热之失眠，承气合增液汤阴液亏损之阳明燥结，真武合生脉散、甘麦大枣汤治肾阳虚兼心阴虚或心营不足之心悸怔忡，麻杏石甘汤合千金苇茎汤治肺痈（包括现代医学所称肺炎、胸膜炎、肺脓疡初期等）；时方之间也可配合应用，最典型者如焦树德三合汤汇集百合乌花、良附、金铃子散三方以治胃脘久痛。

3.珍稀的国家保护动物禁入方药　不少时方、单秘方及中成药有将动物入药用，目前犀牛、老虎、羚羊、麝等属于稀有或珍贵的动物，已停止使用。但临床应用中应寻找适当的代用品，如犀牛黄可用人工牛黄，麝香可用人工麝香，犀角可用水牛角等。蝮蛇、乌梢蛇等应予以保护，应禁止滥捕滥用，但人工养殖的蛇可以药用或食用。

三、单方秘方

单方是指民间流传专治某种病症，用药简单，取材方便的药方（中医方剂学中的奇方也叫单方，二者内涵有所区别）如车前子散、一味黄芩汤《本草纲目》。秘方又称禁方，是指医家秘而不传的药方。如蒲辅周先生有祖传秘方走马通圣散（治伤寒表实证）；耿鉴庭先生有祖传秘方金莲花茶（治疗顽固性鼻炎）。无论单方、秘方，都是我国劳动人民与医药学家长期同疾病斗争的经验结晶。

（一）单方秘方的特点

单方、秘方具有简单、方便、效验、价廉四大特点。如单方车前子散仅用一味药物，其来源甚广，煎药方便，价格十分低廉，而且治疗泄泻效果显著（据说，宋朝欧阳修曾患泄泻，屡治未愈，后有人荐以此单方，遂得痊愈）。由于部分单秘方效果奇验，甚至可以治愈部分"绝症"，因此民谚有"单方气死名医"之说。清代名医陆氏也高度评价说"单方之神验者，可为世宝。"

不少单秘方属于外治方，因其简单方便，安全可靠，无服药之苦，适当选用，可补内服药之不足。

（二）临床应用单方秘方的注意事项

1. **遵循医理，辨证选用**：单秘方既然源于中草药，理应遵循中医药学原理辨证应用。例如，上述的车前子散若用于湿邪下注之泄泻，可能有效，而对于大肠湿热、脾虚失运、脾肾阳虚的慢性泄泻则无效；又如黄芩汤若用于邪热蕴肺之咳嗽可能效佳，而对风寒咳嗽、风燥咳嗽则无效，甚至不利于疾病康复。可以在辨证处方基础上，酌加疗效可靠且功用与之接近的单秘方。

2. **谨慎选用**：历代相传的单秘方数以万计，它们鱼龙混杂，实不易鉴别，更不易去伪存真，去粗取精了。选用单秘方，不仅要注意分析其处方组成、功用主治、适应范围，还要特别注意以下几项：药物组成方面，因不少单验方由峻猛药、"劫霸药"组成，如大辛大热的附子、肉桂、干姜，峻下逐水的芫花、大戟、甘遂，甚至毒性较大的"虎狼药"如砒石、马钱子、断肠草所组成。因此，若非成竹在胸或病情急切需要，不要轻易用之；用量方面，不少单秘方药物用量常数倍于常规用量，对体质较弱者或老年人、婴幼儿及孕妇，应须慎用；不少单秘方未出示炮制及服用方法，医者应参照中草药炮制、服用规范，以防不测；药物产地方面，单秘方多有忽略，医者可根据实际需要，予以补充。

3. **正确对待**：单秘方多自实践经验而来，某些处方疗效机理尚能以中医药学与现代医学予以揭示，对于这些单方、秘方既不要道听途说，盲目服用，也不要轻率否定。

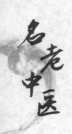
四、自拟新方

临床上，常常会遇到病情复杂，或近代新出现的病种，往往找不到前人有效的成方，一时找不到比较满意的方剂可以仿照。也有运用过不少前人方剂而收效不佳，这时常常要求医者自拟新方才能满意病情的需求。临证自拟新方需要注意以下问题。

1. **忌拦河撒网，药味"多而杂"**：药味的多少与疗效不成正比。一张好的处方，如同一篇好的作文，主题只能有一个，最多再兼顾一个，否则会杂乱无章，用药如用兵，在精而不在多。每张处方解决一二个主要病症，不可能面面俱到，不可能一张处方能治疗所有的病痛。若拦河撒网，抓不住主要矛盾。用药则寒凉、温热、补气、补血一齐上，再加祛风、化痰、消导、安神等八面围攻。以致药效分散，或作用互扰，盲目围剿，打不中要害，也不可能收效。

2. **忌急于求成，盲目加重药量**：药量大小与疗效也不成正比。用药也如开锁，如不对证，盲目加码，不啻用斧砸门，乱砍一气，邪未去而正气先伤。药量要根据证候的需要而定，尤其对一些性味峻烈和毒性较强之药，更不可轻率乱投。病轻药重，虽属医家大忌，而病重药轻，也是医家大忌。遇证心中无数，举棋不定，又不肯转诊，以小方试探而行，不但不能收效，反致丢失良机，拖延病情。

3. **忌精神不集中**：开处方时丢三落四，开错药量，重复药味，屡见不鲜。如某医生为一名 2 岁小儿开生麻黄 2.4 克，误写成 24 克；某医生为一位 70 岁高龄患者开草乌 5 克，误写成 50 克，这类情况并非个别，不仅影响方剂的效果，且可铸成大错。

4. **忽略炮制**：初学者开方，常不重视药物的炮制，开方只写药名，不注制法。应当知道同一味药物，因其生用、熟用，或蜜炙、醋炒、入盐而效果不同，使用不恰当，也影响方剂的效果。

5. **有其证，方用其方，欲用其方，必用其证**：因此证候尚未发生变化，而急于求成，随意改变方剂，所谓"应守而不守"；或证候已经变化，尚不知加减进退，仍墨守原方，所谓"应变而不变"，均不能取效。

6. 理法方药要"一脉相承"，忌自相矛盾：例如辨证为肝郁气滞，治法应疏肝理气解郁，选用四逆散或柴胡疏肝散加减，处方可选用柴胡、枳壳、郁金、青皮、陈皮、金橘叶、白芍、玫瑰花、绿梅花等药。若治法用补肾养阴，采用六味地黄丸加减，选用地黄、山萸肉、山药、茯苓、泽泻、牡丹皮之类，则难以"自圆其说"了。

7. 只会套用成方，不知随证加减，灵活变通：这样往往会失去中医学"辨证施治"的指导思想。成方原封不动地套用并非绝对不可以，有时对典型的病证投以成方，还会收到特别好的疗效。但在多数情况下，病证的表现总有一些特殊之处，需要对成方进行适当的药物与用量的调整，才能使中药处方能更贴切病情。

8. 开方无法度，胡乱拼凑药物：这是初学开中药处方者和水平低的中医师所犯的一个通病。拼凑的中药处方大多只是根据患者的某个症状，用几味"对症治疗"的药物；有的处方全无配伍规律，没有治疗的中心；还有的处方一开就是二三十味药，连治感冒之类寻常小疾也是如此，这不仅浪费了药材和金钱，而且众多的药物盲目地放在一起用，往往造成治疗作用的互相牵制和抵消。

开中药处方，尤其是临证自组新方，需要扎实的中医学理论基础，需要一定的临床实践经验，需要遵照张仲景"勤求古训，博采众方"的教导，还需求不断吸取当代科技成果，尤其是相关的疾病诊治和药理研究成果，开阔思路，不断创新，力求严谨，才能不断创制出新处方、好处方。

此外，初涉杏林的实习生、进修生，在实习、进修期间，既要重点掌握常见病辨证施治的一般规律，学会开好一张中药处方，也应学习、重点掌握带教老师，尤其是一些名老中医独特的临床经验，因为这些知识和技能往往是书本上没有的，应准备好一个"临床随笔"的笔记本，随时把老师的点滴经验记录下来，并消化掉。

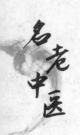
第四节　正确书写处方

处方是医生给患者治病用药的书面凭证，是中医师给药师配方的"通知书"。处方的书写在临床诊疗过程中虽不占有显要的地位，但同样不可掉以轻心，马虎了事；否则，即使处方用药都无懈可击，也会因为书写不明，造成误解以致功亏一篑，轻则无效失治，重则有造成医疗事故或人命官司。正确书写处方，必须做到以下几点。

一、书写认真，字迹端正

对处方的最基本要求就是字迹端正，点画清楚。认真书写处方的好处至少有三：一是令旁观者对其内容一目了然；二是司药人员可以顺利按方配药，及时交服患者；三是"字如其人"，处方清爽，容易引起患者的美感与信赖感，甚至竟会收到意想不到的效果。同时，认真书写处方，也有利于培养严谨的学风。

可是，有些处方却笔走龙蛇，字迹潦草，形同天书，令人眼花缭乱。笔者曾见一位患者因为一位年青中医，因所开处方字迹潦草，如同天书而不敢去药房配方的事例。

二、勿写错别字

处方文字要求规范、统一，不允许出现错别字。错字是指笔画不对，错得不成其为字。中药处方常见的错字，像首乌藤的"藤"写成"屯"等。

别字俗称"白字"，指写某一个字，笔画错了，成为另外一个字，以致豕亥不辨、鲁鱼互讹。中药处方出现别字的主要缘故是部分中药名笔画烦琐，书写费事，临床医生贪图一时之快，用些谐音字取而代之，如牛膝写成"牛夕"，白蒺藜写成"白利"。这些别字既已约定俗成，且不至于与其他药名混淆，也就不必深究。但随意捏造、张冠李戴的别字却应该禁止，如葛根写成"甲根"，地榆写成"地余"，大黄写成"大王"，如被错解，岂不是"大意失荆州"？

三、药名规范，避免冷僻

中药名称比较复杂，为了临床配方准确，处方名称应调整规范统一，通俗易懂。药名应采用正名、通用名，或常用名全称，以便配方取药，不出差错。现代社会由于对外交流范围日益广泛，更需要规范统一药外。因此，要尽量避免以别名或冷僻药名或商品名称开方。带教国外的进修中医，他们是以汉语拼音来学开中药处方，药名只能用正名。如金银花是正名、通用名，若改称"双花""二花""忍冬花"他们则听不懂，翻译也无法翻译。

有的医生却喜立异炫奇，处方中好用别名、古名，致人眼生不解，如写"小草"，药房不知为远志之苗，望文生义，而用小的甘草；又有的将天麻写成"定风草"，胖大海写成"安南子"，田三七写成"金不换"，书者固无错误，识者却寥寥无几，有何好处？还有些处方上出现"组合式"药名，如"二地""二皮""龙牡"等，也令人颇费猜度，无所适从。因为"二皮"即可指冬瓜皮、大腹皮，也可指瓜蒌皮、桑白皮，"龙牡"既可指龙骨、牡蛎，也可指龙胆草、牡丹皮。

四、不含糊其词

处方药名要准确，宁可多写几字，不可随意从简从略。有些中药名同实异，功效相去甚远，如柴胡有毛柴胡、银柴胡之别，豆蔻有肉豆蔻、草豆蔻、白豆蔻之分，杏仁有苦杏仁、甜杏仁之异，假若只写柴胡、豆蔻、杏仁，岂不让司药左右为难？有些中药或用其根，或用其花，或用全草，

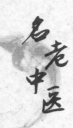

如瓜蒌皮、瓜蒌仁、瓜蒌根、全瓜蒌，痰热咳嗽而便溏，方中可用瓜蒌皮不可用"瓜蒌仁"，若不写明，药房配给"瓜蒌仁"，能不导致溏泄不止？又如当归有当归头、当归尾、全当归，崩漏方中本应用当归身，却因书写不明，药房配给当归尾，出现崩漏不止，其咎谁负？

五、药物用法要注明

处方上要注明某些药物的特殊用法。该先煎的，如龙骨、牡蛎、乌头等，应注明先煎；该后入的，如砂仁、大黄、钩藤等，应注明后入；该包煎的，如马勃、蒲黄、旋覆花等，应注明布包煎；玄明粉、田三七、人参、阿胶等，应分别注明兑服、研冲、蒸兑、烊化，等等。上述用法，只有不厌其烦，才能最充分地发挥药效，取得治疗的最佳效果。

方剂若属于外敷、点眼、滴耳、吹入、含漱等外用法，一定要在处方上注明。否则，患者不明底细，误作内服，后果不堪设想。

六、书写格式

处方书写格式虽不强求一致，但要求工整、和谐、美观。按照现代习惯，一般采取横写，每行2~3种中药名。做到布局合理，排列有致，大小匀称。如此，既合乎实用，又合乎审美要求。至于排列顺序，现代医生不甚讲究，传统处方则比较严格，一般是将君药写在前，臣药和佐药、使药依次书写。主次分明。例如，开麻黄汤，书写顺序依次为麻黄、桂枝、杏仁、甘草。秦伯未先生认为，处方用药既有主次之分，那么开方时将主要的先写，再写次要的，不仅能重点掌握住治疗的方向，井然不乱，对配伍方面也可一目了然。

总之，从一纸处方往往能推测出医者的医学理论基础、应试能力、临床经验与文学、美学修养的水平，必须严肃、认真地对待。

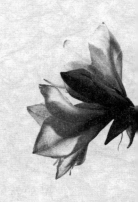

第三章　中医处方的选药

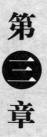

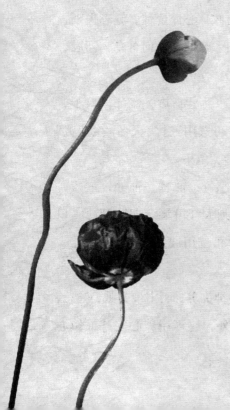

第一节　按脏腑辨证选药

不论是外感病或是内伤病，最后诊断往往落实在某一脏腑上。例如患者出现腹胀、恶心呕吐、便溏、舌苔黄腻，其病变性质属于湿热，而其病变的具体部分是在脾胃，诊断（辨证）为脾胃湿热证，脏腑辨证是中医辨证的基础。按脏腑辨证来进行选药组成处方，是初涉杏林者一种重要的方法。

一、心

1. **心气虚**：面色淡白无华，心悸，心中有空虚感，胸闷气短，活动则加重，体倦乏力，舌质较淡，舌体胖嫩，苔白脉虚。治宜补心气。可选用人参、炙黄芪、党参、太子参、大枣、茯苓、刺五加、五味子、炙甘草等。

2. **心血虚**：面色萎黄或淡白无华，头晕目眩，心悸怔忡，健忘失眠，唇舌色淡，脉细弱。治宜补心血。可选用当归、熟地黄、何首乌、阿胶、丹参、白芍药、鸡血藤、龙眼肉、紫河车等。

3. **心阴虚**：心悸，五心烦热，低热潮热、手足心热、盗汗，口干，健忘失眠，舌质红少苔，脉细数。治宜补心阴。可选用玉竹、天冬、生地黄、麦冬、阿胶、百合、五味子、酸枣仁、西洋参、龟甲等。

4. **心阳虚**：形寒肢冷，面色苍白，心胸憋气，心悸，怔忡，气短，经常自汗，舌淡或紫暗，脉细弱或结代。甚则大汗淋漓，四肢厥冷，口唇青紫，呼吸微弱，脉微欲绝。治宜温民阳。可选用红参、桂枝、肉桂、制附子、薤白、干姜、大枣、刺五加等。

5. **心神不宁**：心血虚、心阴虚均可导致心神失养，而出现失眠，健忘，易惊等症。除可用补心血、补心阴的药物以外，还可用养心安神或镇心宁神的药物。养心安神可选用酸枣仁、首乌藤、炙远志、合欢皮、合欢花、麦冬、五味子、柏子仁等。镇心安神可选用琥珀、煅龙骨、煅龙齿、煅珍珠母、磁石、飞铁落、生牡蛎等。

6. **心火旺盛**：心中烦热，急躁失眠，口渴，口舌糜烂疼痛，舌尖红或舌质红，脉数。治宜清心泻火。可选用水牛角、牛黄、黄连、生栀子、莲子心、百合、淡竹叶、连翘、生地黄、牡丹皮等。

7. **痰迷心窍**：神志错乱，意识不清，或神呆目滞，自言自语，举止失常，脉沉弦滑，苔白腻。严重者可昏倒在地，不省人事，喉中痰鸣，漉漉有声。治宜开窍化痰。可选用麝香、人工麝香、苏合香、牛黄、冰片、蟾酥、石菖蒲、远志、郁金、猪牙皂、竹沥、青礞石等。

8. **心血瘀阻**：心悸，心前区刺痛或闷痛，并向左臂内侧放射，时发时止，严重者并有面、唇、指甲青紫，四肢逆冷，舌质暗红或见紫色斑，苔少，脉微细或涩。治宜活血祛瘀、理气止痛。可选用丹参、桃仁、红花、川芎、三七、赤芍药、郁金、毛冬青、银杏叶、荜茇、檀香、降香、沉香、公丁香、乳香、人工麝香、苏合香等。

二、肝

1. **肝阴虚**：头痛眩晕，两目干涩，视物模糊，两胁隐痛，耳鸣失眠，五心烦热，口干咽燥，盗汗，肢体麻木，指甲干枯，舌红少苔，脉弦细或细数。治宜滋养肝阴。可选用山茱萸、枸杞子、女贞子、墨旱莲、桑椹、黑芝麻、菊花、白芍药、生地黄、熟地黄、沙苑子、龟甲、鳖甲、何首乌等。

2. **肝血虚**：目眩晕，四肢发麻或震颤，失眠，两目干涩，月经少或经闭不行，面色萎黄，唇舌色淡，脉细弱，治宜补养肝血。可选用当归、熟地黄、白芍药、制首乌、阿胶、鸡血藤、枸杞子、川芎、桑椹等。

3. **肝气郁结**：胁肋胀痛，胸闷不舒，情绪低落，食欲不振，头晕目眩，脉弦、舌苔薄白，妇女可有月经不调、痛经或经前乳房作胀等症。治宜疏肝解郁。可选用柴胡、制香附、郁金、川楝子、延胡索、木香、青皮、炒枳壳、金橘叶、佛手、绿萼梅、玫瑰花、白蒺藜、娑罗子、八月札等。

4. **肝阳上亢**：头痛头胀，眩晕，面部烘热，头重脚轻，时轻时重，耳鸣耳聋，口燥咽干，两目干涩，失眠健忘，肢麻震颤，舌红少津，脉弦细数。治宜平肝潜阳。可选用天麻、钩藤、桑叶、菊花、白蒺藜、决明子，珍珠母、生龙骨、生牡蛎、磁石等。

5. **肝火上炎**：头痛眩晕，耳鸣耳聋，面红耳赤，口苦，尿黄，舌红苔黄，脉弦数。甚则咳血，衄血。治宜清肝泻火。可选用桑叶、菊花、刺蒺藜、苦丁茶、白薇、决明子、龙胆草、生栀子、牡丹皮、夏枯草、青黛、大黄、茵陈、羚羊角等。

6. **肝胆湿热**：胁肋满闷疼痛，黄疸，小便短赤或尿黄而浑浊，或带下色黄腥臭，外阴瘙痒，或睾丸红肿热痛，舌苔黄腻，脉弦数。治宜清肝胆湿热。可选用垂盆草、田基黄、平地木、蒲公英、龙胆草、黄芩、栀子、茵陈、泽泻、车前草、柴胡、金钱草等。

7. **肝风内动**：头晕，肢麻，抽搐，震颤，舌体抖动，舌红而光，脉弦。肝阳化风可见猝然昏倒，舌强，语言不利，半身不遂；热极生风可见高热抽搐，神志昏迷；血虚生风可见面色萎黄，视物模糊，手足抽搐。治宜平肝息风，补养肝血。可选用天麻、钩藤、白芍药、羚羊角、山羊角、蜈蚣、全蝎、地龙、僵蚕、蝉蜕、制南星、白蒺藜等。

8. **寒滞肝脉**：小腹胀痛、牵引睾丸，或睾丸胀大下坠，或阴囊冷缩，舌润苔白，脉多沉弦。治宜温肝散寒。可选用吴茱萸、肉桂、小茴香、乌药、肉苁蓉、花椒、橘核、荔枝核、山茱萸、巴戟天、潼蒺藜等。

三、脾

1. **脾虚失运**：饮食减少，食后作胀，大便溏泻或肢体浮肿，小便不利，并伴有身倦无力，气短懒言，面色萎黄，舌质淡嫩苔白，脉缓弱。治宜健脾益气，助消化。可选用党参、白术、苍术、茯苓、山药、炒薏苡仁、炒白扁豆、广木香、砂仁、陈皮、鸡内金、焦神曲、焦山楂、焦麦芽等。

2. **脾虚下陷**：子宫脱垂，脱肛，胃下垂，慢性腹泻，并见饮食减少，食后作胀，小腹下坠，体倦少气，气短懒言，面色萎黄，舌淡苔白，脉虚。治宜健脾益气，补气升提。可选用炙黄芪、白参、党参、太子参、白术、陈皮、升麻、柴胡、葛根、枳实等。

3. **脾不统血**：面色苍白或萎黄，饮食减少，倦怠无力，气短，肌肤出血，便血及妇女月经过多或崩漏，舌质淡，脉细弱。治宜补脾摄血，引血归经。可选用大枣、阿胶、黄芪、海螵蛸、仙鹤草、墨旱莲、灶心土、艾叶炭、藕节炭、炮姜等。

4. **脾阳虚**：形寒肢冷，身倦无力，面色苍白，饮食减少，气短懒言，腹中冷痛，胀满，得温则舒，泄泻或完谷不化。治宜温补脾阳。可选用炮附子、肉桂、干姜、吴茱萸、肉豆蔻、砂仁、白豆蔻、益智仁等。

5. **寒湿困脾**：脘腹胀满，头身困重，饮食减少，泛恶欲吐，口不渴，便溏，小便不早，妇女带下过多，舌苔白腻或厚，脉迟缓而濡。治宜温脾化湿。可选用藿香、佩兰、苍术、姜厚朴、清半夏、炒薏苡仁、茯苓、草豆蔻、白术、干姜等。

6. **脾胃湿热**：面目皮肤发黄，鲜明如橘色，脘腹胀满，不思饮食、厌恶油腻，恶心呕吐，体倦身重，发热，口苦，尿少而黄，舌苔黄腻，脉濡数。治宜清化湿热。可选用茵陈、柴胡、龙胆草、黄柏、栀子、大黄、猪苓、赤茯苓、泽泻、薏苡仁、车前草、垂盆草、田基黄、平地木等。

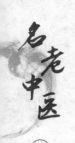
四、肺

1. **肺气虚**：咳声低怯无力，气短懒言，声音低微或语言断续无力，稍一用力则气喘，全身乏力，经常自汗，容易感冒，面色苍白，舌质淡嫩，脉虚弱。治宜补益肺气。可选用人参、党参、炙黄芪、太子参、山药、炙甘草、白术、冬虫夏草等。

2. **肺阴虚**：咳嗽日久，干咳无痰或痰少而黏，或痰中带血，咽喉干痒或声音嘶哑，身体消瘦，舌红少津，脉细无力。阴虚火旺者，还可见咳痰带血，干渴思饮，午后低热，盗汗，两颧发红，舌质红，脉细数。治宜滋养肺阴。可选用西洋参、沙参、南沙参、冬虫夏草、麦冬、天冬、阿胶、石斛、天花粉、百合、百部、玉竹、制黄精等。

3. **风寒束肺**：咳嗽或气喘，咯痰稀薄，色白而多泡沫，口不渴，常伴有鼻流清涕或发热恶寒，头痛，周身酸楚等症状，舌苔薄白，脉浮或弦紧。治宜宣肺通鼻，散寒化痰。可选用麻黄、细辛、生姜、紫苏叶、桂枝、炒杏仁、桔梗、前胡、炙百部、半夏、旋覆花、莱菔子、白芥子、制南星、制白附子、紫菀、款冬花等。

4. **风热犯肺**：咳嗽，咯黄稠痰，不易咳出，甚则咳吐脓血臭痰，伴有咽喉疼痛，鼻流浊涕，口渴欲饮，舌尖红，脉浮数。治宜疏风散热，清肺化痰。清肺热可选用黄芩、枇杷叶、桑白皮、石膏、射干、知母、生栀子、瓜蒌皮、地骨皮、芦根、白茅根等；化痰热可选用浙贝母、胆南星、竹沥、天竺黄、梨、荸荠、胖大海、蛤壳、海浮石、瓜蒌、枇杷叶、天竺黄等；疏风散热可选用桑叶、薄荷、芦根、蝉蜕、荆芥、防风、金银花、连翘、前胡等。

5. **痰浊阻肺**：咳嗽痰多，色白而黏，容易咯出或见气喘胸闷，呕恶，苔白腻，脉滑。治宜燥湿化痰。可选用半夏、陈皮、茯苓、天南星、胆南星、苍术、白术、草果、白芥子、紫苏子、莱菔子、皂角、礞石、冬瓜皮、葶苈子等。

五、肾

1. **肾阴虚**：头晕目眩，耳鸣耳聋，腰膝酸痛，牙齿松动，形体消瘦，面色暗黑，眼眶发黑，尿频，失眠，遗精，口咽干燥，五心烦热，盗汗，舌红，脉细数。治宜滋补肾阴。可选用熟地黄、何首乌、山茱萸、枸杞子、女贞子、墨旱莲、冬虫夏草、菟丝子、潼蒺藜、黑芝麻、禾鱼豆衣、玄参、天冬、制黄精、知母、阿胶、龟甲、鳖甲等。

2. **肾阳虚**：形寒肢冷，精神不振，眩晕耳鸣，面色淡白或黧黑，腰膝酸软或阳痿不举，精冷不育或宫寒不孕，小便清长，夜尿频、五更泄泻，舌淡苔白，脉沉迟，尺脉无力。治宜温补肾阳。可选用鹿茸、炮附子、肉桂、鹿角胶、仙茅、淫羊藿、补骨脂、巴戟天、肉苁蓉、草苁蓉、狗脊、续断、沙苑子、锁阳、海马、黄狗肾、葫芦巴、冬虫夏草、韭菜子、紫河车等。

3. **肾气不固**：滑精早泄，尿后余沥，小便频数而清，甚则不禁，腰脊酸软，面色淡白，听力减退，舌淡，苔白，脉细弱。治宜固涩肾气。可选用五味子、山茱萸、覆盆子、芡实、金樱子、莲须、益智仁、桑螵蛸、煅龙骨、煅牡蛎、菟丝子、刺猬皮、蛤蚧、山药、鱼鳔、白果等。

4. **肾不纳气**：气短喘促，动则喘甚，声低气怯，易汗，四肢不温，恶风寒，面部虚浮，舌质淡，脉虚而浮，治宜补肾纳气。可选用核桃仁、五味子、紫河车、熟地黄、银杏、沉香、蛤蚧、补骨脂、磁石、冬虫夏草等。

5. **肾虚水泛**：全身浮肿，下肢尤甚，按之凹陷没指，腰酸痛，腹胀满，尿少或兼呼吸气促，面色淡白，心悸乏力，喘咳痰鸣，舌质淡，舌体胖，苔白，脉沉细。治宜温阳利水。可选用炮附子、肉桂、桂枝、干姜、猪苓、茯苓、泽泻、白术、补骨脂、鹿角、巴戟天、薏苡仁、葫芦巴、五味子、

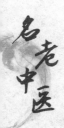
车前子、怀牛膝等。

6. **肾虚骨软**：腰膝酸软，或筋骨软弱。治宜补肝肾，强筋骨等，可选用炒杜仲、续断、桑寄生、怀牛膝、狗脊、南五加皮、老鹳草、淫羊藿等。

7. **肾（相）火偏亢**：肾阴虚，虚火易起，睡眠不安，头晕心悸，阳事易举。治宜滋阴泻火。可选用盐知母、盐黄柏、玄参、熟地黄、山茱萸、泽泻、莲子心、牡丹皮等。

六、胃

1. **胃阳不振**：胃脘疼痛，轻则绵绵不止，重则拘急剧痛，阵阵发作，遇寒加重，得热则缓，呕吐清水，舌苔白滑，脉沉迟或沉弦。治宜温胃散寒。可选用肉桂、干姜、高良姜、桂枝、荜茇、附子、生姜、吴茱萸、白豆蔻、公丁香、饴糖等。

2. **胃中郁热**：胃脘灼热而疼痛，烦渴多饮或渴欲冷饮，消谷善饥，牙龈肿痛，口臭，泛酸嘈杂，舌红苔黄，脉滑数。治宜清泻胃火。可选用生石膏、知母、黄连、黄芩、栀子、芦根、淡竹叶、生大黄、大青叶、天花粉、白茅根、枇杷叶等。

3. **食滞胃脘**：脘腹胀满，呕吐酸腐，嗳气泛酸，不思饮食，或矢气酸臭，大便泄泻或秘结。舌苔厚腻，脉滑。治宜消食导滞。可选用焦神曲、焦山楂、焦麦芽、焦谷芽、炒鸡内金、莱菔子、槟榔、茶叶、大腹皮、厚朴、砂仁等。

4. **胃气上逆**：恶心呕吐，呃逆嗳气，不思饮食，脘腹满闷，或食后则吐。治宜理气降逆。可选用旋覆花、代赭石、紫苏梗、陈皮、清半夏、生姜、枇杷叶、竹茹、公丁香、柿蒂、沉香、厚朴、娑罗子、刀豆壳等。

5. **胃阴虚**：口咽干燥，多以睡后明显，不思饮食，或知饥不食，并有心烦，低热，大便不通，干呕作呃，舌红少苔或无苔，脉细数。治宜滋养胃阴。可选用石斛、天花粉、北沙参、麦冬、白芍药、芦根、制黄精、玉竹、乌梅等。

七、胆

1. **胆石内阻**：右肋下绞痛，或见阻塞性黄疸或无明显自觉症状，仅在B超检查中发现胆石症。治宜利胆排石。可选用金钱草、海金砂、生大黄、虎杖、郁金、生大黄、芒硝等。

2. **肝胆湿热**：已在肝的脏腑辨证中介绍。

八、大肠

1. **大肠湿热**：腹痛下痢，里急后重，或便脓血，肛门灼热，小便短赤，舌苔黄腻，脉滑数。治宜清利湿热。可选用黄连、黄芩、黄柏、葛根、大黄、白头翁、马齿苋、秦皮、苦参、铁苋菜、槐花、地榆炭、地锦草等。

2. **大肠津亏**：大便秘结干燥，难于排出，往往数日一次，可兼见头晕，口臭，脉细，舌红少津等症。宜润肠通便。可选用火麻仁、郁李仁、桃仁、杏仁、瓜蒌仁、柏子仁、黑芝麻、松子仁、生何首乌、肉苁蓉、当归、玄参、麦冬、生地黄、桑椹、蜂蜜等。

3. **大肠热结**：大便干结如羊屎，口苦口臭，心中烦热，面部痤疮，舌苔黄腻，脉弦数。治宜清热泻下。可选用生大黄、芒硝、番泻叶、决明子、芦荟、黄连、黄芩等。

九、膀胱

1. **膀胱湿热**：尿频，尿急，小便不利，尿黄浑浊或有脓血。治宜清化湿热。可选用车前子、车前草、茵陈、萹蓄、瞿麦、赤茯苓、革薢、泽泻、

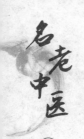
滑石、鸭跖草、甘草梢、玉米须等。

2. **膀胱结石**：小便淋沥或见砂石，少腹里急，甚则涩痛。治宜利湿化石。金钱草、广钱草、海金沙、石韦、熟大黄、王不留行、冬葵子、滑石、甘草梢、萆薢、大蓟、小蓟、鸡内金等。

第二节　按现代中药药理研究选药

近年来，中药药理研究取得了迅猛发展和长足进步，其研究的深度和广度大大超过以往，积累了大量新颖而有价值的资料。笔者在处方中一直注意吸收其精华，大大提高了临床疗效。现结合笔者在处方中运用现代中药药理研究选用中药的情况及相关药理资料介绍如下。

1. **抗病毒类中药**：板蓝根、大青叶、金银花、连翘、贯众、大蒜、射干、青黛、葱、红景天、麻黄、香薷、鸭跖草、紫草，蒲公英、七叶一枝花、山豆根、佛手、艾叶、紫河车、百部、白芍、石榴皮、黄连、黄芩、黄柏、大黄、虎杖、鱼腥草、野菊花、柴胡、牛蒡子、防风、紫苏、佩兰、夏枯草等。

2. **广谱抗菌类中药**：金银花、连翘、大青叶、板蓝根、蒲公英、紫花地丁、鱼腥草、野菊花、麻黄、香薷、辛夷、黄芩、黄连、牡丹皮、穿心莲、千里光、秦皮、夏枯草、厚朴、大黄、丁香、白矾、石榴皮、乌梅、青黛、黄柏、败酱草、蚤休、知母、栀子、牛黄、大蒜、十大功劳、白芍等。

3. **抗金葡菌类中药**：金银花、忍冬藤、连翘、鱼腥草、金荞麦、茯苓、生姜、薄荷、苦参、蒲公英、野菊花、金荞麦、紫花地丁、败酱草、白头翁、九香虫、金钱草、马鞭草、大黄等。

4. **抗结核杆菌类中药**：百部、夏枯草、茯苓、啤酒花、青蒿、黄连、黄柏、苦参、金银花、连翘、地骨皮、远志、黄精、玉竹、白及、紫菀、款冬花、全蝎、蜈蚣、地榆、麝香、白芷、升麻、柴胡、冬虫夏草、银杏等。

5. **抗痢疾杆菌类中药：**川黄连、白头翁、马齿苋、秦皮、苦参、大蒜、豆蔻、地锦草、金银花、连翘、鱼腥草、木香、大蓟、紫苏、乌梅、石榴皮、茶叶、五倍子、大黄等。

6. **解热类中药：**柴胡、黄芩、生石膏、知母、麻黄、桂枝、紫苏叶、荆芥、防风、西河柳、薄荷、芦根、淡竹叶、金银花、连翘、牛黄、穿心莲、地骨皮、白薇、紫草羚羊角、茵陈蒿、秦艽、麻黄、桂枝、鸭跖草、栀子、牡丹皮、菊花、细辛、蔓荆子、柴胡、犀角、水牛角、羚羊角、冰片、香薷、葛根、葱白、浮萍等。

7. **镇静类中药：**酸枣仁、伯子仁、五味子、灵芝、丹参、白芍、百合、龟甲、天麻、蝉蜕、水牛角、牛黄、天南星、香附、延胡索、肉桂、羚羊角、钩藤、代赭石、白芍、远志、茯苓、苏木、肉豆蔻、桂枝、当归、川芎、茯神、白蒺藜、莲子心、灵磁石、珍珠、龙骨、首乌藤、合欢皮、石膏、知母、浮小麦、龙眼肉、石菖蒲、罗布麻等。

8. **镇痛类中药：**延胡索、洋金花、罂粟壳、制川乌、制草乌、制附子、细辛、桂枝、丹参、当归、川芎、白芍、天麻、桂枝、防风、白芷、紫苏叶、羌活、细辛、辛夷、郁金、洋金花、香附、附子、肉桂、胡椒、高良姜、酸枣仁、草薢、独活、威灵仙、徐长卿、两面针、蜂毒、蕲蛇、乌梢蛇、桃仁、马鞭草、蜂房、秦艽、豨莶草、乳香、没药、牛膝、九香虫、夏天无等。

9. **强心类中药：**刺五加、万年青、红景天、补骨脂、当归、南沙参、麦冬、生姜、鹿茸、水牛角、玄参、山豆根、葶苈子、枳实、山楂、附子、麝香、川乌、人参、麻黄、黄芪、蟾酥、夹竹桃、罗布麻、五味子、灵芝、何首乌、乌药、莲子心、牛黄、犀角、炙甘草等。

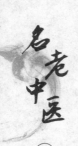

10. 抗心律不齐类中药: 炙甘草、人参、沙棘、当归、麦冬、葛根、黄连、山豆根、甘松、山楂、附子、荜澄茄、酸枣仁、莲子心、土茯苓、羌活、生地黄、苦参、延胡索、赤芍、柴胡、桂枝、茵陈蒿等。

11. 扩张冠状动脉,增加血流量类中药: 丹参、川芎、三七、毛冬青、赤芍、红花、川芎、黄精、玉竹、前胡、杏仁、万年青、淫羊藿、山楂、橘络、麻黄、菊花、葛根、玄参、瓜蒌、佛手、延胡索、麝香、桃仁、银杏叶、人参、制附子、补骨脂、仙茅、桑寄生、益智仁、菟丝子、苦丁茶、银杏叶、葛根等。

12. 降低血压类中药: 桑叶、菊花、野菊花、葛根、枳实、石决明、地龙、毛冬青、益母草、猪苓、茯苓、泽泻、罗布麻叶、葛根、臭梧桐、天麻、钩藤、木香、夏枯草、桑寄生、杜仲、怀牛膝、柿叶、淫羊藿、黄精、枸杞子、山楂、橘丝、黄芩、黄连、黄柏、玄参、射干、胖大海、决明子、川贝母、海藻、厚朴、莱菔子、火麻仁、郁李仁、白蒺藜、远志、莲子心、玉米须、萹蓄、茵陈、秦艽、蜂毒、槐花、毛冬青、益母草、长春花、夏天无、车前子、梧桐叶、无花果、青葙子、茺蔚子等。

13. 升高血压类中药: 麻黄、鹿茸、人参、西洋参、刺五加、黄精、玉竹、麦冬、甘草、淫羊藿、肉桂、黄芪、枳实、陈皮、青皮、款冬花、附子、鹿茸、鹿角胶等。

14. 镇咳类中药: 苦杏仁、甜杏仁、炙百部、桔梗、百合、橘叶、秦皮、制半夏、川贝母、浙贝母、枇杷叶、猪胆汁、紫菀、车前子、石韦、虎杖、艾叶、罂粟壳、炙甘草、旋覆花、前胡、桑白皮、知母、天冬、紫苏子、瓜蒌、罗汉果等。

15. 祛痰类中药: 桔梗、制半夏、前胡、瓜蒌皮、浙贝母、川贝母、百合、陈皮、白果、天南星、猪牙皂、胆南星、枇杷叶、紫菀、青皮、佛手、远志、艾叶、南沙参、甘草、丝瓜藤等。

16. 舒张支气管平滑肌类中药： 炙麻黄、杏仁、白果、紫苏子、冬虫夏草、桔梗、陈皮、地龙、洋金花、银杏叶、葶苈子、桑白皮、浙贝母、半夏、石韦、旋覆花、鱼腥草、厚朴、五味子、核桃肉、沉香、陈皮、棉花根、蚤休等。

17. 增加消化液分泌类中药： 砂仁、薄荷、鸡内金、山楂、焦六曲、麦芽、谷芽、黄连（少量）、旋覆花、藿香、豆蔻、石菖蒲、佛手、乌药、花椒、丁香、大黄（少量）、生姜、陈皮、葱白、公丁香、高良姜、吴茱萸、荜茇、肉豆蔻（少量）、肉桂、大腹皮、郁金等。

18. 镇吐类中药： 姜半夏、生姜、沉香、旋覆花、竹茹、柿蒂、刀豆子、芦根、吴茱萸、藿香、淡竹叶、公丁香、伏龙肝等。

19. 增强胃肠蠕动类中药： 大黄、枳实、枳壳、芒硝、木香、砂仁、莱菔子、槟榔、生何首乌、绿豆、陈皮、香附、青皮、公丁香、草豆蔻（少量）、草果、生姜、紫苏梗、厚朴、石斛、乌药、桂枝、肉桂等。

20. 制酸类中药： 海螵蛸、煅瓦楞子、煅牡蛎、煅珍珠母、鸡蛋壳、娑罗子、钟乳石等。

21. 促进胆汁分泌类中药： 茵陈、金钱草、郁金、姜黄、柴胡、枳实、黄芩、栀子、黄柏、大青叶、胡黄连、陈皮、玫瑰花、大黄、芒硝、小茴香、威灵仙、艾叶、姜黄、儿茶、川楝子、乌梅、五味子、连线草、马齿苋等。

22. 降低转氨酶类中药： 垂盆草、田基黄、五味子、平地木、蒲公英、当归、灵芝、龙胆草、柴胡、连翘、大青叶、鸡内金、水牛角、野菊花、败酱草等。

23. 刺激性泻药类中药： 大黄、芒硝、番泻叶、虎杖、决明子、芦荟、生何首乌、巴豆、甘遂、芫花、大戟、商陆、牵牛子、千金子（续随子）等。

24. 缓泻类中药： 火麻仁、郁李仁、瓜蒌、杏仁、桃仁、黑芝麻、

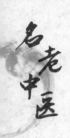

核桃仁、蜂蜜、肉苁蓉、锁阳、胖大海、牵牛子、车前子、罗汉果、无花果等。

25. 利尿类中药：猪苓、茯苓、车前子、泽泻、淡竹叶、萹蓄、瞿麦、萆薢、石韦、滑石、半边莲、半枝莲、玉米须、冬瓜皮、白茅根、浮萍、鸭跖草、茵陈蒿、益母草、苦参、大腹皮、杜仲、黄芩、龙胆草、鱼腥草、夏枯草、枳实、甘遂、大戟、芫花、牵牛蒡子、茶叶、白蒺藜、海金砂、地肤子、土茯苓、麻黄、香薷、苍术、白术、琥珀、黄芪、桑寄生等。

26. 抗痛风类中药：土茯苓、威灵仙、豨莶草、车前子、秦艽、百合等。

27. 排除或消除尿路结石类中药：金钱草、海金砂、石韦、琥珀、冬葵子、连钱草、萹蓄、瞿麦、钩藤、玉米须、牛膝等。

28. 改善肾功能和消除蛋白尿类中药：人参、黄芪、党参、白术、茯苓、山药、莲须、杜仲、雷公藤、当归、枸杞子、金樱子、桑螵蛸、怀牛膝，生地黄、玄参、麦冬、菟丝子、土茯苓、蝉蜕等。

29. 促性腺（促进性腺功能）类中药：鹿茸、紫河车、淫羊藿、仙茅、蛇床子、蛤蚧、冬虫夏草、肉苁蓉、杜仲、蛤蟆油、龟甲、巴戟天、蜂乳、人参、黄芪、菟丝子、鹿鞭、牛鞭、狗鞭、仙茅、补骨脂、黄狗肾、海龙、海马、韭菜子等。

30. 增加红细胞及血红蛋白类中药：当归、熟地黄、鹿茸、鹿角、鹿角胶、鹿角霜、人参、黄芪、阿胶、鸡血藤、党参、紫河车、菟丝子、何首乌、桑椹、银耳、人参、太子参、白术、茯苓、龙眼肉、肉苁蓉等。

31. 增加白细胞类中药：人参、黄芪、巴戟天、补骨脂、百合、桑椹、墨旱莲、肉桂、茜草、筋骨草、丹参、麝香、鸡血藤、蟾酥、乳香、没药、虎杖、石韦等。

32. 升血小板类中药：花生衣、仙鹤草、龙眼肉、大枣、当归、白芍、生地黄、熟地黄、赤小豆、三七、白及、藕节、水牛角、牛西西、大黄、黄柏、羊蹄、菟丝子、阿胶、山茱萸、肉苁蓉等。

33. 止血类中药： 三七、墨旱莲、仙鹤草、白及、白茅根、阿胶、大蓟、小蓟、荠菜、海螵蛸、花蕊石、紫珠、地榆、槐花、救必应、断血流、艾叶炭、炮姜、藕节、黄芩炭、荆芥炭、大黄、黄连、乌梅、艾叶、生地黄、拳参、马勃、大黄、蒲公英、禹余粮、赤石脂、马鞭草、血竭等。

34. 抗风湿性关节炎类中药： 制川乌、制草乌、细辛、制附子、秦艽、威灵仙、海桐皮、海风藤、络石藤、甘草、川牛膝、羌活、独活、苍术、白花蛇、乌梢蛇、巴戟天、仙茅、雷公藤、丁公藤、天麻、蜂毒等。

35. 降血糖类中药： 生地黄、熟地黄、玄参、麦冬、人参、黄芪、茯苓、知母、天花粉、白术、苍术、玉竹、山药、黄精、枸杞子、制首乌、地骨皮、苦瓜、知母、蛤蚧、女贞子、黑芝麻、薏苡仁、五加皮、山茱萸、桑叶、葛根、黄连、夏枯草、绞股蓝、大蒜、僵蚕、蚕蛹、玉米须、魔芋、长春花等。

36. 降血脂类中药： 冬虫夏草、决明子、何首乌、白首乌、三七、大蒜、核桃仁、蛤蟆油、蛤蚧、紫河车、黄狗肾、当归、白芍、菊花、昆布、荷叶、沙苑子、玉竹、黄精、女贞子、黑芝麻、绿豆、黑木耳、黄芩、绞股蓝、大黄、麦芽、荜茇、罗布麻叶、泽泻、茵陈、虎杖、骨碎补、丹参、姜黄、魔芋、桑椹、花粉、蜂王浆、绿茶、猪苓、灵芝、茯苓、鱼腥草、生姜、芦笋、人参、黄芪、党参、白术、地黄、红景天、刺五加、板蓝根、枸杞子、沙棘、五味子、石斛、白茅根、金银花、连翘、大青叶、蒲公英、黄连、鹿茸、莲子、巴戟天、肉苁蓉、阿胶、龙眼肉、鹿鞭、南沙参、北沙参、五加皮、玄参、苦参、青黛、鱼腥草、银耳、龟甲、锁阳、海参、葛根等。

37. 护肝类中药： 白芍、枸杞子、芦荟、墨旱莲、五味子、升麻、龙胆草、栀子、黄芩、夏枯草、绞股蓝、陈皮、乌药、大黄、石决明、珍珠母、灵芝、茵陈、茯苓、泽泻、垂盆草、虎杖、木瓜、艾叶、牛膝、

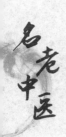
大枣、儿茶、甘草等。

38. **抗肿瘤类中药**：白花蛇舌草、半枝莲、半边莲、大蒜、黄药子、蛇六谷、薏苡仁、核桃枝、山慈菇、乌梢蛇、蟹壳、喜树、长春花、三尖杉、冬凌草、芦荟、大黄、蜈蚣、蟾蜍、癞蛤蟆、天冬、白首乌、鳖甲、银耳、茯苓、青黛、天南星、苦杏仁、蚤休、山豆根、瓜蒌、猪苓、雷公藤、三棱、莪术、莲子、雅胆子、斑蝥、鱼腥草、土茯苓、威灵仙、箬竹、急性子、甘蓝、壁虎、菱角、魔芋、土茯苓、鳖甲、无花果、苦瓜、蒲公英、全蝎、龙葵、天葵、野葡萄根、蝮蛇、猴头菇、木瓜、狼毒、狗舌草、羊蹄根、胡黄连、虎杖、红豆杉、羊乳、野百合等。

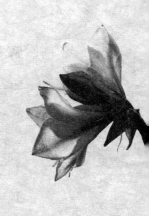

第四章 必须掌握的重点药物

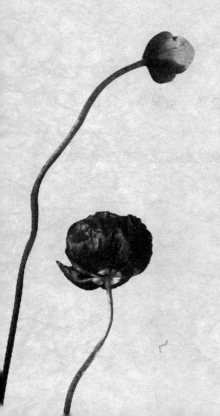

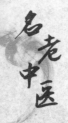

一、解表药

（一）发散风寒药

重点掌握：麻黄　桂枝　紫苏　防风　荆芥　羌活　白芷

一般熟悉：香薷　细辛　藁本　苍耳子　生姜

（二）发散风热药

重点掌握：薄荷　牛蒡子　柴胡　桑叶　菊花　葛根

一般熟悉：蝉蜕　蔓荆子　升麻　淡豆豉

二、清热药

（一）清热泻火药

重点掌握：石膏　知母　栀子　夏枯草

一般熟悉：芦根　天花粉　淡竹叶

（二）清热燥湿药

重点掌握：黄连　黄芩　黄柏

一般熟悉：龙胆草　苦参　秦皮　白鲜皮

（三）清热解毒药

重点掌握：金银花　连翘　板蓝根　蒲公英　鱼腥草　射干　白头翁　白花蛇舌草

一般熟悉：穿心莲　大青叶　青黛　贯众　野菊花　土茯苓　大血藤　紫花地丁　重楼　败酱草　白蔹

（四）清热凉血药

重点掌握：生地黄　玄参　牡丹皮　赤芍

一般熟悉：紫草　水牛角

（五）清虚热药

重点掌握：青蒿　地骨皮

一般熟悉：白薇　胡黄连　银柴胡

三、泻下药

（一）攻下药

重点掌握：大黄　芒硝　番泻叶

一般熟悉：芦荟

（二）泻下药

重点掌握：火麻仁　郁李仁

（三）峻下逐水药

一般熟悉：甘遂　京大戟　牵牛子　芫花

四、祛风湿药

（一）祛风寒湿药

重点掌握：独活　威灵仙

一般熟悉：木瓜　川乌　蕲蛇

（二）祛风湿热药

重点掌握：秦艽

一般熟悉：豨莶草　臭梧桐　络石藤　雷公藤

（三）祛风湿强筋骨

重点掌握：桑寄生

一般熟悉：五加皮　狗脊

五、化湿药

重点掌握：藿香　苍术　厚朴　砂仁

一般熟悉：豆蔻　佩兰

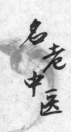
六、利水渗湿药

（一）利水消肿药

重点掌握：茯苓　薏苡仁　泽泻

一般熟悉：猪苓　冬瓜皮　香加皮

（二）利尿通淋药

重点掌握：车前子　海金沙　萆薢

一般熟悉：滑石　石韦　瞿麦　地肤子

（三）利湿退黄药

重点掌握：茵陈　金钱草　虎杖

七、温里药

重点掌握：附子　干姜　肉桂

一般熟悉：吴茱萸　小茴香　丁香　胡椒　花椒 高良姜

八、 理气药

重点掌握：陈皮　青皮　枳实　木香　香附

一般熟悉：沉香　川楝子　薤白乌药　荔枝核　佛手　香橼　天仙藤　大腹皮　柿蒂

九、消食药

重点掌握：山楂　神曲　麦芽

一般熟悉：莱菔子　鸡内金　谷芽

十、驱虫药

一般熟悉：使君子　苦楝皮　槟榔　南瓜子　雷丸　榧子

十一、止血药

（一）凉血止血药

重点掌握：地榆　槐花

一般熟悉：大蓟　小蓟　侧柏叶

了解：苎麻根

（二）化瘀止血药

重点掌握：三七　茜草

一般熟悉：蒲黄

（三）收敛止血药

重点掌握：白及

一般熟悉：仙鹤草　棕榈炭

（四）温经止血药

一般熟悉：艾叶　炮姜　灶心土

十二、活血化瘀药

（一）活血止痛药

重点掌握：川芎　延胡索　郁金

一般熟悉：姜黄　乳香　没药　五灵脂

（二）活血调经药

重点掌握：丹参　红花　桃仁　益母草　牛膝

一般熟悉：鸡血藤

（三）活血疗伤药

一般熟悉：马钱子　土鳖虫　骨碎补

（四）破血消症药

重点掌握：莪术　水蛭　三棱　穿山甲（代）

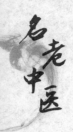

十三、化痰止咳平喘药

（一）温化寒痰药

重点掌握：半夏

一般熟悉：天南星　旋覆花　禹白附　白芥子　白前

（二）清热化痰药

重点掌握：川贝母　浙贝母　瓜蒌　桔梗　竹茹

一般熟悉：竹沥　天竺黄　前胡　海藻　昆布　黄药子　礞石

（三）止咳平喘药

重点掌握：苦杏仁　紫苏子　百部　枇杷叶　桑白皮

一般熟悉：紫菀　款冬花　白果　葶苈子

十四、安神药

（一）重镇安神药

一般熟悉：朱砂　磁石　龙骨　琥珀

（二）养心安神药

重点掌握：酸枣仁　远志

一般熟悉：柏子仁　首乌藤　合欢皮

十五、平肝息风药

（一）平抑肝阳药

重点掌握：石决明　代赭石

一般熟悉：牡蛎　珍珠母　刺蒺藜　罗布麻叶

（二）息风止痉药

重点掌握：羚羊角　牛黄　钩藤　天麻

一般熟悉：地龙　全蝎　蜈蚣　僵蚕

十六、开窍药

重点掌握：麝香　石菖蒲

一般熟悉：冰片　苏合香

十七、补虚药

（一）补气药

重点掌握：人参　党参　黄芪　白术　甘草西洋参　山药

一般熟悉：大枣　太子参　白扁豆

（二）补阳药

重点掌握：鹿茸（代）　淫羊藿　杜仲　续断　菟丝子　冬虫夏草

一般熟悉：紫河车　巴戟天　补骨脂　益智仁　仙茅　肉苁蓉　沙苑子　蛤蚧　核桃仁

（三）补血药

重点掌握：当归　熟地黄　白芍　阿胶　何首乌

（四）补阴药

重点掌握：北沙参　麦冬　石斛　枸杞子

一般熟悉：百合　天冬　玉竹　龟甲　鳖甲　南沙参　黄精　墨旱莲　女贞子

十八、收涩药

（一）固表止汗药

一般熟悉：麻黄根　浮小麦

（二）敛肺涩肠药

重点掌握：五味子　乌梅

一般熟悉：诃子　肉豆蔻　五倍子　赤石脂　禹余粮

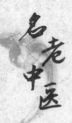
（三）固精缩尿止带药

重点掌握：山茱萸　桑螵蛸　莲子

一般熟悉：海螵蛸　芡实　覆盆子　金樱子

十九、攻毒杀虫止痒药

一般熟悉：雄黄　硫黄　蛇床子　白矾　蟾酥　土荆皮　蜂房　大蒜

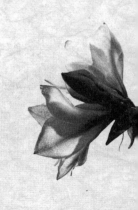

第五章 必须掌握的重点方剂

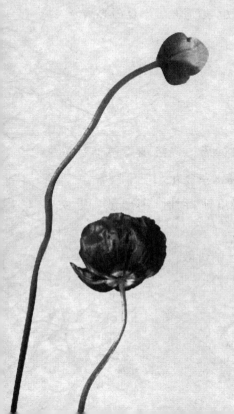

一、解表剂

重点掌握：麻黄汤　桂枝汤　九味羌活汤　小青龙汤　银翘散　桑菊饮　麻杏甘膏汤　败毒散

一般熟悉：再造散　加减葳蕤汤

了解：香苏散　柴葛解肌汤　升麻葛根汤

二、泻下剂

重点掌握：大承气汤　温脾汤　麻子仁丸

一般熟悉：济川煎　舟车丸

了解：大陷胸汤　大黄附子汤　五仁丸　黄龙汤　增液承气汤　十枣汤

三、和解剂

重点掌握：小柴胡汤　痛泻要方　四逆散　逍遥丸　半夏泻心汤

一般熟悉：蒿芩清胆汤

了解：达原饮

四、清热剂

重点掌握：白虎汤　清营汤　犀角地黄汤　普济消毒饮　导赤散　龙胆泻肝汤　清胃散　芍药汤　白头翁汤　左金丸

一般熟悉：竹叶石膏汤　凉膈散　清瘟败毒饮　泻白散　玉女煎　青蒿鳖甲汤　黄连解毒汤

了解：栀子豉汤　当归六黄汤　泻黄散　清骨散

五、祛暑剂

重点掌握：香薷散　清暑益气汤　六一散

一般熟悉：桂苓甘露饮　清络饮

六、温里剂

重点掌握：理中丸　小建中汤　　四逆汤　当归四逆汤

一般熟悉：黄芪桂枝五物汤　吴茱萸汤

了解：大建中汤　参附汤　回阳救急汤

七、表里双解剂

重点掌握：葛根黄芩黄连汤　大柴胡汤

一般熟悉：防风通圣散

了解：石膏汤　五积散

八、补益剂

重点掌握：四君子汤　参苓白术散　补中益气汤　玉屏风散　生脉散　四物汤　归脾汤　炙甘草汤　六味地黄丸　大补阴丸　一贯煎　肾气丸　地黄饮子

一般熟悉：当归补血汤　泰山磐石散　左归丸　右归丸

了解：人参蛤蚧散　八珍汤　石斛夜光丸　补肺阿胶汤　龟鹿二仙胶　七宝美髯丹

九、固涩剂

重点掌握：牡蛎散　真人养脏汤　四神丸　完带汤

一般熟悉：金锁固精丸　桑螵蛸散　固冲汤

了解：九仙散　缩泉丸　固经丸　易黄汤

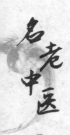
十、安神剂

重点掌握：甘麦大枣汤　　天王补心丹

一般熟悉：酸枣仁汤　　交泰丸

了解：磁朱丸　　朱砂安神丸　　黄连阿胶汤

十一、开窍剂

重点掌握：安宫牛黄丸

一般熟悉：苏合香丸

了解：紫雪丹　　至宝丹　　紫金锭

十二、理气剂

重点掌握：瓜蒌薤白白酒汤　　半夏厚朴汤　　苏子降气汤　　定喘汤　　旋覆代赭汤　　柴胡疏肝散

一般熟悉：枳实消痞丸　　厚朴温中汤　　天台乌药散　　陈皮竹茹汤　　越鞠丸　　金铃子散

了解：四磨汤　　橘核丸　　暖肝煎　　丁香柿蒂汤

十三、理血剂

重点掌握：桃核承气汤　　血府逐瘀汤　　补阳还五汤　　温经汤　　生化汤　　黄土汤

一般熟悉：复元活血汤　　咳血方　　槐花散　　十灰散　　小蓟饮子

了解：七厘散　　失笑散　　活络效灵丹　　大黄䗪虫丸　　四生丸　　柏叶汤

十四、治风剂

重点掌握：川芎茶调散　　大定风珠　　牵正散　　天麻钩藤饮

一般熟悉：大秦艽汤　消风散　羚角钩藤汤　镇肝熄风汤

了解：小活络丹　阿胶鸡子黄汤

十五、治燥剂

重点掌握：杏苏散　清燥救肺汤　麦冬汤　百合固金汤　桑杏汤

一般熟悉：养阴清肺汤　玉液汤

了解：增液汤

十六、祛湿剂

重点掌握：平胃散　藿香正气散　三仁汤　茵陈蒿汤　八正散　五苓散　苓桂术甘汤　真武汤　实脾散　独活寄生汤

一般熟悉：甘露消毒丹　猪苓汤　防己黄芪汤　萆薢分清饮

了解：二妙散　连朴饮　当归拈痛汤　五皮散　鸡鸣散　羌活胜湿汤

十七、祛痰剂

重点掌握：二陈汤　清气化痰丸　温胆汤　半夏白术天麻汤　止嗽散

一般熟悉：小陷胸汤　贝母瓜蒌散　滚痰丸

了解：消瘰丸　三子养亲汤　苓甘五味姜辛汤　定痫丸

十八、消导化积剂

重点掌握：保和丸　健脾丸

一般熟悉：枳实导滞丸　木香槟榔丸　桂枝茯苓丸

了解：鳖甲煎丸　海藻玉壶汤

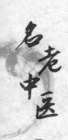
十九、驱虫剂

重点掌握：乌梅丸

了解：化虫丸　肥儿丸

二十、涌吐剂

了解：瓜蒂散　救急稀涎散　盐汤探吐汤

二十一、治疡剂

重点掌握：仙方活命饮　阳和汤　大黄牡丹汤

一般熟悉：苇茎汤　透脓散

了解：五味消毒饮　四妙勇安汤　犀黄丸　小金丹　薏苡附子败酱散　内补黄芪汤

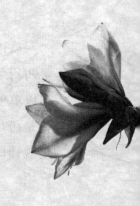

第六章 药对的应用经验

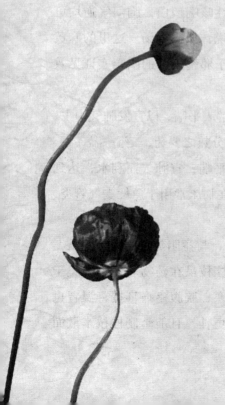

所谓药对，即配对应用的两味药物。药对与单味药不同，已经具有了药物之间的相互作用，所以属于处方的范畴。由于药味最少，药对又可以单独使用，可以说是处方的最小单位。药对也不是任意凑合成的，而是历代医家在临床实践中创造的宝贵经验，它的配伍和应用是有一定规律的。现将笔者临床处方中运用药对的经验有选择性的简要进行介绍。

一、解表药对

（1）**麻黄、桂枝**：麻黄辛温，轻清上浮，开腠发汗力强，善走卫分，为发散风寒第一药。桂枝辛温发汗力弱，透达营卫。二药相须而用，发汗解表、除痹止痛作用加强，为风寒表实证之重剂，如麻黄汤。笔者在临床用于风寒表实无汗及风寒湿痹每每奏效。

（2）**麻黄、杏仁**：麻黄辛散轻浮，能散邪宣肺以平喘止咳；杏仁味苦性降，功能降泄肺气，止咳润肠。麻黄、杏仁同入肺经，一宣一降，相辅相成，能明显增强定喘止咳效果，凡寒性咳喘痰白，胸闷气逆均可配伍运用。古人有"杏仁是麻黄的臂膀"之说，如三拗汤。这里的麻黄应为炙麻黄，杏仁应为苦杏仁。笔者临床用于邪壅于肺的咳喘实证见效颇捷。

（3）**麻黄、石膏**：麻黄味辛入肺，善于解表平喘，以宣发肺气为主，长于发汗利水。石膏大寒，善清肺热，为清解气分热之要药，二药一温一寒，一散一清，殊途而同归。二药相配清肺热而平喘，宣肺气而利水，达到表里相应之妙。如麻黄杏仁甘草石膏汤。笔者在临床常用于急性支气管炎、大叶性肺炎见肺热咳喘者。

（4）**桂枝、白芍**：桂枝解表发汗力缓和，与益阴敛营的白芍配伍，一散一收，邪散汗止，故可用于表虚自汗。桂枝虽在药物著作中归类于解表类，实际上它兼有温里作用，对中虚里寒、脘腹疼痛喜按喜温者也有良效，与缓急止痛的白芍配伍，止痛效果更佳，且能牵制桂枝辛散而不致伤阴，防止白芍酸寒而不致恋邪，如小建中汤。笔者在临床常配伍用于表虚自汗，脘腹冷痛等症。

（5）**白芷、川芎**：白芷芳香辛散，长于祛风止痛，且能温燥寒湿。笔者将白芷单味研末吞服1克，对外感风寒或风湿表证的头痛，偏头痛、眉棱骨痛即可显效；川芎辛散温通，既活血又行气，李时珍称它为"血中气药"，擅于祛风通络止痛，笔者用川芎一味研粉吞服1～2克，发现对头痛、风湿痹痛有特效。前人有"头痛必用川芎"之说，川芎粉用醋或酒调敷关节扭挫伤也有奇效。白芷、川芎辛香走散，配伍后祛风止痛效果大增，笔者在临床广泛用于头痛、风湿痹痛、痛经等病症。

（6）**荆芥、防风**：荆芥、防风性味均为辛温，皆可祛风解表。前者温而不燥，发汗力较后者为著，且能透疹、止血；后者性温而润，祛风止痛功效为优，表证身痛者尤宜用之，临床经常配伍并用，既可用于风寒表证，又能配伍他药用于风热表证，日常并称"荆防"。笔者在临床广泛用于感冒、麻疹、风疹初期，对我国港、澳、台、南方地区及老年人、小儿感冒、体虚感冒者尤为适宜。

（7）**防风、黄芪**：防风微温而不燥，善于祛风解表，发散而不峻，为风药之润剂；黄芪善补五脏六腑之气，善助卫阳以固表。二药相伍，散补兼顾，标本共治。防风得黄芪之补，发汗祛邪而不伤正；黄芪得防风之制，固表止汗而不留邪。二药配伍，可增强免疫力，能增强益气解表、固表止汗效力，如玉屏风散。笔者在临床用于气虚感冒、反复感冒（包括易感儿）及气虚自汗，连续服用15～30天，即可显效。本配伍中的黄芪以偏于走表固表的生黄芪为佳。

（8）**葱白、生姜**：生姜辛温，发散风寒，适用于外感风寒轻证。葱白解表散寒，温通阳气，发汗力量较弱。二者相须为用，解表散寒功效得以增强。笔者在临床对于感冒初期之轻证及年老体衰之人的感冒初期每每将二药配伍用之，即可收效。

（9）**羌活、独活**：二药性味同为辛苦温。羌活气轻味厚，善行太阳

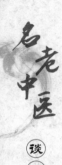
之表，走上焦，散上半身风寒湿邪；独活气浊味薄，善行少阴之里，走下焦，解下半身风寒湿邪。习常并开称"羌独活"，一上一下，祛风散寒，除湿蠲痹之力更著。笔者在临床常配伍用于风湿性关节炎、类风湿性关节炎引起的上、下肢关节疼痛。

（10）桑叶、菊花：两者辛凉性味相同，均可清疏肺肝风热，为疏风散热佳品。桑叶清疏之力较强，能走肺络；菊花清上焦风热，平肝力较显，二者配伍，对外可发散风热，对内可平肝清肝。笔者在临床常配伍用于初期风热感冒，对高血压病及动脉硬化引起的头晕目眩、面部升火、目赤肿痛，改善症状的效果十分明显，且有一定的降血压作用。

（11）金银花、连翘：金银花、连翘均有良好的清热解毒作用，为温热病及热毒疮疡所常用。金银花又能治热毒血痢，并能清泄暑热；连翘则善于清心经邪热，并能散郁结。两者配伍，并走于上，轻清宣散，清热解毒力量倍增，不仅可解表透热，并能清解里热，消肿散结。笔者在临床将两药配伍用于外感风热表证、温热病初起邪在及痈肿疮疡三类病症。

二、清热药对

（1）黄芩、黄连：两者苦寒清热之性味、功效相同，皆善于清热燥湿，泻火解毒。黄芩尤以清泄肺、心、肝、胆之火为主，黄连尤长于清泄心、胃、肝经之热。二药合用，以清泄上焦、中焦邪热见长，清热燥湿，泻火解毒效果更加显著。笔者在临床常配伍用于口臭、口苦、口舌生疮、口腔溃疡、胃炎急性发作期、湿热泄泻、急性胆囊炎、黄疸性肝炎等病症。两者苦寒较甚，黄连用量以 2 ~ 5 克为宜，黄芩以 5 ~ 10 克为宜，用量过大或久服，易致"败胃"，出现食欲减退、恶心呕吐等不良反应，故不可过量，中病即止；脾胃虚寒者忌用。又本品苦燥，能耗损津液，阴虚者慎用。

（2）黄连、吴茱萸：黄连配吴茱萸见于《丹溪心法》左金丸。黄连长于清胃火，且能泻火解表，清心除烦；吴茱萸辛温，擅长温胃散寒止痛，降逆止吐，与黄连配伍后可反佐牵制黄连之大苦、大寒，二药配用，一主一辅，一寒一温，肝胃兼顾，清胃火、泻肝火、降逆和胃功效倍增。笔者在临床常用于肝火犯胃引起的胸胁胀满、呕吐口苦及胃热型慢性胃炎。

（3）**黄连、木香**：黄连性味苦寒，长于清热泻火，燥湿解毒，为胃肠湿热之泄泻，以及痢疾的要药与擅长行气止痛的木香配伍，一寒一温，苦辛通降，既可清热燥湿，又能行气导滞。两者配合即《太平惠民和剂局方》香连丸。笔者在临床汤剂处方中，常常配伍用于急性肠炎、细菌性痢疾、急性胃炎及胃热气滞型各种慢性胃炎。

（4）**蒲公英、紫花地丁**：蒲公英又称黄花地丁，与紫花地丁性味同为苦寒，均长于清热解毒，消肿散结。前者兼可清化湿热，后者另可凉血，治咬伤。二者配伍后功效倍增。笔者在临床常用于一切阳证的皮肤化脓性感染和非化脓性炎症及急性尿路感染。

（5）**射干、桔梗**：射干清肺热，利咽喉，消痰涎，为治疗咽喉肿痛之要药；桔梗宣肺化痰，利咽排脓。二药一升一降，肺得宣肃，咽利痰去。二药配伍，祛痰利咽作用倍增。笔者在临床凡遇因热毒内盛所致咽喉肿痛者必用射干配桔梗，奏效甚捷。

（6）**石膏、知母**：石膏大寒，入肺经，能清肺胃实火，主要用于温热病邪在气分出现的大热、大汗、大渴、脉洪大及胃火上炎而致的头痛、牙痛、咽痛；知母清热泻火，且能滋阴降火，清肺润燥，与石膏配伍，相使为用，其清气分实热，胃经实火之力得以增强。笔者在临床对肺炎等温热病气分高热、胃火牙痛咽痛、糖尿病胃热甚者常以石膏 30 克配知母 10 克治之。

（7）**生地黄、玄参**：二药性味均为苦寒，同属清热凉血药物，但生地黄凉血滋阴作用较好，并能养血；玄参泻火解毒见长，并能利咽喉。二者配伍后，功效大增。笔者在临床常配伍用于鼻咽癌放疗所致口腔溃

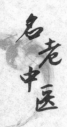

疡和咽喉肿痛、阴虚便秘、潮热盗汗及阴虚火旺引起的鼻衄等病症。

（8）**生地黄、熟地黄**：生地黄为地黄的新鲜或干燥地下块茎，熟地黄为生地黄加工炮制而成。生地黄性寒长于凉血滋阴，熟地黄则性由凉转温，质更黏腻，长于补血滋阴。两药一寒一温，配伍同用后，习称"生熟地"，性趋于平，二药相须，滋阴养血、止血功效更强，尤其对于既需要凉血止血，又需滋阴养血的病症则更为合拍。笔者在临床常配伍运用于阴血不足之更年期综合征、肾虚相火旺盛之遗精及阴虚火旺之老年习惯性便秘。

三、泻下药对

（1）**大黄、芒硝**：大黄为苦寒泻下要药，有"将军"之称，能荡涤肠道积滞，且有清热泻火、止血、解毒、活血祛瘀、利胆退黄等多种功效。芒硝性味咸苦寒，性寒清热，咸以润燥软坚，本品泻下通便泄热之力甚捷，与大黄配伍，相须为用，软坚攻下，泻火清热，"釜底抽薪"之力倍增。笔者在临床凡遇温热病或杂病出现热积便秘、脘腹胀痛、腹痛拒按者，均以大黄配芒硝来通腑泄热；遇头痛、目赤、咽痛、齿龈肿痛、口舌生疮等病伴大便秘结，辨证属内火所致者，也用大黄配芒硝来"釜底抽薪"。大黄应泡服或后下，后下是1～2分钟，久煎则所含蒽醌衍生物多被破坏，泻下泄热之力大减。芒硝宜用药汁或开水冲服，不入汤剂。

（2）**大黄、枳实**：大黄荡涤肠道积滞，苦寒泻火，攻积通便，以泻下为主；枳实下气除痞，且有升提作用，以破气为主。二药一泻下一破气，行泻相和，泻热除积、破气消痞效力大增。笔者在临床常用大黄配枳实治疗热积引起的便秘、腹满胀痛及大肠湿热导致的泻痢腹痛、里急后重。

（3）**火麻仁、郁李仁**：两者均为植物的成熟种子，入大肠经，质润多脂，擅长润肠通便，为润下类最常用的药物；郁李仁的润下作用强于火麻仁，且能利水消肿。两者配伍，润肠通便作用更佳。笔者在临床常用于老年人、产妇及体弱津血不足之出口梗阻的患者，可收到"增水行舟"之效。

四、祛风湿药对

（1）**独活、桑寄生**：独活性味辛苦温，辛散苦燥，温以祛寒，长于治疗风寒湿痹，尤其善于治疗腰背及下半身酸重疼痛，病程无论长短，均可选用；桑寄生长于补肝肾、强筋骨、祛风湿、安胎。两者配伍，标本兼治，扶正与祛邪并施，既可益肾壮骨强筋，又可祛风逐湿蠲痹。笔者在临床对痹症日久不愈，伤及肝肾，出现腰膝酸痛无力的风湿性关节炎、腰腿痛均选用两者配伍，协同运用。

（2）**桑寄生、杜仲**：桑寄生、杜仲二药均善补肝肾，强筋骨，安胎气。桑寄生祛风湿力强，补中有散；杜仲补肝肾力强，兼能除痹。二药配伍，相须为用，补肝肾、强筋骨、祛风湿、安胎、降血压效力增强。

（3）**白花蛇、乌梢蛇**：二药均为蛇类药，功用近似，白花蛇效力强于乌梢蛇，性善走窜，内通脏腑，外达四肢，为祛风通络蠲要药，且有以毒攻毒、祛风止痒等作用。配伍后相须为用，祛风通络功效得以增强。笔者在临床常以二药配伍后治疗类风湿关节炎出现关节变形、屈伸不利、筋脉抽挛等症，共同研制成细末，每次吞服 1.5 克，每日 2 次，经观察，疗效比汤剂煎服要增强 3 倍以上。

五、祛湿药对

（1）**苍术、白术**：苍术辛苦温燥，芳香气烈，既能内化湿浊，又能外祛风湿，为治湿要药，走而不守；白术益气健脾，燥湿利水，守而不走，且能安胎。苍术与白术，同具健脾燥湿作用，但苍术重在燥湿，白术重在健脾。《本草崇原》认为："凡欲补脾则用白术，凡欲运脾则用苍术，欲补运相兼则相兼而用。"苍术得白术，燥湿运脾之有余而补脾气之不足；白术得苍术，补脾之不足而泻湿浊之有余。笔者在临床常将苍白术联合运用于慢性肠炎、溃疡性结肠炎、肠功能紊乱引起的便次增多、便溏不成形，属于脾土虚弱、运化失健的患者，收效甚显。

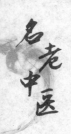
（2）藿香、佩兰：二药功效近似，均可芳香化湿解暑。藿香能散表邪，又能化里湿而醒脾开胃；佩兰长于醒脾开胃，治口中甜腻。二药配对，相须为用，芳香化浊，清热祛暑，和胃止呕，醒脾开胃效力更佳。笔者在临床常用于夏季外感暑湿，脘痞不饥，恶心呕吐，口中甜腻，舌苔浊腻，多涎口臭的患者，鲜用效果明显强于干品。

（3）茯苓、猪苓：二药性味均为甘、淡，平。均有利水渗湿功效。茯苓既可补益安神，又可利湿；猪苓利水之力大于茯苓，多用于祛邪，而无补益之功。二药配伍，其淡渗利湿之功增强，而有不伤正之特点。笔者在临床常将猪茯苓配伍用于水湿停聚之小便不利、水肿胀满者。

（4）茯苓、泽泻：茯苓甘淡，功擅渗湿利水，且能健脾；泽泻性寒，长于泻热利水，力量较强。二药配对，相须为用，泻中有降，利中有补。共奏利水渗湿、健脾清热之功效。笔者在临床常用于肾脏病、心脏病引起的水肿。

（5）滑石、甘草：滑石品质重，性寒而滑，善于利尿通淋，清热解暑，利窍；甘草泻火解毒，补益中气，调和药性。二药一利尿一解毒，一通淋一收湿，互补为用，解暑、通淋、解毒、利尿效力明显。笔者常以二药配伍治疗急性泌尿系感出现尿频、尿急、尿痛症状及夏季中暑轻症，收效甚捷。

（6）金钱草、海金砂：金钱草与海金砂均可清热利湿，排石，均为中医石淋、热淋、砂淋要药。二药合用，相辅相成，排石力量倍增。笔者在临床每遇泌尿系结石，结石小于 0.8 厘米者必用二药为君药组成复方进行排石。

（7）茵陈蒿、栀子：茵陈蒿长于利胆退黄、清热利湿；栀子长于清热泻火，能泻三焦之火。二药配伍，茵陈蒿得栀子，导湿热从小便而去，清热利胆效果倍增。笔者在临床遇到急性黄疸性肝炎、胆道阻塞引起的黄疸，必用两药配伍治之，退黄效果甚捷。

六、温里药对

（1）**附子、肉桂**：二药性味辛热，均可温阳散寒止痛，治疗脘腹冷痛、泄泻，并能温阳。附子为回阳救逆要药，散寒止痛力强；肉桂长于温肾阳，并能通经脉散血分之寒。二药配伍既有较强的温肾助阳作用，又有很好的温经散寒止痛之功。笔者常用二药配伍后治疗寒凝气滞所致的胃痛、腹痛、疝痛和妇女痛经、脾肾阳虚引起的大便溏泄及心阳衰弱，诱发的胸痹心痛等症，只要辨证准确，收效显著。附子有毒，南方人及体弱者用量不宜过大，且宜先煎 30 分钟。肉桂含挥发油，入汤剂应后下，研粉吞服，每次 0.5 ～ 1 克，收效更佳。

（2）**附子、干姜**：附子性热纯阳，不仅是回阳主药，也是温阳首选药物，它止痛力强，走而不守能通通内外上下；干姜守而不走，温中回阳。二药配伍，相须并用，使回阳救逆，温中散寒的作用大增。笔者临床中常将制附子与干姜配用于脾阳不振、脾胃寒证所致的脘腹冷痛、大便溏泄等症。

（3）**川乌、草乌**：川乌味辛苦性热，功能祛风除湿，散寒止痛，属麻醉止痛药；草乌的性味、功效、用法及注意事项与川乌相同，而毒性更强。二药配伍，强强联合，散寒止痛，温通经脉作用更大更强。川草乌有大毒，入汤剂应先煎 30 ～ 60 分钟，炮制后使用。中医传统认为乌头与半夏、瓜蒌、贝母、白及、白蔹相反，与犀角相畏。孕妇慎服。笔者在临床常用于风湿性关节炎、类风湿关节炎属寒痹类型者，奏效甚捷。

七、理气药对

（1）**陈皮、半夏**：陈皮辛散苦降，可理气和胃，降逆止呕，燥湿化痰；半夏具温燥之性，燥可去湿，为中医化湿痰、止呕恶的主要药物。半夏得陈皮之助，则气下而痰清，化痰之力尤佳；陈皮得半夏之辅，则痰清而气自降，理气和胃之力尤胜。二药相使为用，理气健脾、降逆止呕、

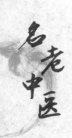

燥湿化痰作用显著。笔者在慢性胃炎因寒邪而脘痛、呕吐、呃逆、嗳气者及湿痰咳嗽者，多以陈皮与半夏配伍用之，每收良效。

（2）**陈皮、竹茹**：陈皮性温，可燥湿化痰，和胃止吐。竹茹性微寒，可清热止呕，降逆消痰。二药配伍，一温一寒，互补互制，清而不寒，温而不燥，其清热燥湿、理气止呕、化痰止咳作用增强。笔者常用于痰热内扰而致胸闷痰多，心烦失眠、呕吐恶心者，收效颇佳。

（3）**薤白、瓜蒌**：薤白味辛性温，善于化痰浊，通心阳，为治疗胸阳不振、痰凝气滞所致胸闷疼痛之胸痹要药；瓜蒌性味甘寒，善于清热润燥而化热痰、燥痰，并能宽胸散结，导痰浊下行而治疗痰气互结、胸痹疼痛。二药配伍，一温一寒，一通一降，上开胸痹，下行气滞，通阳化痰，开胸止痛效果更佳。笔者在临床，常用薤白与瓜蒌配伍治疗痰浊蒙闭型冠心病心绞痛。

（4）**川楝子、延胡索**：川楝子性叶苦寒，善于疏肝行气止痛，为气滞痛证属热者的要药；延胡索性味辛苦温，具有良好的辛散温通气血之功，可治一身上下内外诸痛。二药一入气分，一入血分，相辅相成，气血并行，对肝郁化火犯胃及气郁血滞诸痛更为合拍。笔者在临床中，主要运用此配伍治疗肝郁化火与胃热气滞型慢性胃炎、急性胆囊炎疼痛及胸腹胁肋胀痛、痛经、疝气痛等多种痛证。

八、理血药对

（1）**大蓟、小蓟**：二药为同科植物，性味、归经、功效近似，均有较好的凉血止血、解毒消痈作用。大蓟的消痈作用略胜，小蓟更善于治疗尿血、血淋。临床上配伍，取其相须作用，功效更为显著。笔者在临床将两药合用于泌尿系结石引起的血尿及其他血热所致的出血症，发现鲜品各100克捣汁内服的凉血止血效果更佳。

（2）**地榆、槐花**：二药均入大肠经，均可凉血止血，都善治痔血、便血等下部出血。两者药性平和，有"清不虑其过泄，涩亦不虑其或滞"

的优点。二者配伍,凉血止血功效大为增强。笔者在临床遇到血热导致的痔、肛裂出血及溃疡性结肠炎脓血便必将二药合用之。

（3）**川芎、当归**：川芎辛散温通,既能活血,且能行气。李时珍称川芎为"血中气药",善治血瘀气滞病证;当归擅于补血活血,调经止痛,润肠通便,它补中有动,行中有补,古代称之为"血中圣药。"二药配伍,互补为用,养血、活血、行气并举,且润燥相济。当归质润,富含油质可制约川芎之温燥;川芎之燥又能牵制当归之滋腻,以使补血而不会引起气滞血瘀,祛瘀又不伤气血。两者配伍,互用互制,使活血祛瘀、养血和血功效得以增强。笔者将此两者配伍用于妇女产后恶露不净、痛经、月经延后、闭经及头痛、胸胁痛等病证,屡用屡效。

（4）**川芎、白芍**：川芎为"血中气药",活血行气,走而不守;白芍养血敛阴,柔肝缓急止痛,守而不走。两药配伍,一走一守,一散一敛,动静结合,敛散同用,互相牵制,其活血养血、柔肝止痛功效更佳。笔者常将此配伍用于妇女闭经、痛经、月经不调及血管神经性头痛、胁肋神经痛、风湿性关节炎等病证。

（5）**乳香、没药**：两者均为植物的油胶树脂,均可活血散瘀、消肿止痛、生肌。血行气利,"通则不痛",故两者均为止痛之专用药。乳香长于入气分而善行气,止痛力较强;没药长于入血分,活血散瘀力著。二药配伍,气血并调,则活血祛瘀、消肿止痛、敛疮生肌功效明显提高。可广泛应用于外、伤、内、外各科病证,尤为外科、伤科主要药对。

（6）**三棱、莪术**：三棱、莪术功效基本相同,能活血行气消积,且活血祛瘀力强,故称为破血。二药同用,善治血瘀气结,癥瘕积聚,有"坚者削之"之力。二者的区别是:破血之力三棱优于莪术;行气之功莪术胜于三棱。二药配伍,相须为用,破血行气、消积止痛之力更佳。两者均属攻坚之品,用时当配益气养血药,以免损伤正气。

（7）**蒲黄、五灵脂**：蒲黄甘平,炒用能止血,生用能行血散瘀、止痛;五灵脂生用行血,炒用则止血,有良好的活血止痛作用,为祛瘀

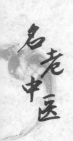
止痛要药。两者配伍，生品合用则活血散瘀止痛；炒炭合用则祛瘀止血功效大增。笔者在临床中，不仅妇科常用，其他瘀滞疼痛如胃痛、胸痛、胁肋痛、肢体疼痛等亦常配合应用。临床中再配合川芎、丹参、红花、降香等活血行气药治疗冠心病心绞痛也有较好疗效。

（8）穿山甲、王不留行：穿山甲性善走窜，无微不至，内通脏腑，外透经络，直达病所，凡瘀滞引起的病证均可选用，且能下乳，凡因气血壅滞，乳汁不下者，与走而不一守、通经下乳的王不留行配伍，相须为用，通经下乳，活血消肿功效明显增强。笔者在临床中，对于气血不足型产后缺乳，再配合黄芪、党参、当归等补益气血药物及通草；对于肝郁气滞型产后缺乳，再配合柴胡、青皮、当归、通草等疏肝解郁药物，下乳作用颇佳。

九、止咳化痰平喘药对

（1）半夏、陈皮：半夏具温燥之性，燥可去湿，为化湿痰要药，且能降逆止呕；陈皮也为治疗湿痰症妙品，具有理气燥湿化痰之功。二者配伍，相辅相成，相须为用，可明显增强燥湿化痰、理气止吐、健脾和胃功效。临床中，凡湿痰壅肺、痰阻气机所致胸闷咳嗽、痰多色白及胃气不和引起的呕吐、呃逆，用半夏配陈皮治之，奏效甚佳。

（2）半夏、竹茹：半夏性味辛温，为止呕要药，可降逆止吐，用于胃气上逆引起的恶心呕吐；竹茹性寒，擅长清热化痰，除烦止呕。二药合用，一温一寒，相制为用，可提高和胃止呕功效。对胃热呕吐更为适合。也可用于痰热内扰，胸闷痰多，心烦不眠者。

（3）桔梗、甘草：桔梗上行入肺，善宣肺气，肺气宣通则咳止痰消。桔梗也具有良好的宣肺利咽功效而用于咽喉肿痛、失音；甘草生用泻火解毒，且可润肺化痰、缓急止痛。桔梗配甘草，古方称为甘桔汤，可标本兼治，相辅相成，使宣肺化痰，解毒利咽之力增强。笔者在临床常将此配伍用于急性支气管炎所致咳嗽及急慢性咽炎、扁桃体炎。

（4）**杏仁、桔梗**：杏仁味苦性降，可降泄肺气，止咳平喘，能广泛用于外感、内伤之咳嗽气喘；桔梗辛散，可载药上行，宣通肺气，化痰利咽。二药配伍一降一升，相得益彰，肺气得宣，痰去咳止，喘平咽利。笔者在临床，将杏仁配桔梗广泛运用于多种咳嗽、痰喘之症。

（5）**紫菀、百部**：紫菀味苦而辛，性温而不热，质润而不燥，功专开泄肺郁，为化痰止咳要药；百部甘润苦降，微温不燥，功专润肺止咳。两药伍用，相得益彰，止咳化痰功效倍增。笔者在临床，无论外感、内伤，无论属寒、属热咳嗽，不分暴咳、久咳，皆用二药配伍治之，收效甚捷。

（6）**白前、前胡**：白前长于降气化痰止咳，肺气壅塞，咳喘痰鸣者用之最为适宜；前胡宣散风热，也可降气化痰，清化痰热。前者偏重降气，后者侧重宣清，二药配伍，宣降又清，气降痰化，咳嗽向愈。笔者在临床常用于咳嗽微喘，咯痰不爽的急慢性支气管炎。

十、平肝息风药对

（1）**石决明、珍珠母**：二药均为咸寒之品，皆能平肝潜阳，清肝明目，治疗肝阳上亢引起的头痛、眩晕等症。珍珠母另有镇心安神、制酸收敛作用。二者伍用，相须为用，功效倍增。笔者在临床常伍用于高血压肝阳上亢型患者，改善头痛、眩晕、头重脚轻、面部升火等症状明显。煎汤内服，必须煅用打碎先煎。

（2）**天麻、钩藤**：天麻、钩藤皆入肝经，均有平肝潜阳息风功效，为治疗眩晕常用妙药。天麻味薄通利，通经活络，对风湿痹痛、肢体麻木、手足不遂也有良好效验；钩藤性寒清热，息风止痉，为治疗热病惊痫抽搐之要药。二药伍用，平肝息风之效大增。笔者常用二药配伍用于高血压病、内耳迷路引起的眩晕症，收效良好。钩藤不耐久煎，煮沸 20 分钟，其降压的钩藤碱等成分可大部分破坏，不可忽视。

（3）**白蒺藜、潼蒺藜**：白蒺藜与潼蒺藜虽一字之差，形态不同，功效有别。白蒺藜味苦，能降能泄，能平肝、疏肝、祛风明目；潼蒺藜甘温入肾，能补肾阳、益肾阴、固精缩尿。因潼蒺藜甘温而不燥，为和平柔润之品，故能养肝明目。二药伍用，并开名称"潼白蒺藜"，前者侧重平肝，后者偏重补肾，对阴虚肝旺的病证，用之则更为合拍。

（4）全蝎、蜈蚣：两者均为虫类药，皆归肝经，皆有毒，均有息风止痉、通络止痛、解毒散结功效。为息风止痉要药，各种动风抽搐之证皆可应用，也可用于风湿痹痛、偏正头痛。全蝎止痉力强于蜈蚣，蜈蚣搜风力著。两药伍用，相须为用，效果更佳。笔者在临床喜用炙全蝎配炙蜈蚣，共同研末，混匀后每次吞服1克，每日2次，治疗类风湿关节炎、关节畸形顽固难愈者，效果明显优于煎剂。

十一、补益药对

（1）人参、黄芪：人参大补元气，挽救虚脱，为益气固脱要药；黄芪偏于升阳并能补肺固表、利水消肿、托疮生肌，各有所长。两药伍用，走守兼顾，补气力量更著。笔者在临床，凡遇元气虚衰，脾胃气虚、肺气虚、气血不足之重证必以两药配伍后浓煎0.5小时或研粉吞服，收效颇佳。

（2）人参、蛤蚧：人参为"补气大王"，善补肺气与脾气；蛤蚧甘咸微温而不燥，入肺肾，能峻补肺肾之气而纳气平喘，与人参配伍，升降有序，补摄纳气，益精壮阳效果更佳。笔者在临床喜用二药共同研末，每次2克，每日2次吞服，对老年慢性支气管炎、慢阻肺之虚喘的缓解期及哮喘病的冬病夏治，每获治本功效。

（3）人参、熟地黄：二者均为滋补强壮之药。人参大补元气，熟地黄善补阴血，二药一补气，一养血，一补元阳，一补元阴，阴阳兼顾，气血双补，气旺可生血，血足能助气，相辅相成，补气养血功效倍增。笔者在临床中常将二药伍用于贫血、心悸、疲劳综合征、疾病恢复期等气血两虚之证。

（4）黄芪、升麻：黄芪性味甘温，善于补中益气，且能升阳举陷；

升麻之性主升，可升阳举陷，且能透疹解毒。二药伍用，炙升麻可助黄芪升举之力，用于气虚下陷之证。生升麻之辛散、清热解毒功效与黄芪补托之力相辅相成，更具托毒外出、排脓生肌作用，而用于痈疽疮疡气血亏虚之人。笔者在临床将黄芪配升麻，主要用于胃下垂、直肠黏膜脱垂、脱肛、久泻等中气下陷的病症。

（5）**黄芪、当归**：黄芪为补气常用药，临床多用于肺脾气虚证，气旺可以生血。当归其味甘而重，擅长能补血，其气轻而辛，故又能行血，补中有动，行中有补，为血中之气药。古方中的当归补血汤，便是黄芪伍用当归的范例，专治气虚血少病证。

（6）**黄芪、党参**：二药性味均为甘，微温，均可补气、益肺脾，为治疗肺脾气虚证最为常用的二种药。黄芪另可利水消肿，托疮生肌，补中有泻。党参不腻不燥，可补气生津生血。两药配伍，相须为用，补脾胃、益肺气之力倍增。笔者在临床常伍用于多种气虚证。

（7）**甘草、白芍**：甘草炙用可缓急止痛，偏补阳气；白芍柔肝止痛，偏补阴血。二药一阳一阴，一补气一补血，互补为用，阴阳交融，气血双益。二药配伍，缓急止痛效力倍增。笔者在临床，凡遇胸、脘、腰部疼痛，筋脉拘挛疼痛必用炒白芍 15 ～ 30 克与炙甘草 3 ～ 6 克配伍，收效甚捷。

（8）**鹿茸、熟地黄**：鹿茸甘咸而温，温肾补督脉，壮元阳，为峻补肾阳之药。鹿茸又为血肉有情之品，既能温肾，又有益精血，填精髓；熟地黄味甘质腻，为滋阴补血要药。二药伍用，一助阳一滋阴，阴阳互补，又能益精补血，强筋健骨。对腰膝酸痛、阳痿遗精、早衰的患者用之颇为合拍。

（9）**仙茅、淫羊藿**：二药均可温肾壮阳，强壮筋骨，祛风寒湿邪。尤其淫羊藿的壮阳作用较强，与仙茅配伍，相须为用，补肾壮阳功效更佳。二药性温热辛燥，阴虚火旺者忌服。笔者在临床，用于男子阳痿少精，腰膝冷痛无力，女子冲任虚损、宫寒不孕及妇女更年期高血压、老年人

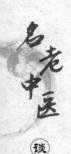

肺肾虚损的咳喘，颇为合拍。

（10）**肉苁蓉、锁阳**：肉苁蓉与锁阳性味相同，功效相似。均可补肾壮阳，润肠通便，治疗肾阳不足所致阳痿、不孕不育、腰膝痿弱，两者温而不燥，补而不腻，治疗肠燥津枯便秘，配伍运用，相辅相成，可增强临床疗效。

（11）**当归、熟地黄**：当归甘温，质地滋润，为补血要药，又能活血调经、止痛、消痈、润肠通便。熟地黄味甘质腻，为补血佳品，又能滋阴生精，又为滋补肝肾的代表药。二药配伍，相须为用，其补血滋阴作用倍增。笔者对临床血虚重症，每每伍用，但有碍胃助湿之弊，对兼有气滞痰多、湿盛苔腻、食少便溏、消化功能虚弱者不宜服用。

（12）**何首乌、熟地黄**：二药均为补血滋阴良药。何首乌味甘而涩，微温不燥，另可固涩精气，润肠通便，补肝肾、乌须发，阴中有阳，补中有涩，补而不腻；熟地黄补肾生精，为滋补肝肾代表药，纯阴无阳，守而不走。二药伍用，相须为用，养血滋阴、补精益髓功效明显加强。临床对早衰、眩晕、潮热盗汗、腰膝酸软、老年津亏便秘，配伍同用，颇为合拍。

（13）**熟地黄、砂仁**：熟地黄为临床补血滋阴要药，但它味甘质腻，容易碍胃助湿，消化功能差的人服用熟地黄后，易胸闷腹胀、食欲不振；砂仁辛温芳香，功能化湿，尤长于行气开胃，为化湿行脾，行气和胃之佳品，与熟地黄配伍后可减少或防止其滋腻碍胃助湿的不良反应和弊病，更好地发挥熟地黄养血滋阴功效。若用砂仁研末拌熟地黄后再煎煮，则效果更佳。

（14）**白芍、柴胡**：白芍养血敛阴，且能柔肝、平肝。柴胡善于疏肝、解郁、升清。二药一补血一理气；一柔肝一疏肝，一升一降，一阴一阳。互补互制，气血双调，柔疏相配，气疏郁解，肝气自平。二药配伍，养血柔肝、疏肝解郁效力显著。柴胡有去肝阴之弊，伍以白芍阴柔的牵制，可更好地发挥柴胡疏肝解郁功效，又避免了耗肝阴的不良反应。笔者在临床凡用柴胡疏肝之时，常伍以白芍。

（15）**当归、白芍**：当归与白芍均能补血，但当归性温，白芍性寒，血虚有寒者当归为宜；阴血虚有热者白芍较佳。归、芍均能止痛，但当归主要在活血而止痛，多用于气血瘀滞的疼痛；白芍则柔肝缓急止痛，多用于挛急性疼痛。二药伍用一守一行，一开一合，一动一静，补血而不滞血，活血而不耗血，合用后养血、柔肝、止痛功效得以增强。

（16）**沙参、麦冬**：沙参与麦冬性味同为甘寒，均为养阴生津之品。沙参具有润肺化痰作用；麦冬具有清心除烦作用。二药合用，肺胃同治，润肺益胃，养阴生津力显著。笔者在临床常伍用于干咳、久咳、痰少之肺阴虚咳嗽及口咽干燥、口渴、舌红少苔之胃阴虚证。

（17）**麦冬、天冬**：二药性味同入甘寒，归肺经，均可养肺阴，润肺燥。故肺虚燥咳常配伍同用。但麦冬又能养心胃之阴，清心火，治胃阴不足及心阴虚、心火偏旺之证；而天冬则寒性较强，滋阴润燥之功较麦冬为胜，并能滋肾阴。二药合用，用之补肺可防伤肾，用之滋肾又可助肺，可增强养肺清肺润燥功效。

（18）**枸杞子、菊花**：枸杞子擅长补肾益精，养肝明目，且能生津止渴、润肺。菊花善于清肝热明目，且能疏散风热，清热解毒。二者配伍，一养肝一清肝，一补肾一降火，使滋养肝肾、清热明目作用得以增强。二药为药食两用妙品，单独配伍冲泡代茶饮用或与他药组成复方煎服，均可应用于头晕目眩，视物模糊，辨证为肝肾阴虚的多种慢性老年病。

（19）**黄精、玉竹**：黄精与玉竹为同科植物，形态相似，功效也大致相近。但玉竹重在养肺阴，润肺燥，而黄精尤能益气补脾。两药配伍，对阴虚肺燥久咳及白细胞下降表现为脾胃气阴两虚者可增强疗效。两者皆味甘质润，脾虚有湿者忌用。

（20）**龟甲、鳖甲**：两药均属介类，性味均为咸寒，均可滋阴退热，平肝潜阳。龟甲滋阴力强，鳖甲清虚热力胜；且前者兼能补肾健骨，固

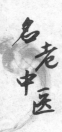

经止血，常用于筋骨痿软，囟门不合及崩漏，月经过多等，后者则兼能软坚散结，常用于肝脾大、经闭等。两药配伍，相须互补，滋阴潜阳、健骨软坚作用更加显著。

（21）**龟甲胶、鹿角胶**：二药皆甘咸滋腻，均有补血、滋阴、止血之功效。龟甲胶纯阴无阳，功专滋阴、补血，为补阴要药；鹿角胶阴阳双补，可扶龟甲胶纯阴无阳之偏，可温肾阳、益肾精，质润不燥，为阴阳双补之品。二药合用，滋阴、补血、益精、强筋骨、止血作用更强。

十二、其他药对

（1）**山楂、神曲**：山楂、神曲均为消食积、助脾健胃、帮助消化的常用药。山楂炒焦后尤善消油腻肉食之积滞，生山楂活血化瘀，近代临床广泛用于血脂异常、高血压病、单纯性肥胖症及冠心病心绞痛；神曲善于消米面食积，且能和胃止泻。二药配伍，相须为用，消食化积，破滞除痞功效倍增。笔者在临床除用于各种食积、消化不良之外，也用于慢性脾虚腹泻、大便不成形、夹不消化食物的病症。

（2）**酸枣仁、柏子仁**：两药均为养心安神良药，而广泛运用于失眠、心悸等症。酸枣仁有滋养阴血，敛汗养肝之功；柏子仁偏重于入心而安神，另含油脂，能养血润肠通便。二药配伍，养心安神定志功效更佳。古人有"生枣仁治多寐，熟枣仁治失眠"的说法，其实生、熟酸枣仁均有镇静作用，都可用于安神。

（3）**浮小麦、麻黄根**：浮小麦敛汗，兼可养心除烦；麻黄根功专止汗，可单独或复方用于自汗、盗汗。两者配伍，相须为用，止汗之力倍增。笔者在临床常根据气虚自汗、阴虚盗汗而特将此二药再参合其他药物辨证施治，收效良好。

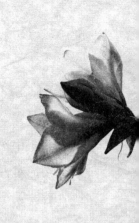

第七章　中医临床必读的十六部名著

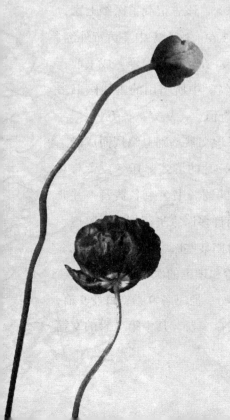

第一节　四大经典著作

中医四大经典著作系指中医发展史上起到重要作用，具有里程碑意义，对古代乃至现代中医都有着巨大指导作用与研究价值的四部经典巨著。关于四大经典著作的具体组成存在争议。目前学术界一般将《黄帝内经》《黄帝八十一难经》《伤寒杂病论》《神农本草经》看作中医四大经典著作。也有部分中医教材把《黄帝内经》《伤寒论》《金匮要略》《温病条辨》当作四大经典著作，目前采用前者说法的较多。

一、《黄帝内经》

（一）作者简介与成书情况

《黄帝内经》简称《内经》，是我国古代医学宝库中现存成书最早的一部医学典籍。书名首见于《汉书·艺文志》，该志记载了医经七家，其中包括《黄帝内经》18 卷、《黄帝外经》37 卷。这七家中《黄帝外经》和其他五家均已遗失，仅有《黄帝内经》幸存。在《黄帝内经》成书前，已有更古老的医学文献存在于世，《黄帝内经》中所引用的古代医书多达 20 余种，如《上经》《下经》《揆度》《奇恒》《从容》《五色》等。由此可见，《黄帝内经》是在其他更古老的医学文献基础上编撰而成的。

《黄帝内经》为"言医之祖"，以一问一答的形式，托名黄帝与其臣子岐伯、雷公、鬼臾区、伯高等讨论医学问题。书名冠名黄帝，并非说该书为黄帝撰写，大约战国至秦汉时期，由许多医家进行搜集、整理、综合而成该书，其中甚至包括东汉乃至隋唐时期某些医家的修订和补充。所以，《黄帝内经》是汇集古代众多医家经验和理论的医学典籍。

《黄帝内经》包括《素问》《灵枢》两部分，原书各 9 卷，每卷 9 篇，各为 81 篇，合计 162 篇。《素问》在唐代只存 8 卷，其中第 7 卷的 9 篇已遗失。唐代王冰注解此书时，从其老师处得到一秘本，补充了"天元纪大论"等 7 篇，仍缺 2 篇。因此，现存的《素问》，虽有篇目为 81，但其中的第 72 篇"刺法"、第 73 篇"本病"，只有篇名，没有具体内容。到了宋代，又补入两篇，附于该书之后，称为"素问遗篇"，被认为是后人伪托之作。《灵枢》一书，原来只剩残本，北宋元祐八年（1093 年），高丽献来《黄帝针经》，哲宗随即下诏颁发天下。直到南宋时的史崧，才把"家藏的《灵枢》九卷"加以校正刊行，这就是现在保存下来的最早版本的《灵枢》。

（二）内容概要与学术价值

《黄帝内经》奠定了中医学的理论基础，确立了中医学独特的理论体系。《素问》包括了人体的生理、心理、病理及疾病的诊断、治疗、预防等内容。具体理论有阴阳五行，脏腑经络，精、气、血、神、津液，病因病机，辨证原则，诊法、论治及养生学、运气说等学说。《灵枢》除了论述脏腑功能、病因、病机之外，还着重介绍了经络、腧穴、针具、刺法及治疗原则等。这些重要论述，在 2000 年前便构建起了中医学基本理论的独特体系，这也是中医学与世界其他国家传统医学的根本不同之处。笔者认为把中医学称为传统医学是不妥当的。《黄帝内经》为后世中医学的发展奠定了基础。其体现的基本精神和成就可以从以下几个方面进行概括。

1. 强调整体观念：《黄帝内经》在论述生命和疾病的各种问题时都贯彻的整体观念这一思想原则。其特点是不重视人体的内在结构性，而强调功能的联系性。《黄帝内经》的整体观，内容主要有以下三个方面。

（1）人与天地自然是统一的。《黄帝内经》曰："人以天地之气生，四时之法成""天食人以五气，地食人以五味"。这是强调自然对人的制约性。类似的论述在《黄帝内经》中十分丰富。正因为自然对人具有这样的制约性，所以当外界条件超出正常范围的变化时，人体就会生病。这一整体观为前提，引出了外感六淫的病因学说。

名老中医

谈开中医处方的经验

人不仅受自然的制约，也能适应自然。这方面《黄帝内经》也有相关的论述。如："天暑衣厚则腠理开，故汗出；天寒则腠理闭，气湿不行。"更进一步，《黄帝内经》还提出了"提挈天地，把握阴阳"的思想。这就不仅是消极适应自然，而应积极地驾驭自然。正是基于人体能适应自然的认识。《黄帝内经》才合理地导出"上工治未病"的预防思想。

（2）人体自身是统一的。《黄帝内经》指出人体本身是互相联系的整体，五脏六腑、肌肤毫毛、五官九窍等，通过经络，互相协调地联系在一起。脏腑间有特定络属，脏腑在体内各有所主，在体表各有其窍。正因为有这种联系，所以局部可影响全身，体表变化能反映内脏盛衰。根据整体观的这一原则，《黄帝内经》提出了："有诸内必形诸外""以表知里"等观点。逐步形成了中医学四诊合参的诊断学内容。

（3）人的心身是统一的。《黄帝内经》在形神关系方面有极为精辟的论述。一方面认为形体决定情志精神，如"气和而生，津液相成，神乃自生"。"心藏神""肝藏魂""脾藏意""肺藏魄""肾藏志"。正因为形决定神，所以脏腑有病时就会出现精神情志的变化。如"肝气虚则恐，实则怒""心有余则笑不休，心不足则悲"等。另一方面，精神情志也会反作用于脏腑功能。如"怒伤肝""喜伤心""思伤脾""忧伤肺""恐伤肾"。因为情志之间有规律地互相作用，所以调节情志的太过或不及，就可使人从病理状态恢复到生理状态。如"喜胜忧""悲胜怒"等。正是根据这一整体观原则，中医学才产生了七情病因学和情志疗法。这些内容在中医心理卫生学和精神治疗等方面都有指导意义。

2. **重视脏腑经络：**脏腑学说主要论述研究人体五脏六腑的生理功能、病理变化及其相互关系。《黄帝内经》认为，五脏六腑是维系生命的重要器官。《素问·五脏别论》认为："五脏者，藏精气而不泻也，故满而不能实。""六腑，传化物而不藏，故实而不能满也。"《素问·灵兰秘典论》还分别介绍了心、肝、脾、肺、肾、胃、胆、大肠、小肠、膀胱等各自的不同功能，说明人的呼吸、循环、消化、排泄、生殖等各种功能无不与五脏六腑有关。《黄帝内经》还认识到经脉在人体内是循环不已的。《素问·举痛论》曰："经脉流行不止，环周不休。"这是最早涉及血液循环体液循环、神经系统的相关记载。

经络学说是以研究人体经络系统的生理功能、病理变化及其与脏腑的相互关系为主要内容的。《灵枢·经脉》说："经脉者，所以能决死生，处百病，调虚实，不可不通也。"对于十二经脉的名称、循行走向、络属脏腑及其所主疾病，《黄帝内经》均有明确的记载。对奇经八脉亦有所论述。与马王堆出土的《足臂十一脉灸经》及《阴阳十一脉灸经》相比，《黄帝内经》不仅由 11 条经脉发展为 12 条经脉，而且其循行走向很有规律，各经之间互相衔接，互为表里。由于每条阴经属于一脏，并与一腑相联络；每条阳经属于一腑，又联络一脏，这就使周身四肢和脏腑紧密地联系起来。每第经脉所主疾病，都和它的循行走向及所连属的脏腑直接相关。这对分析人体的生理、病理和进行诊断治疗具有指导价值。

《黄帝内经》阐述的脏腑经络学说，构成了中医学基本理论的核心内容，也是中医辨证论治的重要的理论基础。

3. **运用阴阳五行学说**：阴阳五行学说产生于殷周之际，最初为两种学说，到战国由阴阳家统一在一起，成为影响广泛而深远的朴素的哲学思想，为各门学科所用以说明自然和社会的各种问题。在《黄帝内经》中，阴阳五行学说既是哲理，又是最基本的医理，被广泛用以说明人体的生理与病理。

如说："阴阳者，天地之道也，万物之纲纪，变化之父母，生杀之本始，神明之府也"（《素问·阴阳应象大论》）。"阴阳者，数之可十，推之可百；数之可千，推之可万；万之大，不可胜数，然其要一也"（《素问·阴阳离合论》）。笔者认为，阴阳可以用"事物对立统一的代名词"这句话来概括。

《黄帝内经》认为："人生有形，不离阴阳"（《素问·宝命全形论》）。"阴平阳秘，精神乃治；阴阳离决，精气乃绝"（《素问·生气通天论》）。

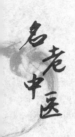
这是对人体生理病理的最高概括。

在《素问·阴阳应象大论》中，还有极为丰富的以阴阳论述生理、病理、药理、诊断、治则的内容。认为阴阳的生理关系是："阳化气，阴成形""阴在内，阳之守也；阳在外，阴之使也。"认为病理关系是："阴胜则阳病，阳胜则阴病"。"察色按脉，先别阴阳"是诊断的重要原则。而"阳病治阴，阴病治阳"又是后人必须遵循的治疗大法。至于"阳为气，阴为味"，则是对药理的最基本说明。

五行学说在《黄帝内经》中也有丰富的论述，把五行的性质与相互关系赋予五脏，从而用以说明五脏的生理和病理，指导诊断和治疗。同时也以五味归属五行，说明药物功能。

应该怎样评价阴阳五行学说呢？我们认为，既要承认其合理性和对中医的指导价值，也要指出其局限性，要认识到其中唯心及形而上学的成分。

除以上三个主要方面的成就之外，《黄帝内经》对病因、病机、诊法、治则、预防、养生等内容也都有丰富的阐述。这些内容对中医学在后世的发展产生了极为深远的影响。

《黄帝内经》收载了成方13首，其中几种为中成药，包括了丸、散、酒、丹等剂型。

总之，《黄帝内经》全面地总结了秦汉以前的医学成就，并为后世中医学的发展提供了理论指导。在藏象学、经络学、病因病机学、生理病理学、养生和预防医学、诊断治疗原则等方面，都为中医学奠定了理论基础。可以说，《黄帝内经》的问世，标志着中医学进入由经验医学上升为理论医学的新阶段。《黄帝内经》的影响是深远的，历代著名的医家在理论和实践方面的建树，无一不承接了《黄帝内经》的学术思想。

《黄帝内经》这部经典著作有三个"第一"：现存的第一部中医学理论经典；第一部养生宝典；第一部关于生命科学的百科全书。

《黄帝内经》为学习中医、从事中医临床必读的首部经典著作。

二、《黄帝八十一难经》

（一）作者简介与成书情况

《黄帝八十一难经》，简称《难经》，又称《八十一难》。该书的作者和成书年代，至今尚无统一说法。《难经》书名最早见于东汉张仲景的《伤寒论》自序。该书提到："撰用《素问》《九卷》《八十一难》"。关于本书的作者，有人认为是战国名医扁鹊（即秦越人），但经查考《史记·扁鹊仓公列传》和《汉书·艺文志》均无有关此事的记载。而《四库全书总目提要》认为："《难经》八十一篇，《汉书·艺文志》不载，隋唐史始载《难经》为何时何人所作，目前尚无定论。多数学者认为，《难经》成书于西汉末期至东汉之间。至于作者为秦越人的说法，尚无法考证。

（二）内容概要与学术价值

《难经》以问答形式阐释《黄帝内经》精义，"举黄帝岐伯之要旨而推明之"，讨论了八十一个中医学问题，全书采用问答式，作者提出自己所认为的难点、盲点和疑点，然后逐一解释阐发，对部分问题做出了发挥性阐释。全书共八十一难，立足于基础理论，以脉诊、脏腑、经脉、腧穴为重点，故称"八十一难"。其中，一至二十二难论脉学，二十三至二十九难论述经络，三十至四十七难论述脏腑，四十八至六十一难论疾病，六十二至六十八难论述腧穴，六十九至八十一难论述针法。

脉诊部分：主要论述了脉诊的基本知识、脉学的基础理论、正常脉象、病脉、各类脉象之鉴别。该书将《黄帝内经》上、中、下三部九候的全身诊脉法简化，取《素问·五脏别论》"五脏六腑之气味，皆出于胃，变见于气口"及《经脉别论》"气口成寸，以决死生"之论，专诊气口即寸口，开创了寸口定位诊脉法之先河。《难经》全面论述了以寸口脉诊断全身疾病的原理，为后世普遍推行的寸口诊脉法奠定了基础。《难经》还载有浮、沉、滑、涩、大、小、弱、实、疾、数、弦、长、紧、散、急、短、牢、洪、濡、细、微、迟、缓、结、伏 25 种脉象。它还认为，正常

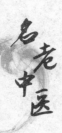
脉象以胃气为本，而脉象是随四时气候的变化而有所变化的。所论病脉，有辨脏腑疾病的十变脉、歇止脉、损脉，有辨寒热证的迟脉、数脉，有辨虚实证的损小脉、实大脉等。《难经》在论述正常脉象、病脉在疾病上的诊断意义及各类脉象的鉴别等方面，对《黄帝内经》均有所发挥。

经络部分：《难经》着重论述了经脉的长度、流注次序，奇经八脉、十五络脉及其有关病证，十二经脉与别络的关系，经脉气绝的症状与预后等内容。《难经》对奇经八脉的含义和内容、循行部位和起止、同十二经脉的关系及发病证候等均进行了较系统的阐述，使中医经络学更为完善。

脏腑部分：《难经》主要论述了脏腑的解剖形态、生理功能及与组织器官的关系。在解剖方面，详细记载了五脏六腑的形态，并分别说明了一些脏腑的周长、直径、长度、宽度及其重量、容量等。在生理功能方面，《难经》论述了五脏六腑的功能及所主之声、色、臭、味、液。其中，较详细地指出三焦的部位、功能和主治腧穴；提出了命门与肾的关系，强调命门在人体生理活动中的重要意义，为后世的三焦命门学说奠定了基础。

病因方面：《难经》除了论风、寒、暑、湿、燥、火六淫，还强调忧愁、思虑、恚怒及饮食因素。在疾病的辨证方面，强调以四诊及病机的阴阳虚实等情况为基础辨证，以五行生克关系来阐明疾病的传变、预后。《难经》还提出了伤寒有五的理论，即以伤寒为广义，包括中风、伤寒、热病、温病、湿温五种，对后世伤寒学说和温病学说的发展具有一定的影响。

腧穴部分：《难经》主要论述了狭义腧穴，如背部的五脏六腑俞，四肢部位的五脏五输、六腑六输等。并对某些特定穴位与经气运行的关系，以及与脏腑的关系等内容做了阐述。

针刺部分：《难经》主要阐释了针刺的补法和泻法，如迎随补泻法、刺井泻荥法、补母泻子法、补水泻水法等手法。阐释了这些方法的手法与步骤、临床运用、宜忌、注意事项等内容。并提出针刺疗法与四时节气的关系，迄今仍具有一定的临证指导意义。

《难经》继承了汉代以前的医学成就，充实了中医学基本理论和临床方面的内容，书中对经络学说和命门、三焦、七冲门（消化道的七个冲要部位）、八会（脏、腑、筋、髓、血、骨、脉、气精气会合处）做了论述。书中还明确提出"伤寒有五"（包括中风、伤寒、湿温、热病、温病）的观点，并对五脏之积、泄痢等病做了深入阐述。在《黄帝内经》的基础上有进一步发展。是一部重要的中医学理论著作。

从中医临床的角度来看，《难经》的重要性比《黄帝内经》要逊色不少。

三、《神农本草经》

（一）作者简介与成书情况

《神农本草经》，简称《本草经》，又称《本经》，是我国现存最早的一部中药药物学专著。首载于梁代阮孝绪的《七录》。《隋书·经籍志》也提到《神农本草经》有5卷。但前两书均未交代该书的作者与成书年代。对于该书作者一直存在争议。该书为何人何时所作呢？梁·陶弘景认为，《神农本草经》为仲景、华佗所作。北齐·颜之推提出此书系神农氏所作，只是经过后人的增删整理，掺杂了新内容，才乱了本书的原貌。晋·皇甫谧则认为是岐伯或伊尹所撰。该书的成书年代，有战国说、秦汉说、东汉说。晋人嵇康、皇甫谧等皆引用或提到过此书的内容，说明本书在西晋以前就有流传。书中又多重视养生、服石、炼丹，以及神仙不死之类的说教，与东汉时期的社会风气颇相吻合。多数中医文史学者认为，《神农本草经》并非出自一人一时，大约是秦汉以来许多医药学家不断搜集药物学资料，直至东汉时期才最后加工整理成书的。书名冠收神农，是假托神农氏所著，真正作者不详。

《神农本草经》的原著已于唐代初年散传，现行本子，是后代医家从《证类本草》及《本草纲目》等书中辑录出来的。流行的版本较多，其中以孙星衍、孙冯翼叔侄合辑本较为完善。

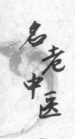
（二）内容概要与学术价值

《神农本草经》是秦汉众多医药学家总结、搜集、整理药物学经验成果而成的专著，是对中药学的第一次系统总结。

《神农本草经》3卷，也有4卷本（"序例"单算1卷），是我国现存最早的中药学专著。内容十分丰富，反映了我国东汉以前药物学的经验与成就。

1. **创药物的三品分类法**：《神农本草经》收载药物365种，其中植物药252种，动物药67种，矿物药46种。之所以收药365种，是为了"法三百六十五度，一度应一日，以成一岁"（孙星衍辑本《神农本草经·卷三》）。本书将药物按性能功效的不同分为上、中、下三品。这种药物分类方法是中国药物学最早、最原始的分类方法，它对指导临床应用有一定的意义。但三品分类法又有一定的缺陷，如分类过于笼统；在同一品中，动物、植物、矿物混在一起，往往草、木不辨，虫、石不分；上、中、下三品的界限不清，划分标准难以掌握。如瓜蒂是催吐药，应列入下品，却列在上品；龙眼是补养药，应定为上品，却列于中品等，所以精髓中也有谬误。

2. **概括性地记述了中药学的基本理论**：论述了方剂君臣佐使的组方原则，《序录》写道："药有君臣佐使，以相宣摄合和，宜用一君二臣三佐五使，又可一君三臣九佐使也。"这就告知后人，任何一个方剂，并非药物随意堆砌，而有一定的组方规律。方中既要有君药、臣药，还要有协助君、臣药起作用或在整个方剂中起调和引导作用的佐、使药。虽然书中所提君臣佐使各药的味数未免有些机械，但作为总的组方原则，却对后世医学家有指导意义。本书提出了药物七情和合的理论。指出不是所有药物都可以配合使用。有的药物合用后，能相互加强作用，而有的能抑制另一种药物的毒性，适宜于配合使用，还有的药物合用后，会产生强烈的不良反应，则不应同用。书中对近200种药物的配伍宜忌予以说明，如"丹砂畏磁石，恶碱水"等。本书还阐述了药物的性味及采集加工炮制方法。

3. **记载了临床用药原则和服药方法**：在临床用药的指导思想上，提出："欲疗病，先察其源，先候病机，五藏未虚，六腑未竭，血脉未乱，精神未散，食药必活。若病已成，可得半愈。病势已过，命将难全。"指出药物并非万能，贵在可治之时尽早防治。关于临床用药原则，《序录》指出："疗寒以热药，疗热以寒药，饮食不消以吐下药，鬼疰蛊毒以毒药，痈肿疮瘤以疮药，风湿以风湿药，各随其所宜。"在用药方法上，《序录》提出："病在四肢血脉者，宜空腹而在旦；病在骨髓者，宜饱满而在夜。"这些用药原则和方法，对后世医药学家从事临床工作有借鉴意义。

4. **论述了药物的功效和主治**：《神农本草经》所记药物的功效基本是正确的，特别是有关植物药的记载，如人参"主补五藏，安精神，定魂魄，止惊悸，除邪气，明目，开心，益智，久服轻身延年。""主诸风，头眩肿痛，目欲脱，泪出，皮肤死肌，恶风湿痹，久服利因气。"黄连"主热气，目痛，眦伤泣出，明目，肠澼，腹痛下利，妇人腹中肿痛。"这些认识，在长期临床实践中得到反复的检验，证明是正确的。其中许多药物的药理作用已为现代科学研究所证实，如人参补益、麻黄定喘、大黄泻火、常山截疟、黄连止痢、黄芩清热等，至今仍作为物资药物广为应用。

总之，《神农本草经》是集秦汉药物学大成之作，系中药学的奠基大作，它系统地总结了秦汉以来医家和民间的用药经验，为我国古代药物学奠定了基础，对后世药物学的发展有着重要影响，至今仍是中医药学的重要理论支柱。限于当时的历史条件和科学水平，书中不可避免地存在一些错误。对后世药物学的发展也难免产生过一定的消极影响。

四、《伤寒杂病论》

（一）作者简介与成书情况

《伤寒杂病论》的作者是张仲景（约150—219年），名机，字仲景，南郡涅阳（今河南省邓县，一说今南阳市）人。年轻时曾跟从同郡张伯祖学医，经过多年的钻研，青出于蓝而胜于蓝，医术远超其师，成为汉

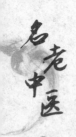
代著名的临证医学家。

张仲景生活在东汉末年，当时政治极端黑暗，官府横征暴敛，豪族地主疯狂兼并土地，人们生活在水深火热之中。各地起义，战火绵延，天灾频发，疾病流行，死人众多。据张仲景在《伤寒杂病论·序》中记载，他的家族原有 200 多口人，自建安元年（196）以来，不到 10 年的时间，即有 2/3 的人生病死去，其中 7/10 的人死于伤寒病。由于统治者很不重视医学，社会百姓迷信巫医，不但医学得不到应有的发展。一般医生也墨守成规，他们"各承家技，终始顺旧"，而那些庸医们不但技术低劣，而且医疗风气恶劣，常常是"按寸不及尺，握手不及足""相对斯须，便处汤药"，结果使许多患者断送了性命。"感往昔之沦丧，伤横夭之莫救"的张仲景立志发愤钻研中医。他"勤求古训，博采众方"，刻苦攻读《素问》《灵枢》《难经》等古典医籍，并结合当时医家及自己长期积累的医疗经验，撰成《伤寒杂病论》。

《伤寒杂病论》问世以后，由于战乱兵燹，原著不久即散遗失。后人经过整理，将论述外感热病的内容结集为《伤寒论》，将论述内科杂病的部分结集为《金匮要略》。

（二）内容概要与学术价值

《伤寒杂病论》是我国最早的理论联系实践、理法方药齐备的临床医学专著，是一部阐述外感病及杂病诊疗规律的开创性和奠基性的大作，而且它是一部高水平、流传百世、影响临床各科学术经验、最具有代表性的医学典籍。

1. 提出了辨证论治范例：张仲景继承了《黄帝内经》等古代医籍的基本思想与理论，结合当时的丰富经验，以六经论伤寒，以脏腑论杂病，确立了严谨的诊疗规范和辨证体系，奠定了中医学辨证治的原则，使中医基本理论与临证实践紧密结合起来。

（1）《伤寒论》以六经论伤寒。《伤寒论》10 卷，397 条。张仲景十分重视对《黄帝内经》的研究，所用六经辨证，直接渊源于《黄帝内经》。

《素问·热论》说："今夫热病者，皆伤寒之类也……人之伤于寒也，则为病热。"而且，《黄帝内经》对于外感发热病提出了六经传变的理论。《素问·热论》言："伤寒一日，巨阳受之，故头项痛，腰脊强。二日阳明受之，阳明主肉，其脉侠鼻络于目，故身热，目疼而鼻干，不得卧也。三日少阳受之，少阳主胆，其脉循胁络于耳，故胸胁痛而耳聋。三阳经络皆受其病。而未入于脏者，故可汗而已。"三阳经传尽，又传入三阴经，"四日太阴受之……五日少阴受之……六日厥阴受之。"

张仲景在《素问·热论》的基础上，考察了整个外感病的发展变化过程。根据病邪侵害经络、脏腑的程度，患者正气的强弱，以及有无宿疾等因素，寻找发病的规律，并提出了自己的见解。这概括起来就是以六经论伤寒。张仲景参照《素问·热论》六经传变的原则，把外感热病发展过程中各个阶段所呈现的各种综合症状概括为六个类型，即太阳病、阳明病、少阳病、太阴病、少阴病、厥阴病，并以此作为辨证论治的纲领。由于六经包括手六经和足六经，也就是十二经，十二经又络属各个脏腑，因而疾病的发生、发展、传变与整个脏腑经络联系起来。所以六经辨证，其实质是整个脏腑经络学说在临床上的具体运用。也就是说《伤寒论》根据人体抗病力的强弱、病因的属性、病势的进退缓急等因素，将外感病演化过程中出现的各种证候进行分析、综合、归纳，从而讨论病变的部位、证候特点、损及脏腑、寒热趋向、邪正消长及立法处方等问题。

《伤寒论》为外感巨著，该书除了介绍各经病症的特点和相应的治法之外，还说明了各经病症的传变、合病、并病，以及因处治不当而引起的变证、坏证与其补救方法等。通过对六经证候的归纳，可以分清主次，认识证候的属性及其变化，从而在治疗上可以掌握原则性和灵活性。《伤寒论》第16条曰："观其脉证，知犯何逆，随证治之"。这是张仲景对辨证论治原则所做的最扼要的概括。

（2）《金匮要略》为方书之祖，该书以脏腑论杂病。"金匮"，表示此书的重要和珍贵；"要略"，表明书中所言简明扼要。书名表明本

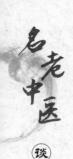

书内容精要，价值珍贵，应当慎重保藏和应用。《金匮要略》共6卷，25篇，以脏腑辨证论述内科杂病为主（占全书的2/3以上），如痉、湿、百合、狐惑、疟疾、中风、历节、肺痿、奔豚等60多种病症，兼及外科的疮痈、肠痈、浸淫疮和妇科脏躁、经闭、妊娠病、产后病和其他杂病，还有急救及食禁等方面的内容。

张仲景对杂病的论治，以整体观念为指导思想，以脏腑经络学说为基础，主张根据脏腑经络病机进行辨证，开创了脏腑辨证之先河。他对病因、病机及诊断、治疗的论述十分精湛。特别是在病因方面，提出了一个比较完整的病因学说，《金匮要略》认为："千般灾难，不越三条：一者经络受邪，入脏腑，为内所因也；二者，四肢九窍，血脉相传，壅塞不通，为外皮肤所中也；三者，房室、金刀、虫兽所伤。以此详之，病由都尽。"这是最早把病因分为三类的论述，后来南宋陈言的三因学说，便是在《金匮要略》基础上发展起来的。

张仲景对外感热病与杂病的认识和临证治疗法，被后世概括为辨证论治体系，为后世临证医学的发展奠定了基础。

2. 对方剂学的贡献：《伤寒论》立方112首，《金匮要略》立方262首，除去重复者，两书实际载方269首，使用药物达214种，基本上概括了临床各科的常用方剂，故被誉为"方书鼻祖"。其方剂学成就主要表现在以下几方面。

（1）提出了较严谨的方剂组方原则：张仲景的《伤寒杂病论》，对方剂组成及方中药物的加减，均提出了较严格的要求。充分体现了君、臣、佐、使相配合的组方原则。根据病情变化和兼证的不同，处方又有所加减变化。由此可见，张仲景组方的原则严格与灵活。

（2）创制了多种方剂的剂型：在《伤寒杂病论》中，所载方剂剂型有汤剂、丸剂、散剂、酒剂、洗剂、浴剂、熏剂、滴耳剂、灌鼻剂、灌肠剂、软膏剂、肛门栓剂、阴道栓剂等不同类型。所用方剂剂型种类超过以往医学文献及简牍所载的医方内容。这些剂型至今仍广泛应用于临床各科，用以治疗各类疾病。该书所运用的汗、吐、下、积、温、清、补、消等基本治法，一直被后世临床广泛应用。

（3）记载了大量有效的方剂：《伤寒杂病论》中所载方剂，大多切合临床实际。如治疗半表半里的小柴胡汤，治疗阳明热盛及暑温的白虎汤，治疗黄疸的茵陈五苓散，治疗痢疾的白头翁汤，治疗胸痹心痛彻背的栝楼薤白半夏汤，治疗虚劳和虚烦不眠的酸枣仁汤，治疗妇人经漏的芎归胶艾汤及麻黄汤、桂枝汤、大承气汤、理中汤、四逆汤、渲心汤、乌梅汤等，都是直至今天仍在中医临床普遍应用的行之有效的方剂，至今仍享有盛名，这些经黄处方被后人称为"经方"。

综上所述，《伤寒杂病论》不仅为诊疗外感疾病提出了辨证的纲领和治疗方法，也为中医临床各科提供了辨证和治疗的一般示范。它成书之后，一直指导着后世医家的临床实践。历代许多著名医学家，无不推崇张仲景的著作，无一例外地重视对《伤寒杂病论》的研究。从唐宋以后，《伤寒杂病论》的影响远及国外（尤其在日本），可见其学术价值之大。

第二节　内科名著

一、《脾胃论》

（一）作者简介与成书情况

《脾胃论》是由金代著名医家李杲（1180—1251年）撰写，他是我国历史上对临床医学影响最大的医学宗师之一。

李氏为金元四大家之一，字明之，自号东垣老人。河北正定人。学医于张元素。他所创立的"补士派"，并创制多首名方。对后世影响很大，对祖国医学理论的发展作出了很大的贡献。著述较多，其代表性著述有《脾

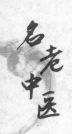

胃论》《内外伤辨惑论》《兰室秘藏》《活法机要》等。

李杲中年以后，由于战争所迫，以医为业，他继承了张元素脏腑辨证的学术思想，在长期乡村行医的基础上，创建脾胃内伤学说，被后世尊为"补土派"宗师。晚年，李杲收罗天益为关门弟子，罗天益全面地吸收了李杲的脾胃学说，在脾胃内伤病纲目分类及其临床应用经验的认识上，进一步丰富了李杲的脾胃学说理论与实践经验。

（二）内容概要与学术价值

《脾胃论》共 8 卷，主要是根据《内经·太阴阳明论》阐发脾胃的重要性。其脾胃虚实传变论是《脾胃论》全书的纲领，概述了胃气是脏腑内外供给物质营养的源泉，论证了脾胃虚实相互转化的关系，特别强调"人以胃气为本"。如饮食不慎，劳倦损害胃气，都能导致脾胃受病，从而阐明"后天之本"的脾胃对整体功能的重要作用。李氏观察到人民所患疾病，多由饮食失节，劳累过度，精神刺激所伤，由于他善于应用温补脾胃之法，故后世称他是补土派（或"温补派"）的宗师。李氏学说的学术价值如下。

1. **脾胃和"元气"的密切关系**：他明确地指出："元气"是决定人体健康与否的关键，而脾胃又是决定元气虚实的关键。所以他的整个学术思想，都非常重视元气，也非常重视脾胃。他在《脾胃论》中说："真气，又名元气，乃先身生之精气也，非胃气不能滋之"。他又说："脾胃之气既伤，而元气亦不能充，而诸病之所由生也"。脾胃是元气之本，元气是健康之本，脾胃伤则元气衰元气衰，则疫病所由生，这是李杲在元气这一问题上的基本论点。

2. **脾胃在外降运动中的枢纽作用**：李氏认为脾胃为人体升降运动的枢纽，只有谷气上升，脾气升发，元气才能充沛，生机才能洋溢活跃，阴火才能收敛潜降。因此，他在理论上就非常重视升发脾胃之阳，在治疗上就喜用升麻、柴胡，以遂其升生之性。在具体掌握上，李氏认为升发是主要的、基本的，潜阳是次要的。

3. **内伤与阴火的关系失调**：李氏认为内伤的发展机制，就在于气火关系的失调。他在《脾胃论》一书中认为："元气不足而心火独盛，心火者，阴火也，火与元气不两立，一胜一负"。他认为：脾胃居于中焦，是升降运动的枢纽，升则土输于心肺，降则下归于肝肾。若脾气虚，升降失常，内而五脏六腑，外而四肢九窍，都会发生种种疾病，故升降失常也成为内伤病机的主要病机之一。李氏的这些论述，都是临证实践的经验总结，是具有一定实用价值的。

李氏在内伤外感的鉴别方法上所取得的成就，具有一定的实用价值。总之，李氏强调脾胃的作用，精于脾胃学说，确实有其独到之处，对中医学理论与临床实践的发展，影响很大。

二、《丹溪心法》

（一）作者简介与成书情况

《丹溪心法》作者朱震亨（1281—1358 年），字彦修，元代婺州义乌人，世居丹溪，故同辈学者尊之为"丹溪翁""丹溪先生"。44 岁时，朱丹溪接受老师许谦的建议，拜名医罗知悌为师，一心致力于医学，一心研习岐黄之术。

（二）内容概要与学术价值

《丹溪心法》反映了元代医学宗师朱震亨在内科杂病等方面的主要临床经验和学术见解。本书共 5 卷。明初刻本并增附了后世医家著述内容，后经程充删订校正，复刊于公元 1481 年，即当前的流通本。卷首有医论 8 篇，全书分列以内科杂病为主的各科病证 100 篇。每一病证，先引朱氏原论，次记其学生戴元礼有关辨证的论述，并介绍治疗方剂。其中各病症的附录部分对病名的解释及脉因、证、治等方面，均有简要的分析。

朱氏对《黄帝内经》进行了精心的研究，融会张仲景、刘完素、李杲等各家的学术经验，在书中提出"相火论"及"阴常不足，阳常有余"等学说思想。他针对寒凉派刘河间的"火热论"与攻下派张子和的"攻邪论"

及补土派李杲的"脾胃论"中诸多治法的不足，以及当时中医滥用《局方》香燥、温补之方药所产生的弊害，提出"滋阴泻火法"用以治疗内伤阴虚火旺之证，并创立滋阴说。朱丹溪的学术虽以养阴为特色，但在临床上擅长治疗气、血、痰、郁等杂病，所以后世医家王纶有"杂病用丹溪"之说。全书比较集中和全面地反映了朱丹溪"阳常有余，阴常不足"的学说观点及气、血、痰、郁诸病治疗见解和丰富经验。其临床治疗虽重视补阴，但不拘泥专方，治法也比较灵活机变，是一部研究内科杂病和朱丹溪学说的必读著作。

三、《温病条辨》

（一）作者简介与成书情况

《温病条辨》由清代著名医学家吴瑭（1758—1836年）撰写。吴瑭字配珩，号鞠通，现今江苏淮阴人，以吴鞠通这一大名而名于世。吴氏早年攻举业，因其父和侄儿相继被时医误治而死，他19岁时遂弃儒从医，清乾隆癸卯秋（1783）来到北京。借检校《四库全书》的机会，阅读了大量中医古籍名著，受明末吴有性《温疫论》影响最大，攻读几年后，医道大进。乾隆五十八年（1793）北京瘟疫大流行，当时的医生以伤寒法施治无效，道友们请吴鞠通施治，吴氏以温病法施治，活人多不胜数，由此声名大振。吴鞠通鉴于当时的多数医生墨守伤寒病的学术经验，治疗温病不知变通，致使患者"不死于病，而死于医"，遂归纳自己治温病心得，倡导"三焦辨证"纲领，著书立说，以示规矩。历时六载，撰成《温病条辨》一书，系统论述了自己瘟病的辨治规律和理法方药措施。

（二）内容概要与学术价值

《温病条辨》共6卷，卷首1卷，共分为7个部分。卷首及前三卷为全书主体，前三卷据金·刘河间"三焦分治"的方法，系统地把温病分上、中、下三焦三篇，以三焦为纲，九种病名为目，阐述了瘟病的病源和证治及瘟病的辨证施治体系，使辨证与辨病有机地联系起来。后三卷附有吴鞠通临证的一些医论杂说，还涉及内、妇、儿等科的内容。

吴氏强调以三焦作为分篇辨证的纲领，并以此作为温病发展的三个阶段。他认为：温病由口鼻而入，鼻气通于肺，口气通于胃。肺病逆传可到心包。上焦病不治则传中焦，胃与脾也。中焦病不治即传下焦，肝与肾也。始上焦，终下焦。书中还论述了温热瘟疫等九种疾病的证治。并根据叶氏经验提出清络、清营、育阴等各种治法，在方剂上又化裁出桑菊饮、清宫汤、青梅汤等许多名方。总之，吴氏在温热病病机，辨证论治和方药诸方面，对叶天士原有的内容做了补充、丰富和提高，使温病学说更加完整和臻于系统化。吴氏原书刊载的按语，颇有助于读书。

该书是一部阐释温病因证脉治较为系统全面的专著，又是温病学理法方药兼备、集大成之作。该书刊行之后，即风行海内，为当时和后世医家所推重，据《中国中医古籍总目》，截至 1911 年，该书翻刊重印版本达78 种之多，今之国家统编《温病学》教材，取该书之说、撷该书之方亦最多，是温病学派的重要代表著作之一，故推荐为中医临床必读之著作。

第三节　外科名著

《外科正宗》

（一）作者简介与成书情况

《外科正宗》由明代著名医学家陈实功（1555—1636 年）撰写，陈氏字毓仁，号若虚，现今江苏南通人，明代著名外科医家，被誉为"中医外科学'正宗'派的创始人"。陈实功幼年多病，因而开始潜心于医学研究，他少年时期师从著名文学家、医学家李沦溟。陈氏主张外科疾

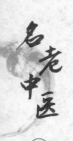

病应采取内治或内治外治相结合的方法，强调外部手术与内服药物的配合使用，如息肉摘除术、气管缝合术等，都是内外治相结合。陈实功治病辨证精细，用药切当，手术技术精湛，登门求医者络绎不绝，名震大江南北，是明代最著名的外科专家。陈实功先后用了40年时间，精心研究明朝以前有关外科的专著，不顾晚年身体虚弱，根据自己多年行医的丰富经验，于明万历四十五年（1617）撰写《外科正宗》，这部书也是他学术思想临床经验的集中体现。

（二）内容概要与学术价值

《外科正宗》共4卷，20余万字，按总论、诊断、治法、病例、方剂的次序论述疾病，条理清楚。尤其注重诊断上理论联系实际。该书收载了自唐到明代的内服外敷有效方剂，内容十分丰富。书中对肿瘤的记载，除包括了薛已在《外科枢要》中所描述的筋瘤、血瘤、肉瘤、气瘤和骨瘤外，更报告了粉瘤、发瘤等。尤其对皮肤病的记载较多。他还记载了截肢、气管缝合、鼻息肉摘除、咽喉和食管内铁针的取出，以及下颌骨脱臼、整复法等许多精巧的手术。对于痔的治疗，记载有枯痔散、枯痔钉、挂线疗法等。此外，在护理上强调合理营养的重要性。该书对外科的发展做出了重大的贡献，后人认为他列证最详，论治最精。明代从事外科成就最高，影响最大的，当首推陈实功。卷1总论痈疽的病源，诊断与治疗；卷2～4，分论各类常见病100多种及其辨证施治，并附典型病例，最后还介绍了炼取诸药的方法。值得特别提出的，就是他对癌症的探索研究。在许多著作中以陈氏论述乳腺癌最详。陈氏通过临床观察和触诊，发现乳岩（癌）"不痛不红""坚硬如石，初如豆大，渐若棋子，半年一年，二年三载，不痛不痒，渐渐而大，始生疼痛，痛则无解"。在当时的医疗条件下，"凡犯此者，百人必百死"，陈氏提出只有及早发现，及早治疗，或有一线希望。陈实功是明代最杰出的外科医家，也是中医外科三大学派之一正宗派的创始人。《外科正宗》系统总结了明代以前的外科学术成就，提倡外科疾病内外治结合的方法，历来为研究中医外科者所重视，是一部代表明代以前外科学成就的重要著作，也是从事中医外科、肛肠科、皮肤科医生必读的著作。

第四节　骨伤科名著

《仙授理伤续断秘方》

（一）作者简介与成书情况

《仙授理伤续断秘方》为唐代著名骨伤科医家蔺道人撰写，此医家在史书中无传记，名氏生平不详。据《仙授理伤续断秘方》序文记载，蔺道人在唐会昌年间（841—846 年）已"百四五十岁"，根据此话推断，蔺道人生于公元 700 年左右。由序文可知，蔺道人原为长安（今陕西西安）人氏，后隐居江西，与村民彭叟相交颇深。一日，彭叟之子因伐木坠地而致"折颈挫肱"。蔺道人诊视后，给予治疗，数日即愈。《仙授理伤续断秘方》托名"仙授"，据考证撰写于公元 946 年左右。

（二）内容概要与学术价值。

本书又称《理伤续断方》，全书 1 卷，包括《医治整理补接次第口诀》和《治伤损方论》两部分内容。前一部分主要论述了治疗骨、关节操作的基本原则，首载理伤接骨口诀，记述了理伤续断的步骤；接着又记载治则 42 条，列述人体各部分损伤的诊断、治法、整复手法要领、夹缚器械、药材选择及用药宜忌等内容，其后附有治疗方剂 26 首。后一部分集中收载了伤科治疗方药 20 首。本书介绍整骨手法的 14 个步骤、方法和方剂，并记述了伤损、关节接脱臼、止血、手术复位、牵引扩创、填塞、缝合等手术和验方。这是我国现存最早的一部很有科学价值的伤科专书。它反映了隋唐时期治疗骨伤科疾病的水平已较为先进。全书主要叙述了

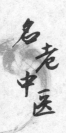

关于骨折的处理步骤和治疗方法，包括手支复位、牵引、扩创（开刀）、固定等项。书中对于穿破骨折的处理，除了创口清理、填塞、缝合之外，还提出了"煎水"冲洗创口，并用绢片包裹，强调不可"见风着水"，这对于防止感染很有好处。对于肩关节脱臼的治疗，采用了"椅背复位法"，这对后世影响颇大。书中载方40余首，有洗、贴、掺、揩及内服诸法。内服方药基本上已有了"内伤""外伤"的划分雏形，并为伤科用药奠定了良好的理论基础。

第五节　妇产科名著

一、《妇人大全良方》

（一）作者简介与成书情况

《妇人大全良方》由宋朝著名医家陈自明（1190—1270 年）撰写。陈氏字良甫，又称良父，南宋江西临川（今江西抚州）人。出身于三世业医的医学世家，精于妇科及内外科，曾任建康府（今江苏南京市）明道书院医学教授，身情济世活人的志向，治学严谨，勤求古训，博采众方，学习典籍，深得《黄帝内经》要旨，博览历代医家著述，遍行东南各地，汲取南宋以前诸家治疗妇科之长，并继承家传良方，诊疗医术高明。除精熟于妇科外，亦擅长外科，其代表作有《妇人大全良方》和《外科精义》二书。

（二）内容概要与学术价值

本书共 24 卷。全书分九门，前三门为妇科，论述了正常月经、月经病、一般妇科常见病，以及不育症等。后六门为产科，对胎儿形成、发育、孕期疾病的治疗和处理及妊娠用药禁忌等也都有较详细的记载。全书共

200 余论，分述其病因、证治，内容丰富，临床实用。书中虽然也掺杂了如胎教、藏胞等部分封建迷信、唯心的论述，但总体来说，此书诚为十三世纪妇产科的杰出著作，比历代同类著作都专门化、系统化，因此它一直影响到明清医学家，风行 400 年，直到十七世纪王肯堂《女科证治准绳》，仍以此书作蓝本，为现存之妇产科书中最早的妇产科著作。

《妇人大全良方》是我国早期女科著作中最有权威性和代表性的名著，是一部在妇科学发展史上占有重要地位，对中医妇科学有突出贡献的中医妇产科专著。书中的妇科学术理论和临床方治内容较为丰富、全面，从医学专科的角度，该书对南宋后的妇科论著有很大的学术影响。难能可贵的是，书中还附有作者的验案、家传秘方和个人临床经验、学术观点与见解。此书为中医妇产科医生必读著作。

二、《傅青主女科》

（一）作者简介与成书情况

《傅青主女科》由明末清初著名医学字傅山（1607—1684 年）撰写。傅氏初名鼎臣，初字青竹，后改为青主，别字公它，号征君、啬庐、浊翁、真山、石道人，又号称朱衣道人，阳曲（今山西太原市）西村人，为明末清初的著名文人，反清政治活动家。同时又为当时著名医学家，曾被称为"妇科医圣"。他医道高明，且以儒学义理用于医学研究，不拘学派，应手而效，家有禁方，常资以活人，名重一时。本书撰写于清康熙十二年（1673）。

（二）内容概要与学术价值

《傅青山女科》共 2 卷。上卷以论述妇科病症为主，可分带下、血崩、鬼胎、调经、种子五门。每门又分述若干病证，共计 39 个病症，41 首治疗方剂。下卷以论述产科病症为主，分妊娠、小产、难产、正产、产后五门，计 39 篇、41 症，载 42 方、2 法。全书论述简明扼要，理法方药严谨规范，重视肝、脾、肾三脏病机，善用培补气血、调理脾胃之法，颇受妇产医家推崇。傅青主继承了清初以前历代医学家关于妇产科学的学术思想，并结合自己的临床经验，提出了很多独特的学术见解，迄今仍是中医妇科领域最重要的临床参考名著。也是学习中医妇产科的必读参考书，可供中医临床工作者、中医院校师生、自学中医人员阅读。

第六节　儿科名著

《小儿药证直诀》

（一）作者简介与成书情况

《小儿药证直诀》为宋朝钱乙（仲阳）所撰写，由钱乙的学生阎孝忠搜集其生前论稿、医案、验方等整理汇编而成。钱乙（1037—1119年），字仲阳，祖籍钱塘（今浙江杭州），随其曾祖钱赟时北迁，定居山东郓州（今山东东平）。父钱颢，善针灸医术，但嗜酒喜游，一旦东游海上不复返，遗留孤孀母子，钱乙当时才3岁，后不久母也病故，幼年的钱乙由其姑父母收养为子，稍长读书，又随从姑父吕氏学医，精读《黄帝内经》《伤寒论》《神农本草经》《颅囟经》等医书，在山东各地巡迴行医，广泛征集民间验方，结合临床实践，根据藏象理论，在汉代名医张仲景辨证施治的基础上，摸索出一套适用于小儿的"五脏辨证"法，研究出数十种小儿专用药方。最有名的贡献是他将《金匮要略》中的"肾气丸"化裁制成"六味地黄丸"，成为滋补肾阴的代表性名方，足见其斟酌变通，动契精微的功力。宣和元年（1119），由河南开封人阎孝忠搜集、整理其临床经验，汇编成《小儿药证直诀》。阎氏幼时患多种疾病，屡经钱乙医治而愈，于是长大后对钱乙医术敬仰已久，悉心整理他的学术经验，编成此书。

（二）内容概要与学术价值

现存《小儿药证直诀》共 3 卷。是继承了《颅囟经》的成就，采用《黄帝内经》及诸家学说结合他自己的经验而写成的。钱氏指出，小儿的生理特征是"脏腑柔弱""成而未全，全而未壮"，其病理特征是"易虚易实，易寒易热"。在诊断上，主张从面部和眼部诊断小儿的五脏疾病，如左腮赤者为肝"热"，目内无光者为肾虚之类。在处方用药方面，为戒妄攻、误下与峻补，主张"柔润"的治疗原则。钱氏比较全面地总结了以五脏病理学说为指导思想的儿科辨证施治的方法。总而言之，钱氏对于小儿的生理、病理及辨证施治和制方用药方面，创见颇多。钱氏还主张小儿科诊断应注重望色，尤其注意面部及目内之颜色，称为面上证与目内证，钱氏又为记述麻疹流行及百日咳最早之医家。

本书较为系统全面地阐述了我国儿科学术临床奠基人钱乙的丰富经验与方治。卷末附有"阎氏小儿方论"，为阎氏研究钱氏诊疗诸法之心得体会。该书不但为儿科学的发展奠定了基础，还对中医学的辨治理论产生了深远的影响。《小儿药证直诀》为从事儿科的临床医生必读的名著。

第七节　针灸名著

一、《针灸甲乙经》

（一）作者简介与成书情况

《针灸甲乙经》是晋代著名医学家皇甫谧（215—282 年）所撰写，皇甫氏，字士安，幼年名静，是安定朝那（今甘肃省平凉市灵台县）人，汉代太尉皇甫嵩的曾孙。壮年立志，到同乡一位叫席坦的学者那里学习，勤学苦研。终成中国历史上一代名士和针灸学家。皇甫谧把写书作为自己事业，取号玄晏先生，写有《礼乐》《圣真》等论著，后来得了风痹并发耳聋的疾病，仍然手不释卷，被人称为"书痴"，在病榻上以坚韧的毅力研读古代医书，终于著成针灸界影响深远的《针灸甲乙经》。

（二）内容概要与学术价值

《针灸甲乙经》，全名《黄帝三部针灸甲乙经》，后人简称《甲乙经》。据《隋书·经籍志》记载《黄帝甲乙经》10 卷，《音》1 卷；《旧唐书·经籍志》记作《黄帝三部针经》13 卷；推断原书可能共 10 卷，后分作 12 卷，另外加上《音》1 卷，故此才有 13 卷之说，但当前可看到传本全书仍然分作 12 卷，前有皇甫氏自序及序列，12 卷可分两大部分，前6 卷主要论述脏腑、阴阳、气血、经脉、腧穴、诊法和刺法刺禁等，相当于经论，当为全书的总论部分；后 6 卷则以各种病症为标题，相当于经论，当为全书的总论部分；后 6 卷则以各种病证为标题，详细论述对于内、外、妇、儿、五官等科多种病证的具体针灸方法，应该算作全书的各论部分。本书对阐述经络理论，统一古代针灸穴位的位置、名称、取穴法，总结晋以前针灸学的成就等，做出了重大贡献，是我国现存最早的一部针灸学专书，对后世针灸学的发展有着很大的影响。本书是将《素问》《针经》（即《灵枢》古名）和《明堂孔穴针灸治要》三书之精要，删其浮辞，去其重复，分类合编而成。此书直至于今仍与《黄帝内经》并重。主要论述脏腑经络、病因病理、腧穴针灸法及各类疾病的针灸取穴等，对于古代针灸疗法进行了系统的归纳和整理。全书综合 128 篇，其中 70 篇是介绍经穴。在理论上虽然是根据《黄帝内经》而编撰，但是它的内容包括生理、病理、诊断、治疗。凡是对针灸有关的资料完全选辑，择其精要，为流传后世的一部针灸专书。《甲乙经》对祖国针灸医学起了承先启后的作用，不但对国内有贡献，而且影响国际，如朝鲜、日本和法国等国针灸学的成就，都与《针灸甲乙经》相关，从事针灸临床工作的医生不可不读此书。

二、《针灸大成》

（一）作者简介与成书情况

《针灸大成》是由明代巡按山西监察御史赵文柄委派幕客靳贤，在针灸学家杨继洲编著的《卫生针灸玄机秘要》（简称《玄机秘要》）基础上，增补前贤针灸论著，再加上杨氏的学术思想和临床经验，补辑重编而成。杨继洲，字济时，祖籍衢州（今浙江衢县六都）人。著有《卫生针灸玄机秘要》3 卷，该书是杨氏研习祖传之书，并行医多年，参考各书编撰整理而成的。杨氏早年就曾刊刻过此书，但未能刻成问世。嘉靖时，杨氏经选试至北京，任职太医院（见王国光叙），声望很高。后因巡按山西监察御史赵文炳患痿痹，多位医生为其处方施治均未奏效，于京都延请杨继洲前往应诊，"至则三针而愈"，杨氏出示所编之书，赵知他"术之有所本"，又感"诸家之未备"，乃"复广求群书"，并委派幕客靳贤选集校正人才，协助增补前贤针灸论著，再加上杨氏的理论和经验，成为《针灸大成》一书，然后为之服梓传播。

（二）内容概要与学术价值

本书共 10 卷。杨氏在早年撰写的《卫生针灸玄机秘要》（已佚）一书的基础上进一步汇集历代针灸名家的心得及学术成就，并加入自己丰富的临床实践经验而编成。卷 1 摘录了《黄帝内经》《难经》等书的针灸理论；卷 2 ~ 3 为针灸歌括；卷 4 为针法；卷 5 为子午流注及灵龟飞腾针法；卷 6 ~ 7 为经络及腧穴；卷 8 为诸症针灸法；卷 9 选录各家针灸方法、灸法及杨氏医案；卷 10 录陈氏（佚名）《小儿按摩经》一书。本书内容以歌括形式来叙述，便于记忆，而且内容又十分丰富。不但对古代医籍中有关针灸的原文加以必要的注解，还详注原文出处。由于本书

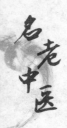
较全面地总结了明代以前历代医家及民间的有关针灸的学术经验和成就，三百多年来一直是针灸学家的重要参考书与必读书，是流传很广，影响很大的一部医著。本书在临床和研究方面都有较高的参考价值。

第八节　医案名著

一、《临证指南医案》

（一）作者简介与成书情况

《临证指南医案》由清朝著名医家叶桂撰写。叶桂（1667—1746 年），字天士，号香岩，别号南阳先生，为清代早期的医学宗师。其先祖本是新安地区歙县（今属安徽省）人，后由歙迁吴（今江苏苏州市）。叶桂出身于中医世家，祖父叶时、父亲叶朝采均精于医道。叶桂 14 岁随父学医，共拜过 17 位名医为师，熟悉并掌握了历代重要学术流派的学验精粹。但他治学的基本经验是博采诸家之长，尊古而不泥于古。叶桂擅长诊治内科杂病和温病，诊务过于繁重，难以挤出时间将之整理成书，但他经治的大量医案记录，散落于门弟子或周围相关人士的手中。《临证指南医案》的整理编成，是由锡山（今属江苏无锡市）华岫云整理完成。华氏宗叶，但不是叶桂的门人。他素来仰慕叶天士氏的高超医术，经过他多方搜救叶天士的医案，特别是叶天士晚年的医案超过一万多例，华岫云认真加以阅习，从中选择、编纂和分门别类，最终成书。

（二）内容简介与学术价值

本书 10 卷，前 7 卷为内科杂病，后 3 卷为妇科与幼科；以病为纲，分为 89 门，体现了叶氏治病辨证细致，善于抓住主证的特点。立法处方熨帖中肯，用药灵活而有法度。其中温病治案尤多，吴瑭《温病条辨》多取材于此书。本书于每门之后均附论一篇，由叶氏门人分别执笔。书中附有案中所引用的方剂。叶天士的《临证指南医案》，堪称是在个人医案著作中，风行最广、刊行种类最多的一种，叶天士应该是清代最著名的临床医学宗师。他善于采纳前贤各种学术临证专长，又能在诊疗中出奇制胜，创立新说，故叶氏的医案，值得我们深入研究，并进一步予以弘扬、推广。

二、《丁甘仁医案》

（一）作者简介与成书情况

《丁甘仁医案》由丁甘仁长孙丁济万，门人程门雪、朱振声、宋大仁、刘佐彤、钱乃振等整理后，于1927年由上海华丰印刷铸字所铅印出版。《丁甘仁医案》一书被列入《民国名医著作精华丛书》之中，列为国家"十五"规划重点图书，2002年10月曾根据1927年上海华丰印刷铸字所铅印本，由王致谱点校，裘沛然审订出版了《孟河丁甘仁医案》一书。

（二）内容简介与学术价值

丁甘仁（1865—1926年），名泽周，江苏省武进县孟河镇人。孟河是近代名医的摇篮，清末民初，人才辈出，世称孟河医派，其中以费伯雄、马培之为中坚。丁家三世业医，堂兄丁松溪学医于费伯雄，尽得其传。丁甘仁受乡风熏陶，立志行医济世，初受教于丁松溪，继而学医于圩塘马绍成。十九岁又从业于一代宗匠马培之。他勤学深研，无问寒暑，对马氏的治疗经验，如内科方案的记录、外科方药的炼制，积累甚富，并能兼收并蓄马氏内外二科（包括喉科）之长。学成之后，悬壶于苏州。三四年后到上海仁济堂从诊施医。丁甘仁由孟河到苏州，从苏州到上海，丰富的阅历使其在学术上不断发展成熟。逐步形成了丁氏的医家风格。丁氏晚年倾心于中医教育事业，创办了上海中医专门学校。当时闻风而

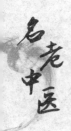
来求学者遍及全国，由此造就了大批高水平的中医人才。如中华人民共和国成立后担任上海中医学院院长的程门雪、黄文东，以及中华人民共和国成立前后的著名中医丁济万、曹仲衡、刘佐彤、王一仁、盛梦仙、张伯臾、秦伯未、许半龙、陈耀堂、章次公、王慎轩、陈存仁等，均为早期毕业于上海中医专门学校的高才生。丁甘仁的医案独具风格，其所书的每一医案，均有理有法，详其舌苔、脉象，诊断正确，然后因病辨证，因证处方，这对后学颇多启发。他对《黄帝内经》钻研颇深，而且学以致用，往往引用《黄帝内经》的论述而书诸方案，使之理论联系实际，既可引起学生对理论知识的重视，又增进了学生的理解和实践的能力。施今墨先生认为丁甘仁的理、法、方、药运用规范，临床医案经过整理后颇有参考价值。为便于学生学习，施今墨在华北国医学院任教时，即以丁甘仁医案为教材亲自讲授。笔者六十年代初期毕业实习期间，认真拜读了《丁甘仁医案》，获益匪浅，体会到这是一部必读的医案名著。

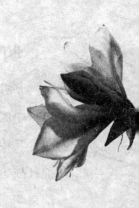

第八章　谢英彪教授学术论文拾萃

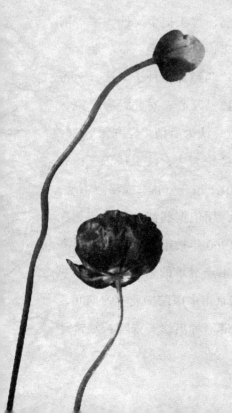

一、张仲梁临床经验琐谈

张仲梁，男，出生于1905年，1971年病故。江苏省江宁禄口人，汉族。出身中医世家，为张氏第七代传人，幼年随其父张卓云（六世）学医，深得其传，加上自己勤奋好学、博览经典著作和历代名医典籍，学验日丰。抗日战争前曾参加国民政府举办的第一届国医考试，名列榜首。之后在南京明瓦廊等地坐堂行医，几年后即声誉大振，求医者众多。中华人民共和国成立后张仲梁率先放弃收入丰厚的个体开业收入，于1956年7月，联合南京名医濮青宇、傅宗翰、汪六皆、姚伯藩、丁泽民、谢昌仁、陈寿春、曹光普等35人组建成南京市中医院，担任首任院长、主任中医师。同时，还先后担任南京市卫生局副局长、南京中医专科学校校长、南京军区总医院和南京铁道医学院附属医院顾问、南京市人大代表和常委、南京中医学会会长、江苏省政协委员、江苏省中医学会副会长、农工民主党南京市委会副主委等职。张仲梁为人忠厚，谦虚好学，知识渊博，经验丰富，擅长内、妇、儿科，治疗内科杂病，善于把金元四大家等前人学说取长弃短，融会贯通，灵活应用于临床；对妇科经、带、胎、产四大症状有精辟研究，尤其对不孕症，独创"调经养精种子"法，对习惯性流产，独创"补肾固胎"法，遣方用药独具匠心；对儿科疹、痘、喘、疳四大病症有独到见解与经验。在学术上，认为所谓"经方派""时方派"，皆有其局限性和片面性，前者以伤寒论为主，注重扶正气；后者以温病学为宗，重视保津液。但疾病千变万化，或正气虚，或津液不足，或二者兼有，因此主张治疗中不能偏执经方，须依据病情分别对待。在同道与患者中威望颇高，就诊者应接不暇。1960年被市卫生局确定急需继承的老中医名单之首位；1963年被列为省重点继承的名老中医；1978年被省政府授予省老中医。1963年，笔者在南京市中医院毕业实习期间，曾多次嘱笔者随其襄诊，为其抄方，并多次带笔者出诊。张院长经常是一面诊病一面抽空解讲其辨证要点和处方特点，如慈父一般。从其子张晓初医师的辨证施治经验中也窥视到张仲梁的一些学术思想和临床经验，并有出版《张仲梁医案选》《张仲梁妇科集锦》《张仲梁儿科心得录》《张仲梁临证经验》等书的想法。笔者虽然跟张仲梁先生时间不长，但他的部分临床经验却给笔者留下了深刻印象，在当时的"临证随笔"中也有所记录，并在日后的临床中屡屡运用，并不断有所发展和创新。现将受张仲梁先生影响较深的三方面经验整理如下，既从中反映出张仲梁主任医师临床经验的一鳞半爪。

（一）四物汤加减方治疗内妇科疾病

四物汤来源于《和剂局方》。其药物组成是当归 10 克，地黄（生地黄或熟地黄）12 克，白芍 10 克，川芎 6 克。方中当归补血活血，地黄补血滋阴，二药重在补血，为本经验方君药；白芍养血柔肝，缓急止痛，为臣药，川芎行血中之气，为行气活血药，并使全方补而不腻，为佐使药。本方组成少而精，配合恰当，既是补血剂的主方，又是活血的基础方剂。笔者在 53 年临床中常以四物汤为基础方治疗贫血、血小板减少性紫癜、白细胞减少症、眩晕、胸痹、胃痛、腹痛、单纯性肥胖症、低热症、神经衰弱、汗症等多种内科病及月经先期、月经后期、月经不定期、月经过少、月经过多、闭经、痛经、阴道炎、盆腔炎、不孕症等多种妇科病，收效满意，灵活运用到出神入化之程度，具体加减经验方如下。

1. 丹栀四物汤

【经验方组成】牡丹皮 10 克，焦山栀 10 克，当归 10 克，生地黄 15 克，赤芍 10 克，炒黄芩 10 克，荆芥炭 10 克，侧柏炭 10 克，甘草 3 克。

适应范围：适用于上消化道出血、衄血及经期超前，经量过多，色鲜红或紫红以及经期出现周期性鼻衄或吐血（倒经），伴有面色红赤，心烦口渴，喜冷恶热，苔黄舌边红、脉数而有力。辨证属于血热证，治以清热凉血。

2. 姜桂四物汤

【经验方组成】官桂6克，干姜6克，当归10克，赤芍、白芍各10克，川芎10克，吴茱萸5克，延胡索15克，牛膝12克，丹参15克，炙甘草3克。

【适应范围】适用于胃及十二指肠溃疡、胃炎、腹痛、脉管炎及闭经，经期延后，量少色暗红，质稠有血块，经期小腹冷痛，得热则减，苔白或质紫，脉沉紧或迟。辨证属于血寒证，治宜温经散寒。

3. 桃红四物汤

【经验方组成】桃仁10克，红花10克，当归尾10克，赤芍10克，生地黄12克，川芎10克，牛膝15克，香附10克，延胡索15克，丹参15克。

适应范围：适用于冠心病、心肌梗死、卒中、脉管炎及闭经，经期延后，量过少或过多，延久淋漓不尽，色紫暗，质稠、血块多且大，经期小腹疼痛剧烈，按之更甚，或见下大血块后痛减，舌质青紫或见小瘀点，脉弦涩。辨证以血瘀证为主，治以活血祛瘀，理气调经。

4. 乌香四物汤

【经验方组成】乌药6克，香附10克，小茴香6克，当归10克，赤芍、白芍各10克，川芎10克，青皮6克，炙甘草3克。

适应范围：适用于腹痛、疝气痛、睾丸炎及月经停闭，经期不准，经量偏少，经行不畅，经前数日及经期小腹胀痛，牵及脘肋，甚至牵引至肛门及腹部胀痛，脉迟弦，苔薄白。辨证以气滞证为主，治当理气活血调经。

5. 金铃四物汤

【经验方组成】金铃子（即川楝子）10克，延胡索15克，当归10克，川芎10克，赤芍、白芍各10克，桃仁10克，红花6克，丹参15克，牛膝15克，炙甘草3克。

适应范围：适用于胁痛、胃痛、神经官能证及更年期综合征，停经，经期延后，量过少，色紫黑，质稠有小血块，经前或经期小腹胀痛剧烈，拒按，血块排出后痛减，胸闷不舒，舌质有紫点，脉弦涩。辨证属气滞血瘀证，治当行气活血，祛瘀止痛。

6. 参芪四物汤

【经验方组成】党参10克，炙黄芪15克，当归15克，熟地黄15克，白芍10克，川芎10克，白术10克，茯神10克，鸡血藤15克，炙甘草3克。

适应范围：适用于贫血、白细胞减少症、慢性低血压病、眩晕症及停经，闭经，月经延后，量过少，经后小腹陷痛，色淡，质稀无血块，面色萎黄无华，头目昏眩，心悸气短，肤不润泽，大便或见干燥，舌淡红苔薄，脉细弱。辨证属血虚证、气血两虚证，以养血益气为治。

7. 芪升四物汤

【经验方组成】生炙黄芪15克，升麻10克，当归10克，白芍10克，熟地黄15克，当参10克，炙甘草3克，荆芥炭10克，煅牡蛎（先煎）30克。

适应范围：适用于胃下垂、直肠脱垂、血小板减少性紫癜、便血及月经超前，经量过多，色淡质薄且稀，面色苍白，眩晕心悸，气短懒言，神疲乏力，不思饮食，舌质淡，脉细弱。辨证属气虚、气不摄血证，拟从补气摄血论治。

8. 地蒿四物汤

【经验方组成】地骨皮12克，青蒿10克，生地黄12克，白芍、白薇各10克，当归身10克，玄参15克，麦冬10克，阿胶（烊化）10克，甘草3克。

【适应范围】适用于低热、结核病、胸膜炎、暑热症及经前超前，经量较少（黄昏增多），色红质清稀，面色少华，两颧红，消瘦，潮热骨蒸，肤干不润，腰酸乏力，舌质红，苔薄或无苔，脉细数。辨证属虚热证，治以滋阴清热。

9. 夏陈四物汤

【经验方组成】法半夏10克，陈皮6克，当归10克，川芎6克，赤芍10克，苍术10克，香附10克，枳壳6克，茯苓10克，丹参12克。

适应范围：适用于胃脘痛、单纯性肥胖症、眩晕综合征及闭经，月经过少伴有形体肥胖，胸闷腹胀、恶心、多痰，口淡无味，舌苔白腻，脉细滑。辨证属痰阻证，以化痰行滞为治。

10. 柴壳四物汤

【经验方组成】柴胡6克，枳壳6克，当归10克，白芍10克，熟地黄12克，川芎10克，青皮、陈皮各6克，郁金10克，延胡索15克。

适应范围：适用于肝病、胃病、神经官能症、抑郁症、梅核气及月经先后不定期，经量或多或少，行经不畅，色暗质稠有小血块，精神抑郁或性情急躁，胸闷胁痛，乳胀，小腹胀痛，苔薄，脉弦细。辨证属肝郁证，从疏肝解郁，和血调经论治。

11. 二妙四物汤

【经验方组成】苍术10克，黄柏10克，当归10克，赤芍10克，生地黄12克，川芎10克，车前草15克，泽泻10克，香附10克，丹参15克。

【适应范围】适用于慢性尿路感染、汗症及盆腔炎、阴道炎、经期小腹剧痛，经来涩少，经期长，色淡不鲜或暗黑有小血块，平时腰酸，小腹隐痛，带下量多，色黄质黏有秽气，苔黄腻，脉滑数。辨证属湿热证，治宜清热利湿，理气和血。

12. 二仙四物汤

【经验方组成】仙茅10克，淫羊藿10克，当归10克，熟地黄15克，炒白芍10克，川芎6克，鹿角胶（烊化）10克，肉桂（后下）3克，牛膝15克。

【适应范围】适用于高血压病、更年期综合征、眩晕、不育症及不孕症、月经停闭，经期延后，或先后不定期，经量过少，或经量多少不一，月经色淡无块，头昏耳鸣，怕冷四肢不温，乳房萎瘪，神疲腰酸，小便频数，舌质淡苔白，脉沉缓或沉细无力。辨证属肾阳虚，治宜补肾温阳。

13. 二子四物汤

【经验方组成】枸杞子 10 克，女贞子 10 克，当归 10 克，熟地黄 12 克，白芍 10 克，川芎 10 克，何首乌 15 克，山萸肉 6 克，牡丹皮 6 克，泽泻 10 克，茯苓 10 克。

【适应范围】适用于高血压病、更年期综合征、眩晕、不育症、不孕症及闭经，月经后期或先后不定期，经量过少或经量多少不一，月经色红质稀，形体消瘦，午后潮热，手足心热，头昏腰酸，乳房萎瘪，盗汗，舌质红，脉细数或细弱。辨证属肾阴虚，治以滋肾养阴。

（二）加味寿胎汤治疗习惯性流产

【经验方组成】桑寄生 30 克，菟丝子 15 克，川续断 15 克，阿胶（烊化冲服）10 克，苎麻根 30 克，炙甘草 3 克。

【组方用意】本方组成少而精，配方恰当，药力集中。桑寄生性平和，不温不燥，为补益肝肾、养血安胎要药。菟丝子性柔润而不燥，能平补肝肾，双补阴阳，长于补肾安胎。川续断含维生素 E，近代药理研究证实，对流产等维生素 E 缺乏症有效，临床常用于补益肝肾，止血安胎。以上三药配伍，用量较大，意在增强益肾安胎、调补冲任之力，为本经验方的主君。阿胶止血安胎，又能滋补肾阴。苎麻根功专止血安胎，各种类型的滑胎、胎动不安均可适用。南京地区民间单味服 30 ~ 60 克也有一定效验。近代药理研究有明显止血作用，此药为本经验方必用之品，在处方中予以足够重视。以上二药同为臣药。炙甘草补气，调和诸药，为佐使药。全方重点在补肾，肾气足则冲任固，冲任固则胎自安。

【加减法】

1. 气虚明显者，加炙黄芪 15 克，党参 10 克，白术 10 克，山药 15 克。

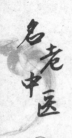
2. 血虚明显者，加熟地黄 15 克，当归身（归头、归尾忌用）10 克。

3. 血热明显者，加炒黄芩 10 克，墨旱莲 10 克，焦山栀 10 克，生地黄 15 克，地榆炭 10 克。

4. 虚热明显者，加生地黄 12 克，白芍 10 克，炒黄芩 10 克。

5. 虚寒明显者，加炮姜 10 克，艾叶炭 10 克，鹿角胶（烊化）10 克。

6. 肝郁明显者，加紫苏梗 6 克，木香 10 克，香附 10 克，绿萼梅 3 克。

7. 肾虚明显者，加杜仲 10 克，熟地黄 15 克，狗脊 10 克。

（三）固本咳喘膏治疗哮喘缓解期

【经验方组成】红参 1 克，补骨脂 10 克，冬虫夏草 1 克，核桃肉 15 克，紫河车 10 克，熟地黄 20 克，鹿角胶 15 克，炙黄芪 15 克，黑苏子、白苏子各 10 克，五味子 10 克，陈皮 10 克，姜半夏 10 克，杏仁 10 克，炙百部 10 克，炙紫菀 10 克，炙甘草 3 克。

【组方用意】红参温阳补气，双益肺脾，为本方君药；补骨脂、冬虫夏草、核桃肉、紫河车、熟地黄、鹿角胶，益肾固本，温肾纳气，为本方臣药；黄芪辅助红参补气。黑、白苏子纳肾气，降肺气；五味子敛肺定喘。陈皮、半夏、杏仁、百部、紫菀肃肺止咳，化痰定喘，以上诸药同为佐药；炙甘草补肺脾，润肺止咳，且能调和诸药，为本经验方使药。

制法与用法：照以上处方 30 付剂量配方，先将红参、冬虫夏草研成极细粉，备用。其他诸药（鹿角胶除外）用自来水冲洗一遍后倒入紫铜锅内，加水浸泡 8 小时后，用武火煎煮，煮沸后改文火煎煮 1 小时，去渣取汁，为头煎煎汁，第二、三煎另加水各煎煮 40 分钟左右，取汁后将三煎药汁合并后倒入铜锅用文火浓缩。另取一锅，将冰糖 500 克加水溶化，并将鹿角胶用绍兴黄酒隔水炖烊后与冰糖液一并入锅收膏，膏将成时调入红参及冬虫夏草细粉，拌匀，再煮 2 沸即成。瓶装密封后，放入冰箱冷藏备用。

用法：每日早、晚各服 1 汤匙，约 20 克，温开水送服。

二、傅宗翰学术经验简介

著名老中医傅宗翰出生于 1917 年，1994 年病故，他是南京市中医院院长、名誉院长，全国著名中医专家，国家级有突出贡献并享受国务院特殊津贴的中医专家。傅老出身于中医世家，排幼承袭庭训，后又师从民国时期大名医张简斋，为张氏四大弟子之一，傅老从事中医临床、科研、教学 50 余年，擅治内、妇科疑难病，疗效显著，在国内中医界享有极高威望。傅老是一位学问渊博，识见宽广造诣精深，学验俱丰的老中医，笔者主编的《中医大家傅宗翰》（2017 年 7 月由东南大学出版社出版）一书，比较全面地体现了傅老学术思想和临床经验。笔者为傅宗翰师传弟子，非物质文化遗产"张简斋中医湿病医术"代表性传人。现就临证学习的心得，对傅老的学术思想和临床经验作一简要介绍。

1. 辨证细腻，分型合理

傅老善治心肝杂病，擅治温热诸疾，临证思路开阔，辨证细腻，分型合理，析理透彻。

长期低热在临床多见，我们每从虚热辨证而惯投青蒿、鳖甲、知母、地骨之类。然傅老诊治低热，辨证时注意病情的微小差异，分伤暑、阴邪郁遏、阴阳失调、正虚四大类，以及暑热、暑湿、伤暑、风湿、湿热、瘀血、营卫不和、肝郁、阴虚、血虚、阴虚十一型，并强调各型之间的相互转化，相互兼见等内在联系。分型符合临床实际，学习后确能提高辨证施治水平，也反映出傅老临证思路开阔、辨证细致入微的特点。

心悸是临床上常见病症，病机多端，后学难以掌握。在《中医大家傅宗翰》"心悸辨证浅见"一文中，不仅对气血阴阳之虚、痰瘀水饮之邪有所分辨，还对心悸常见的迟、数、结代等脉诊特点也做了详尽的论述。通过傅老几个要点的剖析，其辨证纲目分明，实能启迪后学。

傅老对温病之汗颇有研究，在《中医大家傅宗翰》"论温病之汗"一文中，对温病过程中汗之有无，量之多少、质之稀稠、出汗之部位的辨析十分细致。如对湿温病自汗情况的描述:"湿重者身热不扬,躯干肢体有汗,汗液黏滞沾手,触之可得;热盛者,热势稽留,头面上身多汗,汗气发泄蒸腾,望之可见;湿热相争于内,汗多而胸益痞,汗止于颈;湿热升腾于外,汗出益密,汗不及足;湿热迫注于下,大便溏酱而汗多于腹;腑实潮热,腹满且痛,汗多在手足。"实为经验之谈。

对于萎缩性胃炎的辨证,傅老参合中医学理论与西医病理改变,分为肝郁、阴虚、脾虚、血瘀四大证型,认为情志不畅,肝郁气滞化火,为该病早期及胃阴未伤之前的主因;胃阴不足系萎缩性胃炎的本质;脾虚型多见于萎缩性胃炎中后期,这类患者往往呈现脾阳不振杂夹胃阴不足、虚热内生的寒热并存现象;瘀血型患者多见于萎缩性胃炎的后期,且有癌变之可能。然傅老临床上又十分重视变化多端兼夹证型,细致观察,穷究其病机,灵活施治。

2. 立法严谨,方药灵活

傅老立法严谨,对治则大法主张执简驭繁,然选方遣药又随机应变,灵活多样,且善于吸取现代医学之长及运用现代科研成果。

治疗血证,傅老归纳为治火、治气、治血三大法则。并认为"火有虚火实火之别,气有气逆气虚之异,血有血瘀血亏之分,故治火、治气、治血三大原则,其中包括泻火、降逆、化瘀等'血实宜决之'诸法,又有滋阴、益气、统摄、补血、固络等'损者益之'诸法。"还认为:"治火、治气、治血三法又非绝然分开,经常须配合使用。如血证属火,常在寒凉药中加清气之品,或佐以辛味防止留瘀;出血证属气虚,必在甘温药中配伍摄血补血之味;气病出血,清气须佐泄热;血证系由血瘀所致,则化瘀之剂须辅以理气之品。主次分明,相辅相成,共奏止血之效。在血证后期,不论其原系属实属虚,大抵均以胃药收功,因实证虽因火因气而动血,但血之既动,精血必耗,也有血虚之一面,而人生之精血,主要来源于谷气,且脾有统血之能,'胃气一回,血自循于经络矣',

故常以四君子汤、参苓白术散、归脾丸、养胃汤等以善其后。"立法之严谨，方药之灵活，足见一斑。

傅老认为治肝之法愈演愈繁，规律难循，故从多年临床实践中归纳出疏肝、抑肝、清肝、养肝四法，并认为治肝四法"能分能合，如肝郁而有热者，疏而兼清；肝阳亢而阴虚者，抑而兼养；肝郁而阴虚者，疏而兼养。"以上四法统括了肝病常用治则，如此执简驭繁的治法归类，对后学者认识和掌握肝病的治疗规律很有指导价值。

处方灵活，择药中肯，随机应变是傅老临证的特色，也是傅老对一些疑难痼疾独具慧眼，屡起沉疴的原因所在。如一胸闷心悸（病毒性心肌炎）构成，初期系虚实相兼证候，故侧重选用清心热、养心阴、和心络之方药；二诊则根据舌脉症状的改变而减清营之药，增补气养心之品；三诊改用温养心气、和养心体之药，以治其本。由于随证易方，虚实兼顾，标本有序，故在短期内即取得"诸症均安，心电图复查正常。半年后追访，一切如常"的疗效。

将现代科研成果及时运用于临床，赋予辨证施治以新内容，是傅老临证的另一特色。如治疗肝炎初期转氨酶升高的患者，傅老常选用药理研究有降酶作用的垂盆草、平地木、板蓝根、紫参、蒲公英、黄芩、贯众、虎杖等中药，每每获效。但是又认为对于迁肝和慢肝活动，转氨酶反复波动者，必须辨证与辨病相结合，在扶正的基础上适当选用几味降酶的中药，则疗效持久稳定。此外，傅老还善于从草药中择优取用，如治疗血证，十分推崇景天三七、卷柏、鹿含草、羊蹄的止血作用。

3. 理论博精，不断创新

傅老在理论上既博且精。他熟谙《灵枢》《素问》，精于《伤寒论》《金匮要略》及温病学说，不悖经典，而对中医学理论有自己的独特见解，敢发前贤之未发，善集各家学说及现代医学之长，对中医学理论不断有所创新，有所充实。

高脂血症为临床常见病证，古代文献中没有专题阐述，近代教材及杂志报道中亦缺少系统论述，这就为中医提出了新课题。傅老通过对该病的系统观察及诊治经验，结合中医学中散在的理论阐述，对高脂血症的病因病理、辨证分型、治则用药做了精辟的阐述，对该病的病理提出了"清从浊化""痰瘀相关""脂渗血中"的见解，总结出"浊脂学说"。此外，对瘀血证的病理论述，对痰的病理机制及治痰法 17 种作用的论述等，均弥补了中医学理论的某些不足。

在《中医大家傅宗翰》"论肝"一文中，傅老通过"阴阳统一之体""曲直刚柔之性""藏血含有贮藏调节之意""疏泄寓有运化气血之能"四点论述，对肝的活泼多变的生理特点，通过"具有郁结、上扰、下迫、横乘、流窜之性""演变肝郁、肝火、肝阳、肝风、肝厥之类""病有太过、不及、热化、寒化之异""涉及乘土、刑金、冲心、耗肾之变"四个方面的论述，把肝的复杂多端的病理变化从理论上剖析得淋漓尽致，令人心悦诚服。足见傅老对"肝"的研究之深入。

傅老长期致力于免疫性疾病的研究，颇有建树。对于干燥综合征，傅老认为单纯按照常法，从滋阴生津润燥入手，疗效显然不佳，结合古训和临证探索，另从"脾燥"立论，独创健脾清燥大法，临床收效显著。

三、运用濮青宇加味连苏饮的临床体会

濮青宇出生于 1910 年，1967 年病故，江苏省首批名中医，出身于中医世家。濮氏早年师从民国时期大名医随翰英，后随名医冯瑞声习业又得"南张北施"（指南京的张简斋与北京的施今墨）的民国著名中医张简斋的授业指导，擅长内科，精于喉科。1956 年与张仲梁、傅宗翰等南京名医组建南京市中医院，任副院长、主任中医师，濮青宇兼中医研究室主任。曾任笔者《温病学》教师。濮氏临床 30 年，学验俱丰，诊治时令病及内科疑难重症胆大心细，颇有独到之处。加味连苏饮便是我院

已故著名老中医濮青宇副院长所创制的验方。濮老用于肝胃不和之胃脘痛，多有卓效。笔者曾聆听过濮院长连苏饮的专题讲座，工作后常常运用于临床，确可起到"苦辛通降，轻可去实"的功效。今就个人对本方的理论认识和临床运用的初步体会，论述如下。

（一）方义分析

本方系濮老从薛生白《温热病篇》第17条"温热证，呕恶不止，昼夜不差……宜用川黄连三四分、苏叶二三分，两味煎汤，呷下即止。"演变而来。由苏叶（1～2克），姜黄连（1.5～3克），白蔻仁（0.5～2克），淡吴茱萸（0.5～1.5克）四味药组成（包括内剂量为濮师生前用量）。全方由苦寒药与辛热药配伍而成，黄连苦寒泄降胃热，苏叶辛温疏肝和胃，吴茱萸辛热温胃止痛，蔻仁辛温芳化和中。四药合用，则成苦辛能泄之剂，苦寒能降能泄，辛温能开能通，故本方泄中有开，降中有通。其中黄连与吴茱萸相配，系取"左金丸"之意。濮师常根据胃脘痛偏寒偏热的不同而调整黄连、吴茱萸之用量，治疗郁热胃痛时，增大黄连用量，吴茱萸只用小量作为反佐；用于胃寒疼痛时则将黄连剂量减少，相应加大吴茱萸剂量，两药之间，既协同又制约，以适应不同病情。综观全方，具有宣泄通降，理气和胃，斡旋气机，运化中焦，清化湿热，温胃散寒，止呕定痛之功用。对于胃痛诸疾，用之则能恢复脾胃升降功能，符合"胃以通降为顺"的原则。这便是濮师用于实证胃痛，药味虽少，剂量极轻，而收效甚捷，如鼓应桴的原因所在。

（二）临床运用

1. 急性胃炎

孙某，男，39岁，工人，1980年4月14日就诊。昨天夜班衣单受凉，又食凉馄饨一碗，约半小时即感胃脘疼痛，连续呕吐三四次，随赴某医院急诊。诊断为急性胃炎，服西药后呕吐减轻。今晨来院就诊时，胃脘剧痛，两肋胀痛，恶心呕吐，呻吟不已，表情痛苦，苔白微腻，脉小弦。

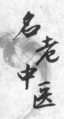

乃肝胃不和，湿浊困中，气机郁逆。治以辛开苦降，芳香化浊，理气和中。仿加味连苏饮主之。

苏叶3克，姜川连3克，蔻仁2克，吴茱萸2克，姜半夏6克，陈皮5克，延胡索9克。

服上方1付，呕吐停止，脘痛减轻，2剂后胃痛及诸症毕瘥，第3天恢复工作。后嘱注意饮食起居，半年内共随访3次，病未发作。

按：本案因摄生不慎，饮食不当，导致湿浊内困，水谷清浊不分，中焦升降功能失调。故选用具有苦辛疏和、化浊理气作用的加味连苏饮为主方，辅以陈皮、姜半夏，意在加强和胃止吐之力；加入延胡索，以理气止痛。由于药证合拍，仅服药2剂，便获捷效。

2. 胃神经官能症

黄某，男，16岁，学生，1971年12月1日就诊。半年前因情志不遂而终日闷闷不乐。嗣后，胃脘阵作疼痛，食后均有不同程度的呕吐，随情绪好坏而时轻时重，胸闷如塞，时欲太息，经钡餐摄片等多项理化检查，未见器质性病变，诊断为胃神经官能症。经用暗示疗法及多种药物治疗无效，而来本科诊治。按肝气郁结、横逆犯胃、胃失和降辨证。法从苦辛疏降入手，并将病情向患者分析介绍、嘱其心旷神怡，冀收事半功倍之效。

苏叶3克，姜川连2克，淡吴茱萸1克，蔻仁1克，绿萼梅3克，玫瑰花3克。

服药3剂，脘痛痞闷呕吐顿除。又续服原方3剂，以资巩固。3个月后，其家长来院告之，病情一直未发，身体较前结实。

按：本例仅用原方加绿萼梅、玫瑰花，药虽六味，总量仅13克，每付药价仅2角3分，处方看似平淡无奇，但由于辨证切中病机，故能收效神速。

3. 溃疡病

邓某，男，54岁，职工，1977年12月5日就诊。患者于1977年7

月 10 日在本市某医院摄片确诊为"十二指肠球部溃疡（龛影）"。此次胃病发作已 2 周，服多种解痉挛及抗酸西药鲜效，前医按脾胃虚寒论治，投用归芪建中汤 10 付，收效不显。就诊时面黄少华，神疲乏力、胃脘胀痛，时轻时重，食后为显，喜进热饮，嗳气频频，偶或泛酸，胸闷不舒，大便色黄，干溏不一，脉来细弦，苔薄白质偏淡，此乃脾胃虚寒，土虚木乘，肝胃不和之虚实之证。治用加味连苏饮合黄芪建中汤，以疏肝和胃、益气建中。

苏梗（后下）5 克，姜川连（后下）1 克，吴茱萸（后下）3 克，蔻仁（后下）2 克，黄芪 10 克，炒白芍 10 克，桂枝 6 克，炙甘草 3 克，枳壳 5 克，煅乌贼骨 12 克。

服药 5 付，病情好转，又续服 5 剂，胃脘胀痛消失，恢复工作。嗣后以黄芪建中汤加白芨、海螵蛸，共 10 付，合用痢特灵片 0.1 × 2/d × 10 天，以巩固疗效，促使溃疡愈合。随访近 3 年，胃痛一直未发，身体较前健康。1980 年 11 月 4 日来院摄片复查：胃及十二指肠未见溃疡。

按：本案系在脾胃虚寒之基础上，兼有肝胃不和症状，属本虚标实类型，此型在溃疡病中较为多见，治疗可依照加味连苏饮合黄芪建中汤，依据气滞与虚寒之偏重而灵活组方，多能奏效。本案后期，气滞渐除，虚寒为其主要矛盾，故改以黄芪建中汤配护膜生肌之药治之，以使临床症状消失，溃疡趋于愈合，足见辨证施治，随证易方之重要性。

4. 萎缩性胃炎

黄某，男，55 岁，教师，1978 年 6 月 9 日就诊。胃脘疼痛已近 10 载。1974 年 8 月在本市某医某做纤维胃镜检查，确认为弥漫性重度萎缩性胃炎、十二指肠炎。嗣后，每年胃镜复查 1 次，病理报告均未见好转。近 1 个月来，脘痛明显增剧，持续不已，口咽干苦，咽部、食管及中脘有灼热似燎之感，纳谷减少，食后脘胀，频频嗳气，大便质干、苔淡黄，舌质偏红，脉弦。按肝郁气滞，久郁化火，郁火犯胃论治，法宜苦辛通泄，疏肝和胃。

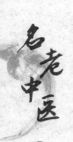

苏叶5克，川黄连6克，吴茱萸1克，金橘叶5克，蒲公英12克，炒黄芩9克，全瓜蒌12克，乌梅6克，刺猬皮5克，白芍9克，绿萼梅3克，炙甘草3克。

服药10付，胃脘灼热胀痛减轻，食欲渐振，原方黄连改为3克，去黄芩，加太子参9克，石斛9克，连续服用1个月，诸症渐安。于1978年7月19日做胃镜复查已示好转。病理报告：十二指肠炎、幽门口轻度萎缩性胃炎、胃体小弯、胃底后壁中度萎缩性胃炎。药既合拍，不议更张，原方间断服用计3个多月，临床症状基本消失。患者不愿继续服药，嘱其忌食辛热动火及难以消化的食物，注意其饮食调养，病情一直稳定。1979年9月4日再次胃镜复查，十二指肠炎消失，仅在胃体小弯一处，呈局限轻度浅表性胃炎。半年后随访，未见复发。

按：本案属气郁化火型胃脘痛，但胃阴尚未受损，故以苏叶疏肝和胃，黄连清泄胃热，少量吴茱萸作为反佐，以利肝气疏、胃气降；金橘叶、绿萼梅性味平和，无破气之弊，且疏肝而不伤阴，协助苏叶，增强疏理肝气之力；蒲公英、炒芩协助黄连，以清胃泄热；乌梅养胃护阴，能增强胃酸，促进食欲；芍药、甘草缓急止痛；刺猬皮益胃护膜；全瓜蒌泄热通腑。全方配伍得当，故服药10付即能奏效。嗣后，胃热渐退，遂减苦寒清胃之品而增入益气养阴之剂，有方守方，服药4个月而诸症消除，胃炎之病理改变亦由弥漫转为局限，重度转为轻度，十二指肠炎消失。

5.胆囊炎

刘某，女，55岁，工人，1977年5月6日就诊。3年前，经本市某医院做胆囊造影，确诊为慢性胆囊炎，平时常感胆囊区隐痛。近因情志不畅，疼痛加剧已1周，西医诊断为慢性胆囊炎急性发作，经注射青霉素、链霉素及口服解痉挛西药，痛势稍缓。就诊时右胁及胃脘胀痛，嗳气较舒，口干咽苦，不思饮食、恶心呕吐，大便偏干，苔薄黄，脉弦紧。良由精神刺激，引起肝胆气滞，疏泄失常，横逆犯胃，通降失调，渐有化热之势。

宜从辛开苦降，清胆利气入治。

紫苏叶（后下）5克，川黄连（后下）3克，吴茱萸（后下）1克，白芍12克，枳壳5克，郁金6克，甘草2克。

服上方2付，脘胁胀痛减轻，又续服原方5付后，诸症均安，恢复工作。

按：此例属气滞型胆囊炎，用加味连苏饮来疏通气机，颇为合拍。佐以枳壳、郁金、白芍、甘草，意在增强疏肝利胆、缓急止痛之效，参以黄芩、大黄，系取其清胆消炎作用，诸药合用，肝胆胃同治，通降功能复常，气机流畅，通则不痛矣。

6. 妊娠呕吐

王某，女，28岁，农民，1976年10月26日就诊。从妊娠40天起出现轻度恶心呕吐，胃纳不佳。嗣后呕吐日益加重，妨碍饮食，卧床不起，尿酮体试验阳性，经西医多次输液及口服镇静药、维生素无效。延余诊治时，妊娠已50天，症见精神抑郁，头昏发胀，胸闷心烦，恶心呕吐剧烈，多吐黄苦水，每天仅能食果子露少许，苔淡黄，舌质稍红，脉滑小弦。证属肝胃不和，胎气上逆，胃失和降。治用抑肝和胃、理气止吐为主，滋养胃阴为辅。

苏叶3克，姜川带连2克，陈皮5克，姜半夏5克，沙参6克，石斛6克，竹茹6克，芦根15克。3付，少量，频频温服。

药后呕吐减少，每餐可食半碗稀粥或面条，又续服原方3付而呕吐停止，食量渐增而获痊愈，按期顺产一女婴。

按：本例妊娠恶阴，系肝郁气逆之证，用苏叶温以理气，黄连苦以清热，二药合用，能疏肝解郁，和胃止呕，故为主药；配姜半夏、竹茹，一温一凉，降逆止呕；陈皮理气和胃，共奏清热疏肝和胃之功，故止呕之力甚捷。佐以沙参、麦冬、芦根等甘寒养阴之品，为苦辛甘法合用，系针对久吐伤津所投、胃津得濡，食量得以渐增。

（三）初步体会

1. 本方属于苦辛法一类的方剂。此法《伤寒论》泻心汤诸方，多用

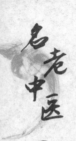
于伤寒病出现寒热错杂，或失治误治所致的复杂病证；清代诸温病学家，将苦辛法运用于多种湿热病的治疗，提出"湿热之邪，非辛不通，非苦不降"的论点；濮师则通过此验方，将苦辛法着重用于肝郁犯胃，中焦气滞之胃脘痛，运用得心应手，疗效显著，颇有独到之处，为我们留下了丰富的临床经验，值得认真学习和继承。

2. 濮师运用本方，剂量极轻，系取其"轻可去实"之意。并且，由于药味少，剂量轻，煎出之药汁亦少，服后在胃中停留时间较短，有利于中焦的气化功能，发挥"胃为气机升降之枢纽"的作用。根据笔者观察，只要辨证正确，本方小剂量同样取效，本文例2胃神经官能症案便足以说明。但对胆囊炎、胃炎一类器质性病变，也可适当增大其剂量，其辛开苦降、理气和胃之力似更为显著。对于本方四味药物的剂量比例，笔者在临床运用时常灵活掌握，对于郁热或湿热互结中焦者，重用黄连，少用苏叶、吴茱萸、蔻仁，采用寒重热轻，苦多辛少的配伍原则，以苦寒清热为主，借辛药开路，使郁热或湿热得以宣降泄达，若再配以黄芩、蒲公英等药则收效更显。本文例4萎缩性胃炎案便是按这一原则运用。对于胃阳不振、中焦寒湿偏甚者，应少用黄连（并用姜汁炒）、重用苏叶、吴茱萸等药，采用热重寒轻，辛多苦少的原则，以辛温散寒为主，若再辅以桂枝、生姜等药，则温胃散寒之功更为理想。意在借苦寒之药牵制其伤阴耗津之弊，更有利于肝疏、胃降、脾升之目的。例3溃疡病验案即按此精神遣药。

3. 本方多属气药，气味轻清淡薄，故不宜久煎，否则芳香之气可随煎煮而挥发，减低药效。煎煮前应嘱病者先将药物用凉水浸泡30分钟，然后用武火煎沸，头煎、二煎煮沸后均不应超过10分钟，即应停火，两煎混合后加温口服。无煎煮条件者也可用滚开水泡服。如本方与其他味厚药物合用，本方四药均应后下。例3溃疡病验案的煎药方法便是如此。本方的煎煮方法与疗效有密切关系。

四、谢昌仁学术思想及临床经验简介

业师谢昌仁老中医系江苏省南京市人,出生于1919年,2008年病故。字怡生,出身于中医药世家。曾师从民国大名医王筱石,1935年考入南京国医传习所学习中医,5年毕业后随其父、南京名中医谢浩如深造,颇得心传。1942年悬壶南京。1955年参加联合诊所,1956年调南京市中医院内科工作,任副主任医师兼大内科行政主任。1962年晋升为内科主任医师、南京中医药大学兼职教授。曾任江苏省中医学会理事兼内科分会副主任委员、省急诊学术研究会副主任、南京中医学会副会长、《江苏中医杂志》编委、南京市第八届、第九届人大代表兼市人大教育科学文化卫生委员会委员。多次被评为省市先进工作者、劳动模范;后授于首批"江苏省名中医称号";1991年获国务院首次颁发的荣誉证书和政府特殊津贴。获全国第一批500名"全国名中医"称号。

谢老不仅继承家传,且能在40多年临床实践中勤求古训、博采众长、悉心钻研《黄帝内经》《伤寒杂病论》等著作、熟悉各家学说,并注意学习现代医学,反对保守思想。年逾八旬,仍勤学不掇,竞竞于临床、孜孜于科研,笃志于中医事业之振兴。培养新秀,更是呕心沥血,享有盛誉。谢老曾撰写过30余篇论著及临床经验发表在全国性和省级杂志上。有10余篇论文在中医学术会议上宣读;曾赴广西、新疆及全省各地讲学,为中医事业的发展做出了贡献,在全国及省内外中医界享有较高威望。现将谢昌仁主任医师的学术思想及临床经验举述梗概,以冀发扬。

笔者于1982年至1983年经江苏省中医医管理局批准,与谢老结成师徒关系,签订拜师协议,成为"谢昌仁教授学术经验继承人",脱产随谢老学习2年。

(一)治疗急重病症 辨证细致

谢老擅长诊治内科急性热病,临证常按温热病卫气营血不同阶段,根据致病因素和发病季节的差异、机体反应和病理变化的不同而细心辨

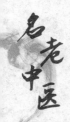

证，采用各种不同的治则和方药。由于辨证细腻，方药灵活，有胆有识、临床每收卓效。如诊治急性肺炎分十大类型进行辨证施治。风温初起，邪犯肺卫者，治用疏表宣肺，方用银翘散化裁；风寒外束，肺失宣降者，治宜温散宣肺，方选杏苏散加减，反对妄投寒凉之品；风温夹湿，病及肝胃者，治当清肺疏利，常在银翘散、苇茎汤的基础上加芳香化湿之药；热入气分，痰热伏肺者，亟以清肺泄热之法，谢老喜用麻杏石甘汤合千金苇茎汤加味，慎防逆传心包；肺经热盛，下迫大肠者，主张上下同治，常以葛根芩连汤合苇茎汤加味治疗；肺热传胃，腑气不通者，治用清热攻下，使肺热通过清胃通腑而下泻、喜用宣白承气汤或麻杏石甘汤加大黄等泻下药治之；肺炎末期，往往出现热盛阴伤，正不胜邪之证，谢老认为此时徒投苦寒泄热之剂而不滋养阴液、势必热恋难退，必须清肺养阴并投、防止阴津失固，热邪内陷之逆症，可选用沙参麦冬汤或青蒿鳖甲汤加清肺化痰之品治之；久病体弱患者并发肺炎常表现出气虚卫弱、御邪力差，谢老常根据邪正盛衰情况，掌握扶正与祛邪分寸、仿照玉屏风散化裁，可收到提高正气，促使病原菌清除和炎症吸收之目的；至于邪热炽盛、正不胜邪所致邪传心包，热扰心营之证、热盛阴伤、肝失濡养所致肝风内动之证及正气不足、心阳衰竭之证，谢老亦有丰富的辨治经验，经过中西医配合治疗常可转危为安。

血证为内科临床常见的急症，谢老辨治此病思路开阔，细致入微。以上消化道出血为例，谢老认为出血势急量多者，以胃中实热、迫血妄行者居多，但也可见于虚寒证者。实热呕血喜用泻心汤加味，以清胃泄火、凉血宁络；对于时发时止，发病缓慢之呕血、便血，谢老多从脾胃虚寒、肝脾统藏失职辨证，但强调亦有属实热或虚热证者。对于虚寒出血，谢老每以归芪建中汤加止血固脱之剂，配以自拟的溃疡止血粉（由海螵蛸、白及、三七组成的院内制剂）治之，收效堪称满意。谢老常说：临证中必须将血证的病势、病程及血的色、质、量及兼证、舌苔、脉象、体质等因素加以综合分析，切忌抓住一二个症状而忽视整体；谢老还强调，对于因寒、因虚、因瘀而导致的血证，慎不可概用寒凉方药。尤其血证日久，气血渐亏，脾胃失养，过于寒凉或滋补之品，反克生发之气。或复伤脾胃之气，不能摄血归经，尚可再次萌动血证。对出血夹瘀之证，谢老常告诫我们：治疗时切忌见血止血、一味收涩，以致血虽止而瘀留滞，进一步损伤血络，导致血不循经而出血。辨析之细致，经验之丰富，足见一斑。

（二）调理内伤杂病 有规可循

谢老根据多年诊治内伤杂病的经验，提出了"证型应执简驭繁，便于掌握；用药要有方守方、灵活加减"的学术主张。所以谢老诊治慢性病注重调理，大多有规可循。

肝硬化腹水属于中医学"膨胀""单腹胀"范畴。谢老认为其主要病机是脾土虚弱、运化失职、升降失衡、清浊相混、水湿停聚、壅滞中焦所致。若用攻下逐水方药治疗，只能宽胀一时，不仅腹水消退率低，而且肝功能损害较治前更甚，且可引起电解质紊乱，甚至促进上消化道出血，诱发肝性脑病，必须慎用；本病若一味补虚，则徒增其腹水，加重其病情。谢老认为单纯攻伐或补益均不适宜。根据本病虚实杂夹居多这一情况，谢老总结出以健脾利水法为主，辅以行气活血的治则。健脾即补虚治本，利水即攻邪治标。基本方药有太子参、苍术、白术、猪苓、茯苓、泽泻、大腹皮、车前子、紫丹参、马鞭草、木香等。肝经湿热加茵陈、蒲公英、田基黄；肝郁气滞加柴胡、枳壳、青皮；脾虚气滞加怀山药、薏苡仁、陈皮；肝脾血瘀加赤芍、三棱、莪术；脾肾阳虚加附子、干姜、桂枝；肝肾阴虚去太子参、白术、木香，加地黄、沙参、麦冬、鳖甲；阴虚湿热去太子参、白术、木香，加知母、黄柏、枸杞子。经临床观察，对消退腹水、改善肝功能和自觉症状均有较好疗效。

糖尿病是一种常见的有遗传倾向的代谢内分泌疾病，罹患此病，多难治愈，属于中医学"消渴"病范畴。谢老认为本病多因燥热伤阴所致，而以肾阴虚为主，故以清热滋阴为治疗大法，方用人参白虎汤合六味地黄汤化裁。每以北沙参、麦冬、地黄、石斛、丹皮、茯苓、泽泻、怀山药、知母、石膏、天花粉、鸡内金为基本方配合饮食控制与体育运动，对改善自觉症状和控制血糖均有效。

谢老治疗咳喘病，一般分虚实两类，认为发作期多由风寒痰浊引起邪气壅肺、气失宣降所致，治法以祛邪利气为主。多仿照三拗汤合杏苏二陈汤化裁，药用炙麻黄、杏仁、甘草、玉苏子、葶苈子、陈皮、姜半夏、茯苓、前胡、桑白皮、炙冬花等。外寒重者加细辛、桂枝；外寒内热或兼有痰热者加石膏、炒黄芩、瓜蒌皮，收效甚捷。对于虚症咳喘，谢老认为根本在肺肾，为肺不降气、肾不纳气引起，每以培补摄纳为法。肾阴虚以生脉散合六味地黄丸加黛蛤散、紫石英、怀牛膝等；肾阳虚用真武汤合肾气丸加补骨脂、胡桃肉、紫河车、紫石英等纳气归肾之品治疗。至于咳喘病下虚上实之证，谢老常权衡轻重，标本兼治。

谢老对于消化系统疾病的辨治，亦具有其独到的经验，对各种胃病的治疗均有显著之疗效，如以黄连温胆汤加味治疗萎缩性胃炎，效果颇佳。急、慢性肠炎经治疗多收速效，因其辨证精确，选方用药得当所致。

（三）擅用通腑法则 独具匠心

谢老对通腑法的运用独具匠心，研究颇深。认为许多疾病的治疗与通腑法有关，有的专用通腑即可奏效，多数则是兼用通腑，在临床上扩大了通腑法的用途，很有创见。曾总结出平肝通腑、清胃能腑、泻热通腑、解表通腑、清利通腑、导滞通腑、温阳泄浊通腑、逐饮通腑、化瘀通腑、驱虫通腑十法，引申运用于数十种疾病，仅常用的病症便有 20 余种。限于篇幅，仅举谢老运用通腑法治疗中风闭实之证的经验加以说明之。

谢老认为中风闭实之证的病理，主要是年过半百之人，精气渐亏，肝肾阴虚，水不涵木，肝阳上亢，进一步发展可以导致肝阳暴涨，肝火上炎，痰火内扰、风火相煽等变化。风阳痰火交炽，迫使气血上逆，上冲于脑，蒙蔽清窍，阴阳逆乱，平衡失调而致发生中风中脏腑的闭实之证。据谢老观察，中风闭实之证以肝阳痰火型最为多见。此类患者不仅神志不清、烦躁不安，而且约有 2/3 以上的患者同时有大便秘结，数日不解，口有浊味，舌苔黄腻或黄燥，脉弦数有力等症候。谢老认为此属热积胃肠，宿滞中阻，不得下行的表现。浊气上熏，势必更助肝阳痰火上亢，加重病势，清窍蒙蔽更加难清。此时谢老必用通腑攻下法，取"釜底抽薪"之意，认为不仅可清泄胃肠积热，清除宿滞，亦可平抑上亢之肝阳，并使痰火随大便而下泄。经临床观察，患者在灌服通腑方药后即能排出甚臭的积粪，神志不清或半明半昧，朦胧的病常随之而清醒，且血压得以降低，头痛烦躁症状也得到减轻或消失，黄腻苔渐退，实有扭转危急之功。所以谢老早就提出："通腑攻下法是攻克中风中脏腑的突破口。"

谢老在临床运用通腑法治疗中风，常仿照三承气汤、增液承气汤、麻仁丸、蒌贝温胆汤等方剂化裁。常用药物：体质较实而大便秘结严重或火盛者用生大黄、玄明粉、枳实、厚朴等；体质较弱而便秘轻者用全瓜蒌、决明子、风化硝炒枳壳、郁李仁、火麻仁之类；津亏而便秘者用生地黄、麦冬、瓜蒌皮、风化硝等药。临床有单独运用而奏效者，也有与清肝熄风、化痰开窍汤剂合用者，有时还根据阳闭与阴闭辨证配用牛黄清心丸、至宝丹、安宫牛黄丸、醒脑静、苏合香丸等中成药，以促使神志转清，谢老强调开窍与通腑并进。若用通腑泻下方药后，大便已通而舌苔仍然黄腻，则为湿热夹滞，下而未尽之象，如患者体质尚可，仍可续进通腑方药，以解积粪、泄邪热。若服泻下药后，大便仍秘结不解，舌质干红，当属胃阴受耗，肠腑失润，可改用增液承气汤化载，以润下通便。运用硝黄之类通腑药，应以腑通热泄为度，不可泻下过频。以免伤正耗阴，增加护理困难。若选用瓜蒌、大贝、决明子、火麻仁之类缓下通腑药，在急性期可连续使用一段时期，而不因便通而弃之。现代药理研究已证实：

249

通腑攻下方药不但能排出肠内代谢废物，也具有降低颅内压及脑脱水作用，能缓解颅内压及脑组织水肿，可见通腑法治疗中风闭实之证是有一定科学依据的。

此外，谢老60余年来，从未间断临床工作，对各系统疾病诊治范围很广、求医者众多，并兼理妇科。年龄虽过八旬，仍然勤奋学习。他经常带教，诲人不倦。要求后学者治疗疾病尤其是急症要"具有信心、辨证准确、方药得当、措施有力。"则能突出特色、发挥优势，使中医药学得以传承、发扬、振兴。

五、曹光普医疗经验琐谈

我院已故曹光普老中医，享年七旬，行医50余年，为江苏省首批省级名老中医、主任中医师。他博览医书，精通医理，对中医学理法方药有一定的研究，临床经验丰富，在群众中享很高威望。曹老擅长于内、妇科，尤其对妇科经、带、胎、产、杂病深有研究。其学术特点在于注意人体正气，善于调理脾胃；临证重视辨证施治，处方用药严谨，主张运用轻剂取胜；擅长运用少腹逐瘀汤治疗多种妇科疾病，疗效显著、颇有独到之处。现将笔者1980—1981年跟随曹老学习期间领会其学术思想和临床经验的点滴体会，初步整理如下。由于本人才疏识浅，加上接触时间不长，积累的资料有限，只能一鳞半爪地反映出曹老的经验和特长、谬误之处、敬希指正。

（一）重视调理脾胃法

曹老认为：脾为仓廪之官，胃为水谷之海，同居中焦，互为表里，同为"后天之本"，气血生化之源。与心、肺、肝、肾四脏关系密切，人体的体质强弱及各脏腑组织的功能正常，都必须依赖于脾胃。基于以上认识，曹老在治疗内妇科杂病中，非常推崇李东垣的"脾胃论"，十分重视调理脾胃法，将此视为中医治疗体系中的独特的重要手段。曹老还认为：脾胃虽同为"后天之本"，但两者的生理功能却是对立统一，相辅相成的，脾主运化，胃主受纳；脾为阴土，喜燥恶湿；胃为阳土，喜润恶燥；脾气宜升，胃气宜降。两者协调，阴阳冲和，才能促进人体的消化吸收、新陈代谢、生长发育。否则便会出现"纳与化""升与降""燥与湿"三方面的病理变化。胃病可导致脾运失常，脾运失职亦可导致水谷停胃。运化失健者，当治脾；纳降失常者，当治胃；纳运同病者，当脾胃同治。曹老常根据其不同情况、治脾与治胃各有所侧重，以恢复机体的平衡。

曹老在调理脾胃的各种具体治法中，尤其重视补脾法的运用。曹老认为补脾法不仅适用于脾胃虚弱的消化系统的各种慢性病症。补脾还有益气、生血、摄血、燥湿、化痰、利水等作用。所以，补脾法对心、肺、肝、肾，对循环、呼吸、生殖、泌尿、运动、内分泌、神经等系统的某些病症，均有广泛的适应证。曹老治疗慢性支气管炎缓解期兼有脾虚的患者，根据中医学"脾为生痰之源、肺为贮痰之器"的理论，常以黄芪、党参、白术、怀山药、茯苓、陈皮等健脾除湿药物为主，佐以理肺化痰平喘之剂、收效较显；又如治疗二例慢性前列腺炎患者，原用多剂清热利湿中药无效，曹老认为系久病脾虚，又过服寒凉之剂，脾胃受损，改以益气健脾、升清降浊、清利湿热并进，均获捷效。

曹老治疗妇科疾病，亦颇为重视补脾法，他总结出妇科补脾八法，即补脾益气法、补脾升陷法、补脾生血法、补脾摄血法、补脾止带法、补脾利水法、补脾止吐法、补脾固胎法，对临床颇有指导意义。如曹老治疗本院一位职工家属的顽固性漏经，迭经中西药治疗无效，曹老辨证为久病脾气虚弱，气不摄血，经用补中益气汤化裁，很快获愈。

曹老补脾常以甘平无毒、甘淡健脾之品为主。《黄帝内经》中早有"夫五味入胃，各归所喜，故……甘先入脾""脾欲缓，急食甘以缓之，甘以补之"等论述。这些便是曹老补脾养胃、调以甘药的理论根据。脾胃气虚者，曹老喜用黄芪、党参、太子参、山药、白术、甘草等甘温之药；脾胃阳虚者，另外选加干姜、桂枝、肉桂、熟附子等辛热之药；胃阴虚损者，治用甘寒养胃，如沙参、石斛、麦冬、白芍、天花粉、芦根等药。曹老认为：六经以阳明居中土，万物所归。五脏以脾为后天之本，有胃气则生、无胃气则死。所以曹老在遗方用药时处处顾及脾胃，尤其慎用苦寒之品。对于脾胃虚寒或素有胃病者，曹老非常反对滥投芩连、龙胆草之类的苦寒药物，以免"苦寒败胃"，即使对胃火内结之证，在运用苦寒药物时亦主张剂量适当，中病即止，防止过量败胃。对于胃阴不足，或阴虚火旺的患者，曹老亦极少运用苦寒清热之品，以免伤津败胃，常以甘寒濡润之药复其胃阴。对于桂附等辛热助阳之品及木香、厚朴等辛温行气之药，曹老在临床中亦极为慎用，尤其在秋燥及少雨的季节更是如此，目的是防止耗气伤阴，有碍脾胃。

脾胃病与肝脏有密切关系。肝气过旺可以犯胃乘脾，脾胃虚弱，也可以引起木乘，故临床中，肝胃不和、肝脾同病之证实为常见。凡遇木土同病，曹老常从脏腑之间的病理关系考虑，在治脾胃的同时，常以苏梗、青皮、金橘叶、香附等疏肝理气的药物为要，肝胃、肝脾同治。

（二）主张轻剂量取效

曹老认为：中药剂量与疗效息息相关，病重药轻，则杯水车薪，无济于事，甚则贻误病机；药量过大，犹如杀鸡用牛刀，每致药过病所，甚至遗有后患。曹老根据《素问·五常政大论》："大毒治病，十去其六，常毒治病，十去其七；小毒治病，十去其八，无毒治病，十去其九，谷肉果菜，食养尽之，无使过之，伤其正也。"及陈修园："中病良，勿太过。"之旨意，临床处方用量，主强轻剂取胜。他常以"过犹不及"这句成语，作为处方用量时的借鉴。每以自己50余年的临证实例及古代叶天士等名医以轻剂获效的医案说明用药偏于轻剂的道理。曹老处方用量偏轻，亦有运用重剂之时，他认为必须因人、因时、因证、因药而宜，该轻则轻，该重则重，尤其应注意脾胃功能的差异。对于病情复杂、病邪深重、非用重剂不能取效者，仍应大胆使用。但应根据病情的转变而及时调整其剂量。

对于轻剂量方药，曹老在临床上主要运用于以下病证。

1.外感风热，肺气失宣所致发热咳嗽等外感病、肺经病。"治上焦如羽，非轻不举"，采用桑菊饮、银翘散之类轻清宣透的方药治疗这些病证已为临床惯用。曹老在运用这类气味轻清药物所组成的方剂时，用量偏轻。他认为重则药过病所或致汗泄过多而耗气伤阴。但这类方药一定要注意不能久煎，煮沸10分钟即应取下，否则亦劳而无功。

2.肝胃不和所致胃脘痛。包括急慢性胃炎、胃及十二指肠溃疡等中焦疾病。曹老喜用我院所创制的验方连苏饮，进行加减（此验方由苏叶、川黄连、吴茱萸、蔻仁四味组成）每味药仅用2～5克，整个处方的剂量极轻，取其"轻可去实"之意，具有苦辛通泄之功。由于剂量偏轻，煎出之药汁亦少，服后在胃中停留的时间较短，有利于中焦的气机升降功能。经临床观察，这类轻剂量方药，对实证胃脘疼痛，收效甚捷，大多服药一二剂即可定痛。

3.内妇科各种功能性疾病。曹老治疗"郁证""不寐""梅核气""脏躁"等神经官能症，主张在心理疏导的同时，配以轻剂量方药，"疏畅气机，药随病势，顺机取效。如治疗痰气阻滞的"梅核气"，常以苏梗5克，枳壳3克，丹参10克，厚朴3克，法半夏5克，金橘叶5克，佛手片3克为基本处方化裁，收效较好。再如治疗经前乳胀胁痛，性情烦躁，月经失调等病证时，曹老用逍遥散等古方加减治疗，所用剂量比常规剂量为轻，但收效甚卓，很多较为顽固的月经病均在短期间通调复常，其他自觉证状，也随之而治愈。

4.久病脾胃虚弱之证。此时临床常需补中益气汤、归脾汤等汤剂，或参芪膏等滋补成药调治。在临证运用时，曹老常以轻剂量缓缓补之。

根据脾胃对滋补药物的消化吸收情况而进一步增减剂量，以滋而不腻。曹老常以"欲速而不达"来告诫后学者，对久病脾虚的各种虚损病症，切不可急于求成，滋补太过。有一例肾亏脾虚的老年患者，在外院服用填精补肾方药后，胃脘痞闷，纳谷不香，自以为药不对症，延至曹老诊治时，经过辨证，发现前医处方切合病机，只是患者脾胃功能不足，不耐其补，遂劝说患者将未服完的5剂原方，混匀后每天取半付药煎服，由原来每日1剂改为两天服完，患者依法服用，其方果然有效，且无碍胃之弊。

5. 过服苦寒、辛热之剂或攻克重剂的病证。由于用药不当，造成药源性的脾气虚损、胃气困滞、胃阴受伤。凡是此类病证曹老常改以小剂量的方药，以疏通、调补中州，以拨乱反正。中州得健，四旁则运，促使了疾病向愈。举例说明如下：1975年，曹老曾遇一例放射性结肠炎迟发重度反应的患者，下痢红白黏液，每日达30余次，粪检红细胞（＋＋＋），脓细胞（＋＋＋＋），患者苦不堪言。因服西药无效，后又多处求治于中医，但每服三五付药后便自行中断治疗，询其原因，回答是服药后不是苦涩难以入口，便是服后胃中难过，口干纳减。翻阅其病历，以往辨证多为肠府热毒过盛，所用处方均为大剂量清热解毒之药，如白头翁30克，黄芩15克，黄连10克之类。根据病情，以往辨证和用药都是正确的，为何患者难以坚持服用呢？原因就在于患者肠府热毒虽重，但同时又兼有脾胃虚弱之证，怎奈大剂苦寒伤胃之品呢？曹老改以清热解毒凉血为主，稍增调理脾胃，行气活血之品，其中黄芩炭仅用6克，黄连仅用3克。患者服后无任何不适，饮食渐有增加，乐于服用，连服11付后下痢减少至10次左右，共服39付而获痊愈，粪检正常，五年后随访观察，未见复发，身体健康。

（三）擅用少腹逐瘀汤

少腹逐瘀汤出自清代王清任《医林改错》，取《金匮要略》温经汤合失笑散而组成。曹老擅长运用少腹逐瘀汤治疗多种妇科疾患，收效显著，颇有独到之处。

《医林改错·少腹逐瘀汤说》曰："此方治少腹积块疼痛，或有积块不疼痛，或疼痛而无积块，或少腹胀满，或经血见时，先腰酸少腹胀，或经血一月见三五次，接连不断，断而又来，其色或紫、或黑、或块、或崩漏，兼少腹疼痛，或粉红兼白带，皆能治之，效不可尽述。"曹老在王氏以上论述的基础上，将本方的运用范围有所扩大，临证中主要用于血瘀寒凝所致的痛经、闭经、月经过少、崩漏、少腹痞块及不全流产、刮宫后胎盘组织残留等症状。

曹老认为本方主要用以逐少腹瘀血，具有较强的温经止痛作用，故对痛经有良好的疗效。曹老曾治一例子宫内膜异位所致的顽固性痛经，经用本方加减，在每月经前内服 7 剂，共治两次便近期治愈。曹老亦喜用少腹逐瘀汤治疗不孕症，有一定效验。曹老曾用本方加疏肝补肾之品 144 付，治愈一例因子宫发育不良所致婚后 4 年的不孕症。王清任称少腹逐瘀汤为"种子安胎第一方"，但目前尚很少见到有关使用本方安胎的资料和报道。曹老根据《黄帝内经》"有故无殒，亦无殒也"的经训，常将本方用于妊娠腹痛、先兆流产的患者，每收预期之效。1980 年 9 月，曹老曾遇一例妊娠腹痛的患者，根据腹痛性质和舌下经脉、脉象，辨证属气血郁滞、久痛入络、营络不和，且认为有早产之虑，仿少腹逐瘀汤化裁，服完 3 付后，腹痛顿除，胎气复常，按期顺产一女婴。

曹老运用少腹逐瘀汤的主要临床指征是：①下腹部疼痛，以绞痛、冷痛、刺痛、胀痛等性质为主。痛势多局限在小腹或少腹，部位大多不移，痛处多拒按，且喜热熨。痛时大多伴有面色苍白，肢凉出冷汗。②经期多延后，经行不畅、量少、常淋漓不净，色紫暗或色黑夹有血块，块下后腹痛减轻。③下腹部触及积块，或妇科检查发现输卵管不通或肿痛。④舌质青紫，或有小紫点、紫斑、舌下经脉或见青紫粗大，典型脉象可见沉紧、沉弦或涩。曹老认为，以上指征，具有两点以上者便可运用本方。

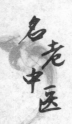

《医林改错》书中所列少腹逐瘀汤的适应证，与王清任创制的其他祛瘀方论一样，常忽略舌诊和脉诊。但舌诊和脉诊在中医诊断瘀血证时占有重要地位。曹老在辨证运用本方时非常重视舌脉的特殊意义，将此列为辨证要点之一，从而弥补了王氏的不足之处。

曹老临床运用少腹逐瘀汤，强调灵活加减。如兼见气滞之证者，选加金橘叶、郁金、柴胡枳壳等疏肝理气之品；以瘀血之证为主，而寒象不显者，去炮姜、官桂，增桃仁、红花、三七、炮山甲、莪术等活血化瘀之药。曹老认为本方攻瘀消块之力较弱，故治疗子宫肌瘤等少腹癥块时，需加炮山甲、莪术、昆布、海藻等活血软坚散结之品；若寒凝之象较剧时，应增加乌药、附子等药；对于兼见气虚、或久病体虚的患者，曹老在运用本方时，喜加黄芪、太子参、山药等益气健脾药物，且用量较大，意在推动血行。

曹老认为本方偏于辛温香燥，禁用于血热、自虚所致病证，临床中必须审辨清楚。

六、保持中医特色，参合现代科学是中医发展的必由之路

中医事业在当代应怎样发展？今后发展的模式是怎样发展？今后发展的模式是怎样？这是一个大家深为关切、值得探讨而又必须做出回答的问题。笔者的看法是：中医事业要大力发展，一是要认真钻研中医经典著作，努力继承老中医的经验，在医、教、研的工作中，十分注意保持和发扬中医学理论和实践的特色（精华）；二是要努力运用现代科学知识和技术（包括现代医学），来研究、总结和提高中医学理论，并以此发展和丰富中医学。继承、保持中医特色是中医学发展的基础，学习、参合现代科学是中医学发展的关键，否则中医学将停滞不前。既要保持中医特色，又能参合现代科学，才是中医事业发展的正确之路。

（一）为何既要保持中医特色，又要参合现代科学

1. 从中医学的发展史看，各个学派在其发展中互相渗透，互相吸收，

以促进自身进步。中医学历来是注重吸收外来学科及外来医学之精华的。我国劳动人民数千年同疾病作斗争的实践经验，经过运用朴素的唯物论和辩证法进行概括性总结，才逐渐形成中医学这套独特的、完整的、科学的理论体系。如中医学基本理论的指导思想和说理工具——阴阳五行学说，便是从古代朴素的哲学思想移植来的。除哲学之外，中医学理论的形成还渗透、参合了古代天文学、气象学、历法学、人文学、地理学、物理学、化学等多种学科的精华。从秦汉时期开始，随着国内外交通的开辟，中医学就不断吸收阿拉伯、印度、朝鲜、东南亚国家的医药知识，用以充实祖国医药学宝库。如唐代的孙思邈，就是一位卓有远见的医学家，他极少保守思想，对少数民族及其他国家的医学，采取虚心学习、勇于接受的态度，从医学理论、疗法以至方剂药物都予以广泛吸收。从而为发展我国的医学作出了贡献，其著作内容也较为充实。百余年来，随着近代自然科学和医学传入我国，不少知名医学家便自发地学习西医知识，重视吸收西医之长处，补中医之短处，并探索走中西医汇通之路。二十世纪初的唐容川、张锡纯便是代表的医家，他们主张以中医为主，参合西方医学之长处。《医学衷中参西录》便是这种思想指导下的产物。但是，由于他们缺乏辩证唯物主义的思想指导，缺乏近代自然科学的研究方法和现代科学知识，因而在学术上无重大突破，未收到预想的结果，不过其学术思想的影响还是很大的。从以上事例不难看出，中医学是在吸收其他学科成就中发展起来的，中医历史上从没有排外思想，是十分重视吸收国外医学长处的。

2.从中医现状来看，自二十世纪以来，尤其在中华人民共和国成立后，现代医学知识在群众中逐步普及，中医不可能不受影响，两种医学相互渗透的现象早已客观存在。随着现代医学的发展，不少中医界的有识之士，早已看到中医的短处，自觉学习现代医学的解剖学、生理学和理化检查方法，并指导运用中医临床实践。实践证明：掌握现代医学知识较好的老中医比不太懂现代医学的老中医要棋高一着，诊断治疗上因循守旧少，接受新经验、新成果多。如我院肛肠科在省内及全国颇有名气，疗效突出。这是因为该科在老中医丁泽民主任医师（全国中医肛肠学会会长）带领下，既保持发扬中医特色，保留发展了中医肛肠科的多种传统疗法的优势，又较早地吸收运用了现代医学的肛肠解剖、诊断等理论和局部麻醉、无菌操作等技术的结果。目前全国各地中医院都配备有一定数量的现代化理化诊断设备来补充"四诊"之不足，并以此作为明确诊断、观察判断疗效的标准。中医骨伤科医生已习惯运用 X 光透视、摄片来诊治疾病；中医诊治肝病若不查肝功能，诊治肾病若不查尿常规、肾功能……则误诊、误治必然增多，这是不容回避的事实。中医急症治疗是一个薄弱环节，使中医丧失了不少治疗急症的阵地。不少中医研究机构以现代医学诊断方法为参考，研制出疗效较稳定、经得起重复验证的中药大型输液剂以及抗感染、抗休克的针剂，改变了中医只靠汤剂及丸散膏丹等单调剂型，不能适应昏迷等急诊患者的状况，既保留了中医的特色，又反映了现代技术的发展水平。这是中医内科急症治疗上的重大革新。目前的中青年中医曾系统学习过西医知识，即使学徒出身的中青年中医，也大多学习过西医课程。这批为数众多的中青年中医大多已成为掌握一些西医知识的中医人才。根据笔者调查，这批中青年中医强烈要求中医尽快改变诊断疾病老是一桌一枕、三个指头，治疗疾病老是一包中药、一碗苦水的状况，普遍认为在继承保持中医特色、优势的基础上应参合现代科学、用现代医学之长，补中医之短，使中医赶上现代科学的发展步伐。

（二）如何保持中医特色，参合现代科学

中国医药学是一个伟大的宝库，它是一门经得住历史实践检验的科学，已为国际、国内公认。过去，尽管反动政府采取了一系列消灭中医的政策和措施，但一直未能得逞。今天在党和政府重视、支持下，为发展中医事业提供了有力保证。笔者认为强调要保持中医特色十分重要，也是我国卫生事业发展的客观规律所决定的。若保持不住中医传统的特色，中医还有什么存在意义呢？至于中医的特色是什么？笔者认为主要是整体观念、辨证论治、理法方药等精华。包括脏腑经络学、病因病机学等理论，诊法与辨证学等诊断方法，有相当优势的各种方药及治疗手段等，这些都应努力保持和发扬。

由于中医学理论体系是建立在古代朴素的辨证法的基础上，还是很不完备的。由于时代的限制，一直没有从经验医学中突破出来，中医诊断学的一些内容至今还停留在直观的臆测上，某些指导理论基本上也没有超越《黄帝内经》《伤寒论》的"雷池"。为什么中医在历史上能长期居于世界医学之前列，而在近代百余年来发展缓慢，跟不上时代的步伐呢？其原因就在于与现代科学技术相脱节，没有借助于现代科学技术来促使自身的进步。从中医学的现状和发展来看，迫切需要参合同时代的现代科学，需要参合现代医学之精华。怎样参合？应涉及现代科学的理论、方法、技术等各方面，如运用现代自然科学中的生物化学、生物物理学、分子生物学、遗传工程、系统论、信息论、控制论、遗传学、心理学、仿生学、医学气象学、病理生理学……来研究中医学理论和实践；运用现代科学仪器和技术手段，如舌色仪、脉象仪、电脑、电子计算机等应用于中医临床，提供客观数据等都是很好的尝试。当然，其具体形式和内容有待于实践中进一步探讨。不这样做，中医必然停滞不前。今天的现代医学已较好地掌握和运用了现代科学技术，它是中医的近邻。所以学习、参合现代科学时应注意汲取现代医学的理论和实践中的长处。有人担心，中医学习西医，会被西医"吃掉"，这种担心是有一定根据的，不是有人以西医的理论来检验中医的某些理论和经验，不符合者一律视为糟粕、视为不科学吗？不是有的中医已经西医化，丢掉了中医的特色，看病不辨寒热虚实，只要西医诊断为"炎症"，一律投以大剂清热解毒之方药吗？一见冠心病便投以大剂活血破瘀药吗？但这类人毕竟是少数，

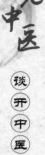

从根本上说，这种担心是没有必要的。有的老中医说得好："西医能学习中医，我们为何不能学习西医来充实自己呢！"我认为只要能站在保持和发扬中医特色的角度上来汲取现代医学之长，为我所用，便能促使中医的自身进步。这也是与中西医结合这支力量的不同之处。如能这样来学习西医，则不会出现中医西医化，或被西医"吃掉"之顾虑。有人认为中医要大力发展，要现代化，只要好好学习西医就行了，并认为这是一条舍远求近的捷径，这个看法是片面的。应该看到，今天西医学的理论和诊治技术仍落后于现代自然科学的发展速度和水平，还远远没有提示人体生命活动的本质，未知数还很多。如果单纯依赖西医学来探索中医、充实中医显然是不够的。所以我认为中医学的大力发展必须参合现代科学各学科，包括边缘学科，取现代科学之长，补中医之短，用现代科学来研究中医，充实中医，振兴中医。要实现这一目标，单纯靠中医界的力量是不够的，需要各学科力量的协助才能实现。但大力发展中医事业是中医界自己的事，不能消极地等待别人来协助，必须尽快地培养中医界自己的改革队伍，中青年中医应当成为骨干力量。为此，我建议创办"中医学习现代科学研究生班""中医学习西医研究生班""中青年中医学习新兴边缘学科班"，在热衷中医专业的中青年中医中选拔培养出一批人才，以推动中医现代化的进程，让古老的中医事业焕发出青春，以新的面貌出现于世界的东方，造福于全人类。

七、试论中医医疗人才的知识结构

中医事业的传承、振兴需要大批中医人才，需要造就一代新人。现代科学的发展也给中医人才成长带来了新的课题，面对新技术的挑战，在新的历史时期，探讨中医人才知识结构，研究中医人才问题的重要性和紧迫性已为越来越多的人所认识。笔者试就中医医疗人才的知识结构，谈几点不成熟看法。

（一）文史哲是基础

文是指文学、语言知识。古代有"文以载道"的说法，"文是基础医是楼"的道理已为同道所公认。中医人才必须具备牢固的古文、现代汉语、外文三方面的知识。掌握了古文知识，在学习、钻研古典医籍、探讨中医学理论时就会得心应手；掌握了现代汉语，在书写病历、分析病机、阐释方药、撰写论文时就会下笔如神；学会一两门外文、在学习、借鉴国外对中医学有用的先进经验，掌握国内外学术动态时更提供了方便。从面向未来看，中医医疗人才应初步掌握一门外语，达到能阅读、笔译医学专业资料的水平。历代有重要建树的中医学家无一不有雄厚的语文基础，不少医家还善于文诗书画，值得后人学习。

史是指祖国医学史。中医医疗人才也应该对中医学发展的历史经验，对各个时期著名医药学家的学术见解、创造发现和成就贡献有所了解，可以从中探索中医学的发展规律和名医的成才道路，吸取其中的精华，总结经验，明确方向，不知道中医的过去就无法继承，发展也就无其始源。

哲是指哲学。中医学与中国古典哲学紧密结合是中医学的一个特点，中医学处处闪烁着丰富的唯物主义和辨证法思想光辉。现代唯物辨证法是当代最先进的哲学思想，从古代朴素的唯物论和自发的辨证法到唯物辨证法是哲学的螺旋式发展，掌握其先进的哲学思想，自觉地运用其立场、观点、方法指导中医临床，就会使人思想境界开阔，思维正确，变得聪明敏捷，促使中医医疗人才的迅速成长。

所以说，文、史、哲是中医医疗人才的基础。

（二）中医知识是关键

中医知识是指中医学专业知识，包括中医学基础理论、诊断、药物、方剂、经典著作、各家学说及中医各科临床知识。中医医疗人才必须具备渊博的中医学理论和丰富的临床经验，这是中医医疗人才的知识结构中关键的一环。要解决好这个关键，尽快地成才，就必须治学有道，掌握良好的学习方法。江苏省卫生厅在"72位各老中医成才因素调查"——文中曾概括出他们的治学经验是：多读——对中医经典著作反复诵读，做点批注及读书笔记；广采——善于学习别人的长处，弥补自己的不足；精思——认真思索、探讨，有所创新和突破，勤练——早临证、多临证，扩大眼界，增加阅历；定向——打下扎实的基础，有了一定的临床经验后，选择一个专科或专病作为主攻目标。以上六条治学经验有现实指导意义，值得有志于成才的中医医疗人才学习和借鉴。

（三）现代科学是要素

现代科学是指现代自然科学的理论、方法和技术，包括现代医学及医用数学、物理、化学、统计学、系统论、信息论、控制论、电脑、计算机知识和近代某些边缘学科。中医在历史上能长期居于世界医学之前列，为何在近百余年来发展缓慢，跟不上时代的步伐呢？其原因就在于与现代科学技术相脱节，没有借助于现代科学技术来促使自身的进步。从中医学的现状和发展来看，迫切需要参合同时代的现代科学，需要参合现代医学之精华。要成为中医医疗人才，光占有中医专业知识是不够的，还必须能够运用现代科学成就，多学科、多侧面地研究中医，指导中医药临床实践，尤其必须自觉地将现代医学的解剖学、生理学、病理学、理化检查方法及急救手段运用于中医临床实践，补充四诊及急救方法等方面的不足，并以此作为明确诊断、判断疗效的标准。取现代科学之长，弥补中医之不足，实现中医现代化。过去和当代的名老中医凭着渊博的中医知识及丰富的临床经验，占着天时、地利、人和，成为一代名医。随着岁月的流逝，在现代医学日新月异的飞跃发展的今天和未来，当今的中青年中医要想成为未来的中医医疗人才，光占有中医知识肯定是不行的，必须同时较好地掌握现代医学、现代科学知识。所以说，掌握现代科学知识是中医医疗人才的重要因素。

（四）科技能力是钥匙

知识加能力就是力量。能力是指人们运用知识的能力，也就是通常所说的才能。作为一个中医医疗人才，不仅应掌握中医学理论，还应具备全面科学工作的能力，包括观察能力、分析能力、思维能力、表达能力、综合能力、应急能力、操作能力、组织能力、写作能力、研究能力、继承和创新能力……作为中医医疗人才，继承和发展中医药遗产的能力更显得重要。首先要做好中医临床各科传统诊疗方法的继承，并要进一步探索、创造出保持中医特色、具有先进水平的新的诊疗方法，促使中医现代化。只具有扎实的文史哲知识、中西医知识而缺乏科学技能的人是成不了才的。所以说，科技能力是打开中医医疗人才大门的一把钥匙。

综上所述，我认为中医医疗人才最佳知识结构应该由文史哲知识、中医专业知识、现代科学知识、科技能力四者不可偏废的四边形结构组织。中医医疗人才在中医各类人才中占的比例最大，搞好中医医疗人才的建设，意义重大，影响深远。

八、辨证初探

辨证论治是中医诊疗疾病的基本方法，是中医学的特色和精华，也是祖国医学自成体系地发展的根本方向，它渗透了朴素的唯物辩证的世界观，具有较为先进的思想方法。笔者试就辨证的逻辑思维方法及辨证方法与步骤谈几点不成熟的看法，冀对辨证规范化有所裨益。

（一）刍议辨证的逻辑思维方法

1. **先别阴阳，抓住根本**：《黄帝内经》云："阴阳者，天地之道也，万物之纲纪，变化之父母，生杀之本始，神明之府也。治病必求其本。"指出阴阳法则是自然界万物的普遍规律，为一切运动变化的根源，也是人体生老病死的原因，各种疾病无不与阴阳消长进退有关。《黄帝内经》还指出"善诊者，察色按脉，先别阴阳。"告诉我们辨证必须先辨阴阳。

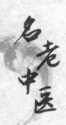
只有首先辨清阴阳的偏盛偏衰，才能对疾病的发生发展进行矛盾分析。把握住这个辨证的总纲，辨证就能抓住其根本。

2. **五脏相关，传变有序**：中医学认为五脏六腑与肢体组织、外部器官及情志变化等都存在有机联系，存在着生克乘侮的关系。以肝为例，肝脾之间存在着疏泄与运化的关系，肝郁疏泄失常可影响脾胃的运化（木郁克土）；脾失健运也会影响肝的疏泄（土壅木郁）；心与肝之间存在着血液循环与血量调节关系，肝血不足可影响心的功能（母病及子），肝肺之间存在着治节与调节的关系，肝气壅滞，气火上炎可影响肺的治节肃降（木火刑金）；肝肾之间存在相互滋养关系，肾阴不足会导致肝阳偏亢（水不涵木）。只有把人体视为一个以五脏为中心的有机整体，揭示人体在生理病理上的内在联系，掌握五脏相关学说及其传变规律，才能在辨证中避免其片面的形而上学的错误。

3. **从外测内，把握本质**：中医认为心开窍于舌，其华在面；肝开窍于目，其华在爪……说明人体是一个内外贯通的整体。"有诸内，必形诸外。"体内的病变，必然反映到体表，使颜色、形态、苔脉等方面产生异常变化，从体表现象及各种错综复杂的病状中，可以推测判断内脏之病变，把握其本质。例如通过目赤肿痛可测知肝火旺盛；通过目眩发黑可以推测肝阴不足。近代控制论的黑箱学说已证明这种不打开人体黑箱而求"证"的逻辑思维方法是有其科学性的。这种从外测内来进行推理判断的思维方法是在长期医疗实践中逐步形成的。但也存在一些不足之处，辨证时应注意避免主观臆断。

4. **识别真假，见证断病**：疾病的症候表现是错综复杂的。《黄帝内经》曾指出："寒极生热，热极生寒""大实有羸状""至虚有盛候"。临证中的真寒假热证、真热假寒证、真虚假实证、真实假虚证经常出现。这就要求临床医生在复杂的症候变化过程中，必须去伪存真，去粗取精，由此及彼，识别真假，抓住主症对各种不同的症候作全面了解，归纳分析找出疾病变化的规律，从而识别症状的典型性和特异性以及患者体质年龄生活地区等差异性，得出合理的病证诊断。

（二）试论辨证的方法与步骤

辨证的方法与步骤，古代医家便十分重视。清代喻嘉言在《寓意草》中，提出了一个涉及辨证施治具体内容的"议病式"，迄今对辨证论治仍有指导意义。近代亦有不少著名中医学家撰写专著论述辨证论治的步骤与内容。现根据文献学习，结合个人临证体会，仅就辨证阶段的方法与步骤，提出10点初步设想。

1. **辨致病因素**：中医把致病因素分为外感与内伤两大类。外感包括六淫疫疠等；内伤包括七情、饮食、劳逸等《黄帝内经》云："热因热用，寒因寒用，塞因塞用，通因通用，必伏其所主，而先其所因。"告诉我们只有辨清病因，才能"审因论治"。辨清病因便可直接指导治疗，如虫积者要驱虫，情怀不畅肝气郁结者要疏肝理气等。辨病因，除详细询问病史外，主要是通过"随证求因"来达到的。在长期临床实践中，历代医家摸索总结出一套各种病邪致病的症候特点和规律，如"六淫辨证"便是佐证。笔者认为辨致病因素是辨证时首要的一步。

2. **辨病变部位**：辨清了病邪，找到了病因，还必须确定病变所在部位。中医认为局部的病变与整体密切相关。根据病位所属的脏腑经络，有的放矢地制定相应的治疗措施，针灸、推拿选择穴位，内科医生按归经选择药物都必须辨清病位，否则会影响疗效。中医传统的"经络辨证""脏腑辨证"便属于这种定位辨证方法。例如阴虚证是一个笼统的概念，它有心、肝、肺、肾、脾、胃阴虚之区别，只有辨清何脏阴虚，才便于选择针对性强的方药。

3. **辨疾病性质**：辨疾病性质即"定性"。首先要辨请疾病的阴阳属性，诚如《黄帝内经》所说："审其阴阳，以别柔刚，阳病治阴，阴病治阳。"不辨阴阳，总的治疗原则便无法确立。所以说明阴阳属性的辨证，是定性的纲领，众所周知的八钢辨证就是在阴阳辨证的基础上发展起来的。八纲的表里辨证，有人认为只表示疾病部位深浅的定位方法。其实不然，表里主要是标志着邪正进退。外邪侵入，正不驱邪则表现为表证；正不胜邪，病邪继续深入则表现为里证；虚实辨证是判断病邪之盛衰与人体抗病能力的强弱；寒热辨证实际上是辨阴阳之偏盛偏衰在定性辨证中起着重要作用。辨清病性，便为临床"异病同治"或"同病异治"提供了依据。

4. **辨病情轻重：**辨病情轻重可称为"定量"。《黄帝内经》云"气有多少，病有盛衰，治有缓急，方有大小""微者调之，其次平之，盛者夺之。"告诉我们：只有辨清病情的轻重，定量出邪气的盛衰，正气的强弱，才能确定治疗的轻重缓急和方药的大小奇偶。例如瘀血证，其轻证可用和血、活血方药，重者可改用化瘀、破瘀方药；又如补益处方有平补、峻补之区别，则是根据定量分析，辨出虚弱之程度而分别用之。中医对病情轻重、邪正盛衰、病气多少，历来只是一个模糊的数量概念，既宏观认识，尚有待于运用现代技术和手段来进行对病情轻重的定量分析。

5. **辨病变趋势：**辨病变趋势主要是指辨别疾病的传变规律和演变趋势，又称为"定向"。如张仲景用太阳、少阳、阳明、太阴、少阴、厥阴将外感病的病期和发展趋势进行了概括；叶天士用卫气营血，吴鞠通用三焦将温热的病变规律进行了概括，《金匮要略》"见肝之病，知肝传脾，当先实脾"的论述则指出了肝病的传变规律。辨证中了解了疾病的演变趋势和规律，便可掌握疾病的全过程，贯彻"治未病"的方针，取得治疗主动权，扭转病势。

6. **辨病变机制：**病变机制即病机，古代称为"病能"。中医历来重视病机辨证，早在《黄帝内经》中就有病机十九条的论述，强调"审察病机，无失其宜""谨守病机，各司其属"。辨病机应做到"有者求之，为者求之""盛者责之，虚者责之""必先五胜"。

由于病因、外在环境及体质等不同，疾病演变过程中的病机是错综复杂的。但也是有规律的，从疾病变化的部位上看，不外乎表里出入，上下升降变化；从疾病的性质上看，不外乎寒热进退的相互转化，正虚邪实的相互交错，气血阴阳的相互失调等病机变化，都是机体抗病能力与病邪交争及脏腑自身功能失调的种种表现。中医的病机实际上包括了病因、病理、病位、病性、病势、病情等多项内容在内，就是上述各项内容的分析和综合，是中医病证分型的依据，是病名、证名诊断的基础。病机辨证的质量直接关系到辨证论治的水平。

7. **辨病名证名：**有人认为中医只辨证不辨病，这是一种误解。在《黄帝内经》中就有多种病名的记载和论述。到了张仲景，确立了辨病与辨证相结合的思想。如外感风寒病，《伤寒论》在辨认为太阳病后又详尽辨别出表寒证、表热证、表虚证、表实证、表寒里热证、表虚里寒证、表里俱虚证、寒热错杂证等证名；《金匮要略》中辨病与辨证结合的思想得到了充分的体现。如在"痰饮"这个总病名下，又分辨出痰饮、悬饮、溢饮、支饮四种病，病下再辨证名，如溢饮又辨出发热烦喘为主的大青龙汤证，寒饮喘咳的小青龙汤证，为"同病异治""异病同治"提供了依据。《金匮要略》全书25篇，除首篇和后三篇外，各篇均以各种杂病的病名作篇名进行论述，在辨别"病名"后进一步又辨出"证名"，从而得出"病证"的诊断。

8. **辨病程病期：**病程和病期与辨证有一定关系。一般而言，疾病初期大多邪气过盛，正气不虚，临床以实证多见；后期大多正气不足，以虚证多见。以肿瘤病为例，病程早期一般体质尚好，邪气盛而正未伤，辨证多为实证，治疗攻邪为主；中期脏腑受损，辨证为虚实夹杂证，治疗需攻补兼施；晚期虽邪气嚣张，但脏腑气血虚衰，正气不支，辨证以虚证为主，治疗宜卫护正气，减轻病苦，延长存活期。又如急性肝炎转氨酶增高的患者，因病程较短，体内多有湿热蕴结，治疗可选用垂盆草、田基黄、蒲公英、板蓝根、黄芩等既可清热解毒化湿，且为现代药理研究证实为较好的降酶作用药物。若仅根据报道，用五味子粉治疗，则疗效不佳。系因五味子酸敛作用较强，能滋补肝肾，生津收敛，不利于热毒湿邪的消化。若用于病程较长，正虚邪恶的慢肝转氨酶反复波动者则有一定疗效。可见病程长短，病期先后对中医辨证确有一定价值。

9. 辨既往病史：中医辨证主要是依据就诊时的症状与体征进行。但某些疾病，患者自觉症状不显，也有些疾病的早期及恢复期，自觉症状及体征还未出现或已经消失，出现"无论可辨"怎么办？笔者认为可参合既往史、生活史及工作、性格、嗜好与习惯等进行辨证，通过分析、综合，做出判断和推理，为施治提供依据。

有两位因体检发现 HBsAg 阳性而来就诊的患者，均无明显症状，辨证颇为棘手。当时笔者详细询问了既往史和生活嗜好后，一位治以清化湿热的汤剂，另一位用刺五加片及乌鸡白凤丸治疗。在旁的一位进修生询问辨证根据何在？笔者解释说：前者外观体健，平素嗜好烟酒油荤，易于积热生痰（湿），故按湿热辨治，后者平素经常感冒，可知免疫功能较差，故按正虚辨治。前者服药 60 剂后复查乙肝表面抗原转阴，后者间断服药半年后转阴。1982 年笔者曾治一位直立性蛋白尿，系挡车工，无任何不适，只是工作劳累，则尿检出现蛋白尿（＋＋），根据工作性质，试从久立脾气下陷，肾气不足，精微失固辨证，服药 28 付便获愈，嘱其注意劳逸结合，多次尿检正常。还有一位蛋白尿患者，系中学生，自诉在踢足球时腰部被撞后出现血尿，经治疗后肉眼血尿消失，尿检蛋白（＋），红细胞 0～2，持续未消已月余，但患者无自觉症状，仍照常上学，根据以往腰部挫伤的病史，试从瘀血辨证，服用损伤复元糖浆、云南白药 2 周后尿检正常，是见病史辨证对某些疾病的价值。

10. 辨现代病理：辨别现代医学的病理变化，笔者认为可弥补中医辨证之不足。临床上，某些疾病出现的证候常常反映不出疾病的本质。如早期直肠癌,出现的脓血便,若按湿热下痢辨治而不抗癌,而不尽早手术,势必延误病机;钩虫病引起的贫血,若按气血两虚辨治而不驱虫,势必劳而无功。

慢性尿路感染经中药治疗后尿路刺激症状消失,尿检转阴,但这不等于治愈。此时若做中段尿培养大多仍有致病菌生长。笔者常针对这一病理,运用大剂量清热解毒利湿方药,继续服用一直至 2~3 次中段尿培养正常,从而提高了疗效防止转为慢性肾盂肾炎。

笔者曾治一例顽固性无痛全程血尿,经住院及门诊治疗,按多种途径辨治服药 300 余剂无效,经南京军区总医院做肾穿刺,活检确诊为"膜增殖性肾炎",针对这一病理改变,笔者运用大剂量益气扶正与活血化瘀药治疗,目的是提高免疫功能和改变肾小球内膜增生,服药 30 剂即明显改善,后间断服药半年后痊愈恢复工作。1983 年 6 月笔者曾治愈 3 例蘑菇肺患者,X 线胸片均提示两肺纹理增粗、糊模、点状阴影及散在结节影等变化。按其胸闷气喘、发热咳嗽等症候,当属痰热伏肺,肺失清肃的辨证,现代病理认为系种菇者吸入大量孢子于肺中,引起的变态反应。故从益气补肺,抗过敏,抑制真菌,提高免疫功能论治,以黄芪、生黄精、羊蹄、蝉蜕、蒸百部、炙紫苑为基本方加减治疗,服药 1 个月后自觉症状全部消失,两例 X 线胸片复查正常,一例 X 线胸片好转。

以上 10 法与步骤并非孤立进行,需综合,灵活运用于临床。

九、对血瘀证的认识与辨治经验

(一)血瘀与血瘀证的概念

中国医药学注重整体观念,更重视机体气、血、津液等的正常运行。认为气停滞不行则为气滞,津液停滞不行为痰湿,血停滞不行则为血瘀,内至脏腑,外达筋骨皮肉,均是如此。

血是流动性的液体物质,由气的推动,在气血相辅相成的正常情况下,周流不息，濡养全身。血在体内沿一定的运行途径循行，即"循经而行"，既不会越轨而出，也不会停蓄瘀塞。一旦机体发生病变，血流壅滞，则积而成瘀，所谓"瘀"，《说文解字》释义"瘀，积血也"，《中国医学大辞典》谓"瘀，血之停蓄者，即蓄血"。

1. 血瘀

瘀血是指体内血液停积而形成的病理产物。包括体内淤积的离经之血（内出血，如内脏破裂的出血、外伤引发的皮下出血等），以及因血液运行不畅，停滞于经脉或脏腑组织内的血液。瘀血既是疾病过程中形成的病理产物，又是具有致病作用的"死血"（如内脏破裂或外伤造成的出血，是良好的细菌培养基，不加积极的处理、治疗，很容易出现局部化脓性感染）。在中医文献中，瘀血又称"恶血""衃血""蓄血""败血""污血"等。

"瘀血"与"血瘀"的概念不同：凡是离经之血，尚未排出体外而凝滞于体内，则为瘀血。瘀血是继发于某病变的病理产物（如外伤或恶性肿瘤后期累及大血管，造成的内出血等），其概念在病因学的范畴。凡是停积、循行迟缓，失去正常循行流速、流量之血，即为血瘀。血瘀是指血液运行不畅或血液瘀滞不通的病理状态（血液的利用率下降），其概念属于病机学的内容。

瘀血的理论，始于《黄帝内经》，立名于《金匮要略》。《素问·腹中论》的"四海螵蛸～虑茹丸"，主治"血枯"病。海螵蛸咸温下行，性涩去脱，虑茹（茜草）咸酸入肝，活血去瘀，雀卵、鲍鱼都是血肉有情之品，本方组合具有补血祛瘀的治疗作用，因此可见，有关瘀血病理、治法，瘀血未去而新血不生，采用通补兼施的方法古人早有一定的理论和经验了。

《黄帝内经》中还有有关瘀血的处理原则，如《素问·至真要大论》"必先五脏，疏其气血，令其调达，而致中和"。这"和"法就有预防瘀血形成的含意；《素问·阴阳应象大论》"定其血气，各守其乡，血实宜决之，气虚宜掣引之。"所谓"血实宜决之"，就是疏导，也就是祛瘀之大法。还有《灵枢·水胀篇》"石瘕生于胞中，寒气客于子门，子门闭塞。气不得通，恶血当泻不泻，衃以留止……可导而下"，"恶血"和"衃"正是瘀血，"可导而下"就是治疗大法。

张仲景继承了内经学说，在《金匮·惊悸吐衄下血胸满瘀血病篇》首先提出了"瘀血"的病名，开辟了"瘀血证"的范例，他把瘀血证和其他有关病证归纳为一章来综合讨论，既意味着证与证之间的相互关联，也指出了各证的个别特性。在《金匮·血痹虚劳脉证篇》及《伤寒论》中又提出了"干血症""蓄血证""热入血室"等各种瘀血类型，并制定"当下之"的治疗原则。至此，大大丰富了瘀血的辨证内容，对瘀血证的证治及其性质相近似的各种演变的认识也逐渐日趋充实。对后世医家有很大的启发作用。

2. 血瘀证

瘀血或称血瘀是在疾病过程中形成的病理性产物，同时又转变成为另一疾病的致病因素（即内生性的致病因素）。由于瘀血的存在，产生了病理转机，在临床上往往反映出一系列独特的症候群，称为"瘀血证"。血瘀证的定义，是与瘀血或血瘀有关联的一组症状的集合。即由瘀血内阻，血行不畅，局部出现青紫肿块、疼痛拒按，或心、肝、脑等主要脏器瘀血阻络，功能障碍；或腹内肿块、刺痛不移、拒按；或体表出现紫暗肿块、皮下出血，舌紫暗，舌下静脉怒张，脉弦涩等常见证候群。

血瘀证，也称瘀血证，一般认为血瘀是因，瘀血是果，但在疾病诊疗过程中因果关系很难分得十分清楚。临床上所认为的血瘀证，通常是指因气虚、气滞、寒凝、火热等原因，导致血瘀而血行不畅，也有因外伤或各类急、慢性病引致出血未能及时消散而引起瘀血。为了准确了解瘀血的发病阶段，常将瘀血分为急瘀和慢瘀两类。目前大家认为高黏滞

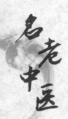
血症或高凝血功能状态，应归属前瘀血状态。

由于瘀血阻遏的部位不同，血瘀证又有阻于经脉、肢体、脏腑、皮表等不同部位和病种之分。但作为中国传统医学特有的血瘀证概念，主要是指血脉瘀滞不畅。其临床表现包括唇、舌、爪甲紫暗或有瘀点、瘀斑，疼痛而有定处尤其为刺痛者，出现肿块、出血、肌肤甲错及脉涩等特征。由于瘀阻部位的不同，症状可以各异，如胸闷心痛——瘀阻在心、咳血胸痛——瘀阻在肺、呕血便血——瘀阻在胃肠、胁下痞块——瘀阻在肝等。当然通常临床上多见者为有不同兼证的血瘀证如气虚血瘀证、气滞血瘀证等。

东汉时期，张仲景在辨证治疗血瘀证方面所立的10余首方剂，反映了其血瘀证辨证论治思维：其一是伍以温寒散邪通阳的桂枝，治疗因寒邪客于经脉中的血瘀证；其二是伍以损阳和阴的硝黄，是《黄帝内经》"血实宜决之"的治疗思路的拓展。此外，在他所运用的活血化瘀方剂中瘀血汤、鳖甲煎丸、抵当汤/丸、桃核承气汤、桂枝茯苓丸等，较多地选用水蛭、虻虫、地鳖虫、蛴螬等虫类药，是一大发展。另外，将血瘀证与"血热相结""干血痨"及妊娠瘀血及闭经等相联系，进一步提高了对血瘀证的认识。

西汉时期，《神农本草经》记载活血化瘀药物有：紫丹参、牡丹皮、牛膝、赤芍、桃仁、蒲黄等40余种。

隋唐时代，在《诸病源候论》《千金方》及《外台秘要》等著作中已相当篇幅论述了活血化瘀证候及方剂。

唐《新修本草》在前人活血化瘀药物基础上，增加了血竭、苏木、玄胡索、乳香、没药等药，丰富了活血化瘀药品种。

金元时期的朱丹溪在郁证的证治中提出，血郁证就是血瘀证的轻证类型。

明清时期张景岳等多位著名医家对血瘀证均有证治经验记载。清代叶天士提出通络学说。清代王清任著《医林改错》，对瘀血证的证治进行了长篇阐述，对瘀血证症候变化多样性的认识更加丰富和完备，强调治病要诀在于明气血，气有虚实，血有亏瘀，创立的各种活血化瘀方剂至今仍有实用价值，其中通窍活血汤、血府逐瘀汤、膈下逐瘀汤、少腹逐瘀汤、身痛逐瘀汤为后世广泛应用。继王氏之后，唐宗海的《血证论》对血瘀证的理论有了进一步的发展，在证候的辨证认识方面又增添了新的方法和内容，就瘀血证的治疗思路强调"消瘀"的重要性。

近代在中西医结合的长河中，运用现代科学知识整理、研究中医学，对血瘀理论的探研，尤其是活血化瘀法的机制及其运用，有着显著的发展，在传承中不断创新，目前已广泛运用于循环系统、消化系统、神经系统、网状内皮系统、血液系统和胶原性疾病等方面，外科的急腹症，皮肤病，妇产科的痛经、异位妊娠、功能性子宫出血、产后腹痛，骨伤科的骨折、扭伤、血肿等绝大部分都与血瘀因素有关，适用于化瘀治法。深入开展对血瘀证证治、方药的探讨与研究，逐步揭示其作用机理，有良好的开发前景，有可能获得若干更大的突破性成果。

（二）血瘀证的病因

中医学认为，血液的正常运行，主要与心、肺、肝、脾等脏的功能，气的推动与固摄作用，脉道的通利，以及寒热等内外环境因素密切相关。所谓邪气是指身体所不需要而不利于健康的一切东西。自然界的非时之气——六淫，精神情志异常变化——七情等统属邪气范畴。张子和曾说过"夫病之一物，非人身素有也，或自外而来，或自内而生，皆邪气也"。属于病理性的瘀血，就是自内而生的邪气之一。血液之所以产生病理性改变，是因为在某种条件下，导致血行通而不畅，或部分不通，以致生命赖以生存的生理性血液，部分地不同程度地转变为有损于健康的病理性瘀血。凡引起"血行失度"，临床表现为血行迟缓、涩滞，或死血壅塞血脉，或血脉闭阻不通，或血液离经停积等状态的内外因素均为血瘀之病因。

血瘀证可由多种致病原因造成，而形成血瘀后又可以引发多种病变，变成人体新的、内生的病因。究其血瘀证形成的主要始发原因概述如下。

1. 外伤与产后血瘀

凡跌打损伤、撞踢受伤、堕坠碰伤、水火烫伤、金刃所伤、闪挫扭伤、虫兽咬伤、手术后创伤、产后离经之血部分残留及隐性外伤，无论有无内出血，只要有肿痛症状者均为血瘀之常见病因。人们对外伤的认识和治疗历史悠久。原始人群最基本的活动是生产劳动，为了获得生存，他们以简陋粗糙的工具，与豺狼虎豹猛兽和恶劣环境做顽强的斗争，外伤是最常见的疾病之一。人们对外伤致血瘀的认识也随着时时代的变迁不断深化，早期的中医经典著作有大量跌仆、坠堕外伤致血瘀的论述。《黄帝内经》中就有"人有所堕坠，恶血留内"的记载；《诸病源候论》的论述进一步详尽，认为"血之在身，随气而行，常无停积，若因坠落损伤，即血行失度，随损之处即停积，若留入腹内，亦积聚不散皆成瘀血"。《明医指掌·瘀血篇》指出："跌打损伤，或被人打踢，或物相撞，或取闪肭，或奔走努力，或受困屈，或发恼怒，一时不觉，过至半日或一二三日而发者有之，十数日或半月、一月而发者有之"。各种外伤之后，局部气机失畅，血行失度，气滞，造成血瘀，血瘀则出现肿痛。反之，外伤性的瘀血，则可根据肿痛的部位测知瘀血的位置、深浅轻重。无论外伤时出血与否，见有肿痛征象，均应考虑内有瘀血的可能。

近代科学研究表明，外伤不仅使局部组织损伤、肿胀、出血、疼痛、功能障碍，或形成皮下瘀斑或血肿，造成血液循环障碍。较严重的外伤可引起神经、内分泌及心血管系统的相应反应：如外伤后机体通过中枢神经系统和肾上腺皮质激素来调节血液循环，使血管呈选择性收缩，即增加心排血量以保证心、脑有足够的血液供应，而暂时减少肝、肾等内脏区域和皮肤的血液供应。由于外伤时人体处于应激反应状态，肾上腺交感神经系统极度兴奋，肾上腺素、去甲肾上腺素和血管升压素等均作用于微循环，使心、脑以外器官的微动脉、中间微动脉、毛细血管前括约肌呈收缩状态，动静脉短路开放，加快血流在微循环内运行，回心血量也因此而增加。但选择性血管收缩严重降低了毛细血管的压力和血流，若时间过久，将使周围组织和器官缺血缺氧，代谢产物不断积累，缺氧细胞释放组胺，使毛细血管前括约肌麻痹，毛细血管网呈完全开放，有效血循环量因之而减少，严重者可致肾血流量减少，灌注不足；胃肠道缺血，产生应激性溃疡；肝动脉缺血，使肝细胞受损等器官功能损害。

动物实验告诉我们，外伤所致微循环障碍，其主要改变为微循环血管舒缩失常。血流紊乱，血液向血管外渗出或出血，致使局部组织灌注不足等，出现一系列血瘀性微循环障碍。另外，外伤打击的能量与血液流变性改变呈正相关，打击能量愈大，其血液黏稠度越高、血小板凝聚性也愈显著。说明外伤是血瘀的重要原因之一。

2. 寒凝血瘀

寒凝血脉是血瘀形成的主要原因之一。中医学理论认为血得热则行，得寒则凝，这是血液的特性，由于寒气的影响，血液凝滞而瘀。这些认识早在《黄帝内经》就有明确记载，如《灵枢·痈疽》谓："寒邪客于经络之中则血泣，血泣则脉不通。"《灵枢·百病始生篇》："肠胃之络伤，则血溢于肠外，肠外有寒，汁沫与血相搏，则并合凝聚不得散，而积成矣。"《素问·八正神明论》谓："天寒日阴，则人血凝泣而卫气沉。"《黄帝内经》中特别强调因寒致瘀，如《素问·调经论》云："血气者，喜温而恶寒，寒则泣不能流，温则消而去之。"因寒为阴邪，寒主收引，寒性凝滞，寒邪作用于血脉。一方面使血脉收引挛缩，血脉拘挛则其管径变细变窄，血流量必然减少；另一方面使血液凝滞，血行缓慢不畅而成瘀血。如《素问·举痛论》云："寒气客于脉外则脉寒，脉寒则缩蜷，缩蜷则脉绌急，则外引小络，卒然而痛。"《素问·调经论》云："寒独留则血凝泣，凝则脉不通。"

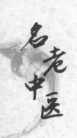
历代对此基本认同，《诸病源候论》指出："寒则血结，温则血消。"《医林改错》的"血受寒则凝结成块"描述则更为形象等。

现代研究认为，寒冷刺激如冻伤，首先使体表浅层血管收缩，微动脉及小动脉收缩引发表层血流减少，皮肤变得苍白。此时，动静脉吻合支开放增多，较多的动脉血流直接经此短路流向静脉，造成局部组织新鲜血液流灌注量减少，致组织缺血、缺氧，甚至坏死。寒冷刺激可造成微循环障碍，血液黏稠度增高，出现血管内凝血，甚至形成血栓造成血流瘀塞。人体所受寒冷刺激的面积越大，温度越低，作用时间越长，血瘀现象也越重。

3. 气虚血瘀

血液在血管中循环流动，周而复始，中医认为全靠气的推动，若气机失去正常调畅，则血也随之发生病理改变，引发血瘀，中医学理论认为"气为血之帅，气行则血行"，气虚则无力推动血液运行，导致血流迟缓，运行涩滞、不畅、滞塞、壅止，脉络瘀痹，形成瘀血。王清任特别强调气虚致瘀，在其《医林改错·论抽风不是风》中云："元气既虚，必不能达于血管，血管无气，必停留而瘀。"另有《读医随笔·承制生化论》云："气虚不足以推血，则血必有瘀。"均说明了气虚可导致血瘀。

另外，气能统摄血液，统摄血液的意思是让血有约束、有规律地畅行于血管之中，即所谓"循经"而行。气虚则气不能确切的完成统摄血液的功能，血不归经而离之，溢出于脉外，气虚又无力将血排出体外，则溢于肌腠、筋膜、皮下之间，表现为斑、疹或出血点，也为瘀血，故《血证论》说"离经之血，虽清血、鲜血亦是瘀血"。

现代研究数据告诉我们，气虚血瘀证患者微循环红细胞聚集、瘀阻、流速变慢、血管充盈不良，有效循环血量降低，周围血管阻力均明显增高，心输出量明显低下。以上现代医学研究结论提示：由于脏腑功能减退，心气虚弱，不能有效地推动血液正常循行，导致血流缓慢，组织器官血液灌注不良而成血瘀。血液流变学及微循环特征为高黏血症、低血容量和微循环血流缓慢。

4. 气滞血瘀

李梴曰："血随气行""气行则血行，气滞则血滞""气留而不行，血壅而不濡"。《寿世保元》提到："盖气者，血之帅也，气行则血行，气止则血止，气温则血滑，气寒则血凝，气有一息之不运，则血有一息之不行。"明确地告诉我们血液循经周而复始的流动，全靠体内正常运行的气在推动，如气机阻滞，不能推动血液正常运行，则血流缓慢或停留而成为瘀血。《医宗金鉴》中指出"血之凝结为瘀，必先由于气滞。"气滞关系到血液的运行，是瘀血形成的条件之一，气滞血瘀是临床最常见的瘀血病因。

气机阻滞，主要是指肝气郁结。因肝主疏泄，喜条畅，若因情绪不顺、忧愁悲哀、忧思恼怒均可导致肝气郁结，气滞不行，气不行则血自瘀。所以《血证论·吐血》曰："气结则血凝"。《三因方》云："因于大怒……血停蓄不散，两胁痛，皆由瘀血在内。"《奇效良方》曰："气塞不通、血壅不流，如大怒则可使气乱而逆，血失常度"；《素问·生气通天论》："大怒则形气绝，而血菀于上，使人薄厥。" 情志郁结，气机失调，七情内伤可因气滞而导致血瘀。

5. 血虚血瘀

津血充足，脉管通利，血行畅达。如营血亏虚，血枯不荣，脉管涩滞，血行不畅，久而成瘀。景岳全书曰："凡人之气血犹源泉也，盛则流畅，少则壅滞。故气血不虚则不滞，虚则无有不滞者。"血液数量不足，血管的管径就不可能被良好的充盈，血管的管径偏细，血液在其中流动就可能涩滞，不易向前流动，引发血瘀。

6. 阳虚血瘀

阳虚体质者可能同时伴有气虚，则气虚时引发血瘀上已描述。另外，

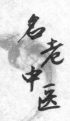
阳虚时必生内寒，寒凝亦可导致血瘀上也有阐述。

7. 阴虚血瘀

阴液不足，血脉涸涩，脉道失于濡润，无以载血，血行涩滞导致血瘀。另外，阴液不足也是各种致瘀因素的重要病机，五脏阴虚时肝阴血不足，疏泄失职，气机不利，血行瘀滞；心阴血不足，血脉涸涩，血行涩滞而瘀；肺阴血不足，肺朝向百脉机能下降而致血瘀；脾阴血不足，统血功能减弱，血液外溢停积而成瘀血；肾阴亏损，阴虚火旺，虚火内炎，伤血络，虚火妄动，迫血妄行，出现离经之瘀血。《读医随笔》有记载："阴虚血必滞。"

8. 外邪传变

伤寒温病之邪，在病情发展过程中，常有化热。热蕴血分最易造成血瘀，其机制：血中有津，津血同行，津液调和，血行流畅。热盛伤津耗液，血液黏稠运行不利，凝结而致血瘀。《重订广温热论》曰："因伏火邪蒸津液，血液被煎熬而成瘀。"火热炽盛，灼伤脉络，脉络不利，血行不利而瘀。热盛迫血妄行，发生吐、衄、便、溲或停于脏腑组织之间、或留滞于皮肉腠理之隙，积而不除，蓄而不去者皆为瘀血。热盛壅遏气机，气滞而血瘀。血分热极，则气机逆乱，壅遏阻滞，气机不畅，则瘀血由生。《外感温病篇》云："热毒内壅，络气阻遏。"热毒污浊秽垢，与血胶结而瘀。热邪多兼毒。疫毒多火热。《重订通俗伤寒论》云："疫必有毒，毒必传染。"《时病论》云："温热成毒，毒即火邪也。"无论火热毒邪，抑或瘟疫毒邪皆为污浊秽垢之邪，如《温病条辨·上焦篇》云："温毒者，诸温夹毒，秽浊大甚也。"污秽之邪侵入血分，与血胶结，使之为污秽之血，污秽之血即为瘀血。叶天士曰："夏月热久入血，最多蓄血一证，谵语神昏，看法以小便清长，大便必黑为是"。这都说明由于表邪内传，热邪灼烁，热与血结而形成了瘀血证。

体内外污秽之物进入血液，与血相结，形成污秽之血。若污秽之物数量多、浓度大、进入血液时间长，会损伤血脉，并附着于血脉壁上，使血行迟缓涩滞，甚至死血壅塞血脉，或血脉闭阻不通，形成瘀血。这就是说，污秽之物与血相结合极易形成血瘀。

外界污毒侵入血分，最常见者为瘟疫毒邪，如《温病条辨·上焦篇》云："瘟疫者，厉气流行，多兼污浊……温毒者，诸温夹毒，秽浊大甚也。"瘟疫毒邪侵入血分，不但灼竭津液，改变血液成分，使血变稠而易凝，而且可灼伤血络，并迫血妄行，使血离经而为瘀血，故《医林改错·论痘非胎毒》云："受瘟毒至重，瘟毒在内，烧炼其血，血受热炼，其血必凝。"

内生秽物与血相结，多因脏腑功能失调或衰竭而产生痰饮、湿浊、脂液、溺毒等污秽之物深入血分，与血相结，谬辅肆横，使血行失度而为瘀血。如膏粱厚味，嗜食肥甘，形体肥胖，痰浊内蕴。或饮食不节，七情内伤，损伤脾胃，脾失健运，水湿不化，则聚湿成痰。痰浊污秽等有形之物流注血分，阻滞脉络气机，轻则改变血液成分，血液变黏变稠，血行迟缓涩滞；重则痰浊污物黏附于血脉壁上，使血脉管腔变细变窄，血行不畅，日积月累，血脉闭阻不通，导致脑卒中、真心痛等疾病。

9. 其他诱因

（1）精神刺激：精神因素，即七情内伤可导致血瘀。精神情志异常初病累及气分，久病延及血分，进而呈现气滞血瘀的病理变化。忧郁思虑则伤及脾胃，产生气机郁滞，久病则血无所主，运行无推动之力，导致瘀血内生。这里需要着重提及的是肝，肝为藏血之脏，体阴而用阳，最易发生变动，最忌愤怒，又最易触怒，怒则疏泄无权，肝气郁结，气既郁结而往往血也不能幸免，形成瘀血。《素问·生气通天论》"阳气者，大怒则形气绝，而血苑于上，使人薄厥"。这由于精神上的巨大刺激，使气血上冲，血溢髓海，血液大量郁积，瘀阻经络，以致猝发之时可昏厥、抽搐，后遗瘫痪偏枯。《三因方》曰："或因大怒，汗血并湿，停蓄不散，两胁疼痛，皆由瘀血在内"，描述了大怒而血瘀产生胁痛的病例，又如朱丹溪所创六郁之说，其中血郁之证，也由暴怒所致，就是血瘀的前一

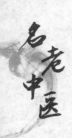
阶段，所以我们治疗血瘀证时，一方面注意创造良好的精神情绪、维持轻松愉快的工作学习状态；另一方面采取活血通络解郁疗法。

（2）物理化学因素：物理因素除击扑损伤外，过分地刺激皮肤，也能导致瘀血形成，如电疗、冰囊外敷、艾灸、火针等，若超过了人体最大适应能力，就可能引起局部组织充血，血凝瘀阻，一时不易消散，甚至损伤组织，焦骨伤筋，局部坏死引发血瘀。再有"中砒毒""狂犬病"毒蛇的咬啮等，皆可引起急性瘀血症状。

10. 医源性

在各种出血性的疾病中，不究其根源，专事止涩，以致收涩止血过早，凉血止血过度，使已离经之血不能排出体外，未离经之血，郁滞不畅，形成瘀血。又如各种手术，如开胸剖腹穿刺等造成术后粘连，疼痛、麻木、瘢痕，甚至功能障碍等，均可视为瘀血证。

总之，瘀血形成的因素很多，概括起来，也不越"三因"的范畴。以性质而言，也不出虚实两类。以关系而言，更不能离开"气"的作用。求因的目的是辨证，只有寻找出原因后，对瘀血证千变万化之症状，就不难理解了。

（三）血瘀证的发病机制

发病机制，即疾病发生、发展、变化的机制，与病理之义相通。血瘀这一病理状态，可影响人体气血津液和脏腑功能，产生瘀血、痰浊等病理产物，引起诸多病理改变。

血是具有营养作用的液体，中医学认为血在经脉中，通过气的推动作用，循流不息，担负着灌溉营养全身的作用，以维持机体各种正常功能活动，并供给各脏腑组织生长的物质资料。目之能视，足之能步，掌之能握，指之能摄，以及皮肤的感觉等，无不需要血液的运行以供给营养。《景岳全书》说"血液灌溉一身，无所不及，故凡为七窍之灵，为四肢之用，为筋骨之和柔，为肌肉之丰盛，以至滋脏腑，安神魂，润颜色，充营卫，津液得以通利，二阴得以调畅，凡形质所在，无非血之用也，是以人有此形，惟赖此血"。因此血液来源充盛，则身体强健，若血液不足，则百脉空虚，身体衰弱。但必须指出，血液之所以能正常完成这种作用，还在于本身通畅的运行，所以《黄帝内经》强调气血流通，认为"血和则经脉流行，营复阴阳……""经脉者，所以行血气而营复阴阳，濡筋骨利关节""以奉生身，莫贵于此"。把维持生命存在的物质基础之一的血，放在首要地位的观点，是有一定的科学根据的。

血的正常运行与气有密切关系。中医学理论认为气为血帅，血为气母。气无血不化，血无气不生。气血循行全身，气非血不和，血无气不运。气主煦之，血主濡之。气血之间的关系，正如唐容川所说"载气者血也，而运血者气也"。血能运行到至身的动力是气，血的灌注输布全赖气的功能，所以气的运行失常，必然会影响到血，气行则血行，气滞则血滞，气虚则不能推动血液的运行。前已叙述气虚或气滞，都会导致血瘀，故治血瘀时应充分兼顾到气，根据患者不同的情况在考虑方药时注意配合补气益气或理气行气的治法。只有明确了气血相关的重要意义，才能更好地认识淤血的机制和瘀血证治。

血的运行除赖气的推动外，尚须津液的运载。津液的充盈如何，是血能否正常运行的重要因素之一。对津液不足以载血而导致血的运行不畅，甚至瘀塞，除应解除津液亏耗的原因外，尚应配合养阴生津的药物。

1. 正气亏虚引发血瘀、血瘀过久导致正气损伤

正气亏虚，如气虚、血虚、阳虚、阴虚均可致血瘀。血瘀证是实证，但血瘀日久，必然影响气、血、精、津的化生，造成正气不足，形成虚证。

《血证论·脉证生死论》曰："载气者血也，运血者气也。"气虚时，推动血液的能力下降，引发血瘀。《直指方》曰："血为气之母"。血虚时，血量不足，运载气的能力减弱，运载的气少，推动血液前行的力度

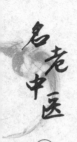

自然下降，而出现血瘀。气与血相互依存，彼此为用，血盛则气旺，气旺则血充。阳虚者生内寒，寒凝气滞，遭致血瘀。阴虚者火旺，煎熬津液，形成血瘀。

《诸病源候论·虚劳精血出候》云："精者，血之所成也。"是言血液流注肾中，经肾气化合而为精。血能化精，精血同源。血瘀血液不能畅行，血难化精，久而久之，必然导致阴精亏虚。

津液为血液的重要组成部分，血中有津，津血同行。若血瘀阻滞，则津液不行，津液停滞，则渗于脉外，津液大量外渗，不能随血液运行至全身各处，远在的脏腑组织濡养所需的津液匮乏。另外，由于血瘀阻滞，气化不行，以致津液生成不足。津液不足将导致运行中的血液携带有效濡养成分和运输代谢废物的能力下降，引发脏腑组织营养匮乏、代谢产物堆积，出现衰败性改变。

《血证论·吐血》所云："旧血不去，则新血断然不生。"血瘀阻滞，新血不生，导致血虚，血虚又加重血瘀。

2. 离经之血残留体内，形成血瘀

血证多瘀，各种出血病证误治、失治均可致瘀。巢氏《诸病源候论》提出"若因堕落损伤，即血行失度……皆成瘀血""脉者血之府也"，血离经脉，即属血行失度，也就是说"离经之血为瘀血"。清代唐容川在《血证论》瘀血章节中描述道："离经之血，与好血不相合，是谓瘀血"。离经之血为瘀血的病机归纳如下：

（1）离经之血未能及时清除，留而为瘀。人体各部位、脏器出血：如吐血、衄血、便血、溲血、咳血、咯血、崩漏下血，内脏器官如胃、肠、胆囊等不能及时排除的积血及胸腔、心包腔、腹腔、盆腔还有脑、蛛网膜腔、硬脑膜腔等脏器出血的积血，还有外伤和外科手术引发的出血均为离经之血，除大部溢出体外者，必然还有一部分停留于脏腑组织间隙、体腔内，即形成血瘀。待血止之后，应及时化瘀通络，对停留于脏腑组织间隙的瘀血清除务尽，不可有丝毫留滞。否则，败瘀蓄积，变证将起。

（2）血流路径改变，部分血液难以顺利参与有效循环：先天性心血管疾病、脏器的血管畸形、心力衰竭、肺内血管压增高、血管畸形，或脏器移植、动脉旁路移植术、各种新生物的血供等，均存在血失常度，导致"无出血性离经之血"。这些血液停滞在身体的某些部位，引发血液氧含量降低、微循环障碍，或缺血－再灌流损伤、气管受压、全身及心脑供血不足等导致发绀、中枢症状等。

（3）专事止血，瘀血凝结：在临床对于出血的患者不加分析盲目过量运用止血促凝药物，使循环血液的流动性受到影响，血液维持内环境稳态及运输、防御等功能受损，加之过量积血对周围组织的机械性压迫，血运不畅将会促使瘀血产生。血证的治疗当以止血为先，止血之法应根据病因而定，并注意酌加止血而兼化瘀之剂，以期达到止血而不留瘀的目的。如气不摄血之出血，当以补气摄血，用归脾汤加花蕊石、三七等；外感热病，热入营血，迫血妄行者，宜凉血散血，用犀角地黄汤；胃热气逆而致吐血，须清胃降逆，用泻心汤加大黄等。这样，既针对出血之病因，从根本上进行治疗，又佐以花蕊石、三七、茜草、蒲黄、大黄等活血止血之品，使血止而不致留瘀。若不加辨证，专门使用收敛固涩之品，或大量使用炭剂止血，势必血难止而瘀留，出现血瘀。

（4）过用寒凉，血凝致瘀：血证固然多属热证，但若以大堆、大量苦寒药，寒凝气滞，难以推动血液前行，将致冰伏寒凝，瘀血留著。

（5）当泻而不泻之血蓄积不去，如妇女经行不畅，或产后恶露不尽，均须及时化瘀通络，使当泻之血迅速排出体外，不致停滞而为瘀血。《圣济总录·妇人血积气痛》曰："若月水不通，产后恶露不尽，或因他病使血不行，皆致气血凝滞。"

3. 污秽之血为瘀血

早在《黄帝内经》中已提及"恶血"。《景岳全书·血证》叙"虾血"

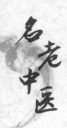
为"败血凝聚色黑者曰虾"。王肯堂的《证治准绳·杂病》明确提出了"污秽之血为瘀血"观点。因其性质是败血、毒血、恶血，故概括为"污秽之血"。结合现代医学对血瘀证的认识，大致归纳如下。

（1）外源性"污秽之血"：指由生物、理化等因素所"污染"的血液。即生物性致病因素包括：毒蛇、野兽咬伤，毒牙注入毒物、口腔内的化学性毒物；感染各种致病微生物，如细菌、病毒、螺旋体、细菌、真菌的所产生的内外毒素等；还有某些有毒、有害气体，如一氧化碳与血红蛋白有很强的亲和力，使红细胞携带氧气和二氧化碳的能力下降，引发机体组织缺氧，氯气造成气道和组织损伤、大气压改变（高山病、潜水病等）；严重创伤或外科大手术产生大量的微小组织碎片、肌红蛋白等进入血液，这些无机或有机化学物质均为"血液中的污秽"，启动外源性凝血系统而致播散性血管内凝血，引发血瘀。

（2）内源性"污秽之血"：指由于重要脏器衰竭引起自身代谢产物在血中的堆积。如尿毒症患者体内尿素、肌酐、尿酸堆积；肝硬化患者血氨的升高，引发氨中毒发生肝性脑病；一些代谢性疾病，如高脂血症、糖尿病、与正常血液比较均属"污秽之血"。对动脉硬化颈动脉斑块血瘀证患者，采用血府逐瘀汤治疗，经彩色多普勒超声常规探查发现颈动脉粥样硬化性斑块的厚度和范围明显缩小。

（3）复合性"污秽之血"：指外源性"污秽之血"和内源性"污秽之血"先后并存的情况。由于接触抗原物质，在一定的条件下出现的变态反应及自身免疫性疾病，如肾小球肾炎，其抗原抗体复合物始为可溶性，循环于血液之中，以后抗体生成增多，复合物沉积于血管床可引起血管炎症，沉着于肾小球可引起肾炎。其他许多自身免疫性疾病，如硬皮病、皮肌炎、红斑性狼疮、结节性多发性动脉炎、干燥综合征等，临床上血瘀证的表现也较明显，用活血化瘀治疗也可取得相当疗效，这或可能作为"污秽之血为瘀血"的佐证。

4. 病久血瘀，瘀久成积

《直指方》曰："人之一身不离乎气血，凡病经多日，疗治不痊，须当为之调血。血之外证：痰呕、躁渴、昏愦迷忘、常喜汤水漱口，不问男女老少，血之一字，请加意焉，用药川芎、蓬术、桃仁、灵脂、生地黄、北大黄为要，呕甚者加生姜，以此先利其宿瘀。"此即明示：病经多日而不痊，必有瘀血阻滞。叶天士大力倡导"病久入络""久病血瘀"之说，至今仍然对临床具有重要指导意义。

病久入络而致瘀，主要有三方面的原因。

（1）由于病久不愈，必然耗损正气，以致气血亏损，气虚则推动无力，血行迟缓；血亏则脉道不利，血流艰涩，均可形成血瘀。

（2）人体之血脉由经脉和络脉构成，按其分布深浅而论，浮络（阳络）居体表头面，位浅属表；脏络、腑络（阴络）隶属于脏腑，位深属里；而经脉介于二者之间，构成了浮络、经脉、脏络和腑络。而邪气由表入里一般传变顺序为浮络、经脉、脏络和腑络乃至脏腑，逐渐深入。当传入脏络、腑络之阴络时即易形成血瘀。

（3）根据经脉与络脉的传统中医学理论形态学而言，前者粗直，为其主干，贯通上下；后者细微，纵横交错，缠绕呈网络。故病邪传至脏络、腑络之时，极易阻滞血流，而成血瘀。临床诸多长期难愈的慢性疾病，无不具有血瘀的特征。

血瘀阻滞，日久不去，瘀血与痰浊相结，日积月累，逐渐增大，或横居于膈上心下，或盘踞于腹中，或停积于两胁，或聚结于少腹，坚硬如石，如杯如盘，推之不移，按之则痛，这既是我们常说的癥瘕积聚，是血瘀发展到极致状态的表现。

5. 痰阻血瘀，瘀生痰水

前述痰浊阻滞是瘀血产生的一个重要原因；另外，瘀血阻滞，血脉痹塞又可使津液停留，邪水泛滥，形成痰饮和水肿。

津液为血液之重要组成部分，血中有津，津血同行，血中的一部分渗出脉外则为津液，以润泽肌肤，濡养脏腑，滋润孔窍，滑利关节，补益骨髓、脑髓。血瘀阻滞时，血行不畅，津液也随之而停滞，并从经脉之中大量外渗，积聚于皮肉之间，而形成水肿，故曰："血瘀既久，必发水肿。反之，诸多水肿不消，当责之于血瘀阻滞。"《金匮要略》中描述："血不利，则为水。"

血瘀阻滞，津液停留，积聚不散则为痰饮，《诸病源候论》曰："痰饮者，由血脉闭塞，津液不通，水饮气停在胸府，结而成痰。"《诸病源候论》还说："诸痰者，此由血脉壅塞，饮水积聚而不消散，故成痰也。"《血证论》明确指出："须知痰水之壅，由瘀血使然。"

6. 瘀血壅积，易化热毒

热毒之邪深入血分，损伤血脉，炽灼津液，迫血妄行，而致血瘀。另外，瘀血壅积，尤其是离经而停积之瘀血和壅塞血脉之死血。壅积留滞，不能及时清除，极易化热成毒，形成瘀、热、毒。三者互相影响，如脑卒中脑络出血、真心痛心包络壅塞、产后恶露不下等，均可出现发热不退，神昏谵妄，吐血便血，舌质紫暗或有瘀斑、瘀点等瘀热毒互结之症。

（四）瘀血病症的症状与体征

瘀血证既有血瘀，必然会有瘀血的症候可查，瘀血症状因瘀血的部位不同、瘀血量的多少、瘀血的时间新久、瘀阻的程度、感觉的灵敏度强弱而有不同的表现，同时还有单纯的瘀血证与相互兼证夹杂其中，瘀血已成、未成又很难有明确的界限划分，因此，瘀血证的症候表现，确属复杂错综。王清任《医林改错》中就有五十种瘀血证，但尽管如此，临床上还有某些线索，可作为瘀血证诊断的参考。内在的瘀血必然反映到体表，表现出一定的症候。判断有无瘀血存在，首先应着重于病因和病史的分析，从症状和体征两方面着手，通过望、闻、问、切，获得正确的诊断。仅就一般常见的症状而言，有下列几种表现，可作为瘀血诊断的参考。

1. 病史

外伤是产生瘀血的原因之一。在跌打损伤的情况下，无论有无出血，因外伤可造成脉络受损，气血不能循于常道，溢于脉外，产生瘀血，出现局部的红肿青紫，疼痛、躯体活动受限，这些是诊断瘀血的线索和依据之一。

以往有出血病史的患者，应考虑可能存在瘀血。大凡咯、咳、吐、衄、尿血、便血，颜色晦暗，并有瘀块，或者便下黑色、黏如柏油者，均属瘀血的症候。唐容川认为"凡吐衄，无论清凝鲜黑，总以去瘀为先"。小便自利往往是下焦蓄血的主要症状。

发热。外伤、大出血后或手术后发热，特别是久治不愈、缠绵不解的发热，常常是瘀血内阻，耗伤气血，阴阳不调所致。瘀血发热的特点是自觉发热而体温不扬的低热，口干燥热，但欲嗽水不欲咽，脉证不一致等。这种发热可以表现为全身或局部，也可表现为骨蒸潮热。《岭南卫生方湖录》曰："人有恶寒发热，状似伤寒……须审其日前曾有跌坠挫闪拳踢之情"的记载。《金匮翼》有"瘀血发热者，其脉涩，其人但欲漱水而不欲咽，两脚必厥冷，少腹必急结"的症状描述。

妇科病史：女子以血为主，妇科某些经带胎产等病都与气血失调有关，如闭经、痛经、不孕、产后恶露不净、慢性盆腔炎症等，均应考虑瘀血证候。

瘀血往往表现出某些"怪症"。从治疗用药史上看，某患者在治疗上似乎药证相符，然而疗效不明显，或没有疗效。对于这类疾病，瘀血存在的可能性极大，依据"初病在经，久病入络"的理论，从瘀论治，多可以获得意想不到的疗效。

2. 发热

发热是瘀血常见的症状之一，其瘀血发热的特点是无表证，无里证，而兼有瘀血的其他特殊症状和体征。《伤寒论》云："患者无表里证，发热七八日，……合热则消谷善饥，至六七日不大便者，有瘀血，宜抵当汤。"

《金匮翼》云:"瘀血发热者,其脉涩,其人但嗽水而不欲咽,两脚必厥冷,少腹必急结……但通其血,则发热自止。"

由于血瘀塞不通,郁而生热,瘀血证常有不同的热感表现。如王清任曰:"要知血府血瘀,必发烧""凡是血块当发烧"。临床上以"自觉发热"常是各位患者共同的主诉,其主诉的发热与体温测量不相符合,有身外凉,心里热的,王清任称为"灯笼热"。热感也内外不一,时为全身性,时为局部性,常有感觉五心灼热、夜发一阵热、潮热如骨蒸、胸中某处发热、在肌肉翕翕发热等,但体温基本正常。《读医随笔》云:"腹中常自觉有一段热如汤火者,此无与气化之事也。非实火内热,亦非阴虚内热,是瘀血之所为也。其证口不干,而内渴消水。"

少数患者出现低热或不规则发热而体温升高的,此类发热常伴足冷,并非全身灼热之感。张仲景描述曰"病者如热状"而"共脉反无热"的脉证是瘀血热感的特点。瘀血发热的热型,大都如王清任所述"后半日发烧,前半夜更甚,后半夜轻,前半日不烧"。极少见类似疟疾寒热往来为特征的患者。《医林改错·气血合脉说》云:"若血瘀,有血瘀之症可查……后半日发烧,前半夜更甚,后半夜轻,前半日不烧,此是血府血瘀。"《血证论·瘀血》云:"瘀血在腠理,则荣卫不和,发热恶寒……是以寒热如疟之状;瘀血在肌肉,则翕翕发热,自汗盗汗……。"《通俗伤寒论》云:"瘀血在腠理则作寒作热。"

3. 疼痛

瘀血凝滞,不通则痛。由于瘀血部位不同,痛区广泛,可以全身,也可以局部。不论血的郁滞或凝结,均会构成"不通"的条件,而导致疼痛,故痛是瘀血证中最常见的症候,只是疼痛可有轻重不同而已。病的部位和区域较为广泛,或自巅顶至脚踵,或从毛发到脏腑筋骨,如《血证论》曰:"瘀血在经络脏腑之间,则周身作痛"。局限的疼痛常与血瘀的部位有关,一旦发生瘀血,形成死血则常"痛不移处",疼痛部位相对固定;

瘀血未成，已有蓄血、血郁时可有游走性疼痛。根据疼痛的部位常有头痛、胸痛、胁痛、腹痛、腰痛、肢体关节疼痛，痛甚于胀痛。疼痛的性质多为钝痛、锥刺痛、刀绞样疼痛、割痛，与瘀血未成，单纯气滞之攻痛、窜痛不同，常呈持久而不缓解，长期性的顽固性的疼痛，反复发作，单纯用行气定痛药物效果不显。常与气候改变及劳累有关，往往在劳累活动、阴雨天气疼痛发作或加重，部分患者疼痛有昼轻夜重，得温暖则舒适，遇寒冷则增剧的特点。大都拒按，按之不适，属实证；也有喜按抚属虚证者。疼痛的时间不规律，可周期性发作，或昼轻夜重，亦可伴有冷热麻木等感觉，这随其寒热虚实各异。《医林改错·膈下逐瘀汤所治之症目》指出"凡肚腹疼痛，总不移动是血瘀"。《证治准绳》曰："发热如伤寒，而其人从高坠下，跌打损伤，或盛怒呼叫，或强力负重，无病而何，小便自利，口不甚渴，按胸腹肋脐间有痛处……蓄血也。"《血证论》对血瘀疼痛的描述更为详尽，并指出"瘀血在经络脏腑之间，则周身作痛……瘀血在上焦……或骨膊胸膈顽硬刺痛，……在中焦则腹痛、胁痛、腰脐间刺痛……在下焦则季胁少腹胀满刺痛"。

凡痛有定处，疼痛部位固定，如头痛、胸痛、胁痛、腹痛、腰痛、肢体关节疼痛等一切痛证，痛如锥刺，或如刀绞，或痛甚于胀，痛处拒按，按之痛甚者，均属血瘀之证，为血瘀病证特异性症状之一。是因血瘀阻滞，脉络不通所致，属实痛之范畴。

4. 心悸

血瘀滞阻，血少不足，难以供养人体，可引发心悸、心慌，心跳。如《血证论》描述："心虚则心神不安，有瘀血亦怔忡"，临床常见于冠心病、心绞痛、心肌梗死等，发生心律不齐时可有涩脉，促、结、代脉和（或）青紫舌的，同时伴有心悸怔忡。所以张仲景将瘀血、心悸列在同一个章节中探讨。

5. 神经精神症状

神志失常，狂躁怒暴，不明原因的胡乱骂人或平凡打斗且无畏生死、或过度登高喧哗、或众目睽睽裸奔等，谓之发狂。肺性脑病患者极易出现癫狂之证。患者除喘促气短，不能平卧，下肢水肿，颜面、口唇、指甲、舌质紫黯，逐渐出现睡眠昼夜颠倒、神识不清，突然发生逾窗跳楼，冰天雪地赤身裸体呼喊狂奔数里之远。此皆瘀血阻滞脑络，清气难续，脑髓失养所致。若素无他疾，因病而致发狂、如狂者，则为血瘀的一种特异症状。其病机主要为血瘀阻滞，影响脑络，脑髓失养，神明混乱，失去理智。

在外感热病过程中所出现的癫狂证系热结血瘀所致，是伤寒蓄血特有的症候。如《伤寒论》中记载有"太阳病六七日，……，其人发狂者，以热在下焦，少腹当硬满；小便自利者，下血乃愈。"叶天士在《三时伏气外感篇》中又云："暑热邪伤，初在气分，日多不解，渐入血分……夏日热久入血，最多蓄血一证，谵语、昏狂。"凡春温热与血结、暑温暑入血分、伏暑热结血瘀、秋燥气血两燔均有可能出现如狂、发狂证。温病热入营血，热结血瘀，亦多见如狂发狂证。《外感温热篇》中云："瘀血与热为伍，阻遏正气，遂变如狂发狂之证。"

中医学认为心藏神，心主血脉，"血脉和精神乃居"，可见心、神、血三者存在着密切关联。瘀血证导致神经精神神志方面的种种症状并不少见，有时神志症状显得更为突出。古人有着大量的经验记载，如《金匮要略》载有热入血室证"下血谵语"，《血证论》描述瘀血攻心证"心痛头晕，神气昏迷，不省人事"；《伤寒论》太阳蓄血证"其人如狂"，阳明蓄血证"其人喜忘"等。瘀血是引起患者发生昏迷、谵妄、癫、狂、痫、痴呆、健忘、失眠、失语等神经精神症状的重要因素之一，其症状虽然不一，但反映瘀血的病理过程则是一致的。张仲景在《金匮要略》中把惊悸与瘀血并在一篇中讨论，也说明了他们有内在的联系，这样叙述是有他深刻的意义的。神志方面的症状，除精神意识障碍外，还有一些患者自觉性的症状。如王清任介绍血腑逐瘀汤证中的头痛，胸不任物，胸任重物，食自胸右下，憋闷，急躁，夜睡梦多，夜不安及一些不可捉摸的自觉症状。这些症状可单独或合并出现，也可或迟或早出现于瘀血证的病程中。

6. 出血

瘀血在内也可导致出血，如朱丹溪说："经隧之中既有瘀血，则新血不能安行无恙，终必妄走而吐溢矣"。患者流出的血液颜色多为暗红色、紫黑色或是凝血块，大多为瘀血出血的特征。瘀血与血证有时会先后影响，有时二者并存，尤以瘀血不去新血不生者，使失血症状反复不已，可见呕血、咯血、崩漏，以及产后恶露不绝等各种血证，故对于反复出血不已者应考虑到可能存在瘀血。另外，出血可以留瘀不化，产生新的瘀血。所以唐容川说："凡吐衄，无论清淤鲜黑，总以祛瘀为先"。

血瘀阻滞，血不循经，决而外溢，则致各种出血。另外，各种出血均为离经之血，离经之血甚难完全排出体外，稍有留滞，则致血瘀，故出血亦为血瘀常见之证。

7. 胸闷腹满

中医学认为血瘀者气不利。血瘀患者常见有胸闷、腹瞒、腹部膨隆如鼓的症状，胸闷多为气窒，常欲伸颈引胸，大声叹息；腹满的特征是"腹不满，其人言我满"，按压触诊并无胀满鼓胀的征象，患者虽感满但食欲如常。妇女则可伴有痛经、闭经、漏下等症。腹部膨隆如鼓常有两种情况：其一，腹腔胀气，可因电解质紊乱或慢性肠胃炎引发；其二，存在有一定量的腹水，气血运行受阻遏，出现水湿内停，均为血瘀的表现。

8. 赤丝血缕

在皮肤上出现红色斑点，小者形似菜子、大者形似小豆但为红色或紫红色，不高出皮肤，数量不一，好发于胸、颈、面、前臂、手部、大腿等部位，外观形如蜘蛛、螃蟹，故又名蜘蛛痣、蟹爪纹路，用铅笔尖压迫中心部，周边血丝缕当即消失，除去压迫后，则红色向其周围逐渐扩散，再次出现。现代医学认为蜘蛛痣的血流方向是从中心点流向周围

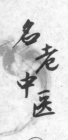

毛细血管分支，若中心部受压则血流阻断，蜘蛛痣因缺血而消失，除去压迫血流回复，蜘蛛痣重新出现。此类赤丝血缕的出现于血瘀血热有密切的关系，多见于肝积及臌胀。《血证论·血臌》曰："血臌之证，胁满小腹胀，满身上有血丝缕，烦躁漱水，小便赤，大便黑，腹上青筋是也……气热则结，而血不流矣。"

9. 肌肤甲错、毛发衰败

肌肤甲错就是皮肤干燥、粗糙，触之棘手，形似鱼鳞或蟾蜍皮，触摸可有白色皮屑脱落，多发于双侧小腿部。这是由于血瘀阻滞、气血不能外荣肌肤所致。《金匮要略·血痹虚劳病脉证并治》曰："五劳极伤，羸瘦腹满……内有干血，肌肤甲错，两目黯黑，缓中补虚，大黄蛰虫丸主之。"临证多见于肝积及臌胀。

毛发憔悴或脱发，也是瘀血的表现之一。《医林改错》认为"伤寒，温病后头发脱落……皮里肉外血瘀，阻塞血路，新血不能养发，故发脱落，无病脱落，亦是血瘀"。

10. 青紫暗黑

患者面色失去了红润光泽，出现身体消瘦、面色黧黑、晦黯不泽、灰滞霉黑，面部青纹隐约，是典型的面部血瘀表现。我们说人生贵在气血正常运行，气血充盈，畅流上盈，面色红润而有神；气血虚衰，无余上承，面色萎黄而少润。瘀血为污秽之血，是血液没能获得充分利用而停滞于体内的血液，其色紫黑，如集中于颜面，则面色黧黑不泽。正如《灵枢·经脉》曰："血不流，则髦色不泽，故其面黑如漆紫者，血先死"。又如《难经·二十四难》所述："脉不通；则血不流，血不流，则色泽去，故面黑如黧，此血先死。"古人的这些说法表明瘀血阻滞是形成面色黧黑的主要原因。面色黧黑的患者多伴有巩膜瘀斑、舌质紫暗，胁下有积块等瘀血体征，临床多见于肝积、臌胀等病。

久病延绵，血瘀阻络，气血不能很好地上荣头面，可能出现唇萎唇青、口唇、牙龈、眼周紫黑或称目眶暗黑。古人有很多这方面的文献阐述，如《金匮要略·血痹虚劳病脉证并治》中曰："五劳虚极……内有干血，……两目黯黑"。另有《血证论·瘀血》中描述："瘀血乘肺，咳逆喘促，鼻起烟煤，口目黑色"。还有《医林改错·通窍逐瘀汤所治之症目》云："血瘀，牙床紫，血死，牙床黑"等，均反映了头面五官及其周围的颜色变暗、紫、灰、黑等，与血瘀密切相关。

长期的血瘀阻滞，气血不能行达于四肢末梢，还可能引发爪甲青紫。《医学正传》中就四肢末梢血运色泽有更清楚的描述："血活则红，血瘀则黑，爪甲黑者，血瘀而不散也。"

由于血淤，引起下肢静脉回流不畅，特别是下肢静脉曲张的患者，发生皮肤的营养障碍，造成肤色晦暗、变薄、脱屑、瘙痒、色素沉着、湿疹样皮炎等，多出现于老年患者的下肢，常见于患肢的内、外踝附近。皮肤表面出现紫红色或灰黑色色素沉着，点大者成片，与正常皮肤的分界线明显，触摸时与正常皮肤无明显不同，但患者本人在局部可能出现触压觉感觉迟钝，压之不褪色。可见于多种疾病过程中，为血瘀病证重要体征之一。

11. 青筋血丝显露

青筋暴露，均属瘀血表现的症候。《医林改错》还指出"青筋暴露，非筋也，现于皮肤者，血管也，血管青者，内有瘀血也"。

腹壁青筋曲张显露为心、肝、脾血瘀，是臌胀的重要体征，既现代医学理解的门静脉高压瘀血或心力衰竭体循环瘀血的特有体征，多与腹胀、血丝缕、大便色黑等病症并存。古人对腹壁静脉怒张早有深入的论述，如《张氏医通》曰："蓄血成胀，腹上青紫筋见，或手足有红缕赤痕……大便黑。"《清代名医医案精华·丁甘仁医案》描述有："……脐突青筋显露，纳谷衰少，大便色黑，小溲短赤，舌灰黄，脉弦数，此血臌之重症也"。《医林改错·通窍活血汤所治之症目》叙述："青筋暴露，非筋也，现于

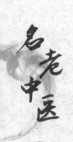

皮肤者，血管也，血管青者内有瘀血也。"

舌下络脉增粗曲张，充盈饱满，纡曲盘旋，或呈葡萄串囊泡状，其色青黑色者，现代医学称为舌下静脉曲张，可左右两条静脉增粗曲张，严重者也可数条静脉增粗曲张，为瘀血阻滞的重要体征。另外，舌腹面有瘀点、瘀斑或有较大量扩张的毛细血管网状瘀血丝呈树枝状、祥状，尤以舌的侧面最先出现这些瘀点、瘀斑、瘀血丝，也是早期出现的瘀血阻滞重要表现。

眼目血丝紫赤和（或）眼底检查见有水肿、硬化、严重时出现栓塞、出血等改变的患者，均是血瘀的表现。

12. 腹部急结、肿块

中医学认为腹部急结其"急"是腹部紧崩、紧缩的感觉，按压时有紧张、抵抗的特征；"结"为有形之物结聚所成，如肿块、包块、硬块、腹肌痉挛等。中医学认为腹部急结或称少腹急结，均属瘀血范畴，特别是腹内结块，触之有形，肿块的底盘牢不能被推移，质地坚硬，痛有定处，按之痛甚者我们谓之为癥积，亦称"积块""痃癖""痞块""结块"包括妇女"石瘕""肠覃"等，不论原发病因是什么，瘀血阻滞是其重要的病机之一。一旦形成癥积，对于诊断血瘀具有特异性的指导意义。古人对于患者自觉少腹部有窘迫、胀满之感。医者触诊觉少腹内有肿物、痞块存在，腹壁有紧张、抵抗之感，均认为特异性血瘀腹证表现，有着大量的文献描述。如《医林改错·膈下逐瘀汤所治之症目》曰："结块者，必有形之血也。血受寒则凝结成块，血受热则煎熬成块"。《金匮要略·疮痈肠痈浸淫病脉证并治》中介绍："肿痈者，少腹肿痞，按之即痛如淋……脓未成，可下之。"《金匮要略·妇人杂病病脉证并治》谓："少腹里急，腹满……瘀血在少腹不去……，当以温经汤主之"。再有，《金匮要略·妇人杂病病脉证并治》中述"妇人少腹满如敦状，小便微难而不渴，生后者，此为水与血俱结在血室也，大黄甘遂汤主之"。"少腹满如敦状"，是说医者在触诊时感觉患者少腹部胀满,中部肥大膨隆,四周低平,如丘状,这也是一种血瘀腹证。

瘀血为有形之物,血瘀凝结,在皮下筋膜则可成青紫色之血肿瘀块,在内脏经络则可凝结成块,而成(癥)症积,如《景岳全书》言:"凡汁沫凝聚,旋成(癥)症块者,皆积之类,其病多在血分,血有形而静也。"

身体各部的肿块,肢体红斑结节,颈项部的瘰疬、瘿瘤,久疟而致疟母,腹腔的症积包块,甚至肢体骨节的肿大变形等,常是血瘀的典型表现。这类症块按之有一定的硬度和实体感,固定不移,经久不愈,甚至逐渐增大,为其特点。《医林改错》说"气无形不能结块,结块者,必有形之血也"。(癥)症积的存在,可通过触诊而扪及,其形态之大小、质地之坚柔当随其瘀血的久暂、血凝的程度而变异。

13. 肢体麻木

肢体麻木,即肢体发麻,甚则不知痛痒,皆由气血不足,"风痰凑焉,死血聚焉"所致。《素问·痹论》云:"痹在于骨则重,在于血则凝而不流,在于筋则屈不伸,在于肉则不仁。"《诸病源候论.风不仁候》云:"风不仁者,由荣气虚,卫气实,风寒人于肌肉,使血气行不宣流。"《张氏医通·麻木》云:"麻则属痰属虚,木则全属湿痰死血,一块不知痛痒,若木然是也。"就临床实际而言,麻木大体有三种:一为风寒湿邪侵袭肢体,络脉痹阻所致之麻木,常伴发热、恶风、肢节肿痛,气候变化时加剧等证;二为肝肾阴虚,肝阳上亢,阳动生风,风窜经络,瘀血阻滞之麻木,常为半身肢体麻木,伴头痛、头晕、头胀、脉弦等证;三为痰伏经络,淤塞阻遏,痰瘀掺辅,经络阻滞之麻木,其特点为嗜食肥甘,形体肥胖,半身麻木,肢体沉重,脉象弦滑,舌胖苔白。半身麻木多为中风之先兆。

14. 半身不遂

半身不遂,即一侧肢体运动不受自主控制,痿废失用,亦称偏枯,是中风的后遗症,属瘀血阻滞脑络,真气不达,脑髓失养所致。

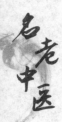
15. 大便色黑

《温疫论·蓄血》指出："不论伤寒时疫，尽因失下，邪热久羁，无由以泄，血为热搏，留于经络，败为紫血，溢于肠胃，腐为黑血，便色如漆。"在急黄、臌胀、血瘀胃痛等多种疾病过程中均可出现大便色黑。《续名医类案》曰：急黄"目黄继而身目皆黄，小便赤赤，临殁下瘀血数升。"《血证论·血臌》云："血臌之证，胁满少腹胀，满身上有血丝缕，烦躁漱水，小便赤，大便黑，腹上青筋是也……气热则结，而血不流矣。"

久病出现大便色黑、胶腻如黑漆，形似柏油，属胃或上消化道出血的症候，是血瘀证的特殊表现之一，系伤寒蓄血证的主要症状，也是温病热结、血瘀的重要指征。

16. 月经不调、痛经、经闭、色黑有块

妇女月经不调，经量过少，经前或经期小腹疼痛，或胀痛，或绞痛，痛处拒按，按之痛甚。月经血色紫黑，有紫血块，血块排出疼痛自然减轻。经期延后、闭经数月，小腹胀满、疼痛。其原始病因可能为寒凝、可能抑郁引发的气滞，但直接原因一般均为瘀血阻滞胞络。

17. 发黄

《伤寒论》"辨太阳病脉证并治"云："太阳病，身黄，脉沉结，少腹硬，小便不利者，为无血也；小便自利，其人如狂，血证谛也"。《诸病源候论》载"血瘀在内则时时体热面黄"。叶天士曾说"久痛必入络，气血不行发黄""发黄非疸也"。清代吴炳指出，发黄多因瘀热内蓄、胆汁外溢所致，与现代医学生物化学认知和理解的黄疸相类似。

发黄是瘀血的症候，中国历代医家均有共识。治疗发黄，湿热发黄或阴黄，总是主张配合应用一些活血化瘀药，说明发黄与血瘀有关。

18. 渴

口干燥——渴，只是欲漱水而不想下咽，渴而不欲饮者在患者中占大多数，少数患者口渴不多饮，且渴且饮者罕见。瘀血阻遏气机不通，

不能运载津液上行可表现为口渴。

由于瘀血形成，血路受阻，影响正常血液运行，同时会阻碍津液蒸化输布的道路，影响气与津液的布输。气与血同时循行与体内，血瘀，气行即不通畅，难以载津液上行，因此古代医家指出"渴"属"瘀血证"的范畴，唐容川称此为"血渴"。

19. 其他

瘀血阻碍气道可表现为咳喘；血瘀诱发经络不和患者出现瘙痒、麻木；瘀血形成气血乖戾，患者表现为"失平衡"状态，如前胸怕冷，后背怕热、上半身或一侧有汗，下半身或另一侧无汗，前后、上下、两侧感觉差异等。赤目、胬肉、酒齄鼻、耳聋，牙疳、口臭及青腿、疔疹、痤痛、善忘、怔忡等症，既非血瘀所特有，可能与血瘀有关。若在特异性血瘀症状的基础上，兼见上述症状，则可考虑有血瘀证的可能。

总之，瘀血证的症候比较庞杂，在鉴别诊断上有一定的困难，这就需要耐心的观察，细微地询问，认真的辨别，才能使证候辨得明白准确，从而进一步谋求恰当的治疗方案。

（五）血瘀病症的诊断

瘀血除上述可见的各种症状外，通过四诊还可获得有关瘀血诊断的临床依据。

1. 望诊

可从面部和皮肤、毛发、眼、指甲及舌诊上进行。瘀血患者日久可见面色晦暗或黑紫、古铜色。皮肤上可出现色素沉着。可呈黑绀、紫纹、血缕或斑疹，也可见皮肤干枯、肌肤甲错、灰白鳞屑等，毛发大都焦悴干枯而无光泽，或见脱发。眼的望诊，一般是睑下目眶发青紫黯或眼窝黧黑，白晴溢血或青或蓝，球结膜的血管怒张或弯曲。口唇干瘪皱糙，枯晦深暗，痿而不泽，指甲可发暗而呈发绀。

舌诊

在瘀血的望诊中颇为重要，一般瘀血患者，舌本、舌尖、舌边均可

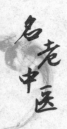
见青紫或有紫斑、紫印、蓝印、黯点或细碎紫点，有的全舌隐隐青紫，边缘不清，谓之紫气。有些患者，舌面上无明显异常，而舌底静脉粗露，或有紫黑斑点、瘀丝，或见小静脉结节，这都是瘀血的病证。

2. 问诊

大多瘀血患者可有出血史、外伤史或有关手术史，大便常呈灰黑色。在《金匮要略》中即以小便自利和大便色黑为蓄血的临床特点，瘀血患者可有口渴，但其为口干而不欲饮，或仅漱口而不欲咽，胸腹部则有胸闷腹满之感，皮肤上则可有麻木、瘙痒、蚁行等异常感觉。

3. 闻诊

有肿痛现象的可听到患者的呼痛叫声，或惨啼悲泣。若业已气血两伤则奄奄喘息，声微语短或昏糊不语。

4. 切诊

《素问·脉要精微论》曰："夫脉者，血之府也"，血液瘀滞不畅，脉象表现异常，常见的有沉、涩、结代脉或无脉，此均不难理解。在《金匮要略》之瘀血证中有"微大来迟"之脉，微大是形容似大非大的振幅，上下之间张力不足，来迟是表示似迟非迟的频率，反映脉来往之间滞缓不利，临床瘀血患者是可扪及这类脉象的。

腹部触诊

可以扪及坚硬包块。《医林改错》曰："无形不能结块，结块者，必有形之血也"，临床上所谓的癥瘕积聚、疟母及肿瘤囊肿，均为瘀血的可能象征，某些患者还可能在腹诊中有动悸冲逆之感。

以上所述各种症状及四诊所得，仅是作为瘀血诊断的参考，其中有些症状，并非瘀血所独有，也不是瘀血必定都存在的特征，如面色晦滞、毛发脱落、皮肤色素、胸腹疼痛、心悸心慌也可由他病所致，因此必须结合病史、症状、体征、舌脉全面考虑。近来随着科学技术的发展，借助于现代科学方法和医疗仪器检查，如甲皱循环，舌或球结膜微循环检查，血液的理化方面检查，心电图及内脏，肢体血流图等检查，对瘀血的本质有了一定新的认识，为瘀血的诊断提供了客观指标，为开展瘀血的研究展现了广阔的前景。

十、痰病的辨证施治

痰是人体水液代谢发生障碍的病理产物，也是重要的致病因素。它包括咳吐而出的有形的痰涎，即呼吸道分泌物。也包括看不见，触不到的无形之痰，即泛指眩晕、呕恶、胸痞、心悸、癫狂、昏厥等按治痰方药能够收效的病证。所以痰病的范围极其广泛，涉及内、外、妇、儿各种各系统的病证，故前人有"百病皆因痰作祟""百病兼痰""怪病皆由痰生""顽痰怪症"等说法。现结合个人的临床经验，对痰病的病因病理，辨证施治规律做一初步探讨。

（一）病因病理

张仲景在《金匮要略》中首创痰饮病名，并列有专篇对痰病的病因病理和辨证施治进行论述。后世医家在此基础上对痰病的认识不断提高、完善。中医古代医籍认为：肺能布津液，主通调水道；脾主运化水液；肾主蒸化水液司二便；三焦为水液通行之道路。在正常的生理情况下，体内正常水液（即津液）的生成、输布和排泄的复杂过程，主要是依靠肺的通调布散，脾的转输运化，肾的煦蒸开阖，三焦的决渎通调，以及其他一些脏腑相互协调配合来共同完成。诚如《素问·经脉别论》所云："饮入于胃，游溢精气，上输于脾，脾气散精，上归于肺，游溢精气，上输于脾，脾气散精，上归于肺，通调水道，下输膀胱，水精四布，五经并行。"若由于各种致病因素的作用，可使上述主管水液代谢的脏腑中一个以上的脏腑的职能发生障碍，则会影响津液的经常敷布与排泄，以致水湿停聚而成痰饮，其中浊稠者便称为痰。

影响脏腑功能失职、津液凝聚成痰的病因，在临床较为常见的有：①外感六淫，以风寒，风燥之邪犯肺为主，导致肺失宣肃，通调无能，津液积聚，凝结成痰。②饮食不当，久嗜酒肉肥甘厚味，则可聚湿化热生痰；或恣食生冷寒凉食物，脾运困顿，寒湿停聚成痰。③素体肥胖，或饮食劳倦，脾虚中阳不振，运化无力，饮食难化，水谷精微不能输布，水湿停积生痰。④七情内伤，尤以郁怒伤肝为主，以致气机郁滞，气不布津；亦有肝气久郁化火，煎熬津液为痰者。⑤劳倦过度，包括房劳伤肾在内，但以年老体虚肾亏为多见。若肾阴受耗，阴虚易生内热，灼熬津液成痰，若肾阳虚弱，命门火衰则蒸化无力，水液不得气化，停聚为痰。

（二）诊断要点

痰在周身流窜，无处不到。痰留部位不同，每有不同的症状出现。痰滞于肺可见咳嗽哮喘；痰迷于心，可致心悸、胸痹、癫狂；痰停于胃，可见呕恶、脘痞；痰犯头目，可致眩晕、头痛、昏厥；痰在经络，可致中风麻木；痰凝咽喉，可致梅核气……兹不一一赘述。各种痰病的具体症状则更是复杂多端，往往给临床辨证带来困难。但痰病在四诊上有一些特殊的表现，掌握其辨证要点，再结合所兼夹的症候进行分析，对痰病的诊断则可由难变易。现综合介绍如下。

1. **形体与面色**：前人有"胖人多痰湿"之说，故痰病患者大多形体肥胖，形态臃肿，不喜活动，人俗称"痰体"。面部表情呆滞、疑惑或神志恍惚，多为痰蒙神明之府；神志模糊，为痰迷心窍；痰饮之疾，患者目胞下常如烟熏之色，面如土黄色者多为湿痰偏重；而颊红光如油，多为痰火偏盛；面色青暗，多为内风或风痰；面色灰暗，多为寒痰。

2. **舌苔与脉象**：痰为水湿积聚而成，临床以腻苔和滑苔多见。白腻苔多见于湿痰，黄腻苔多见于热痰或痰火；白滑苔多见于寒痰、风痰；燥痰及痰伏经络、肌腠者则多无腻苔出现，而以薄白或薄黄苔见证。痰病的舌质多无变化，但热痰可见舌质红；寒痰可见舌质淡；痰瘀交阻者每每舌质紫。"滑脉主痰饮"，故痰病的典型脉象为滑脉，尤以湿痰者为显；痰随火动者或见洪脉；痰气交阻者或见伏脉；痰瘀交阻者或见涩脉。

3. 痰色与质味：痰色白质稀薄，多泡沫、量多者属寒痰；痰色白质稀，少泡者多为风痰；色白质黏，量多易于咯出者多为湿痰；痰色黄、质黏稠者，多属热痰；色黄，质胶黏量少者多为痰水；色黄量少，质胶黏如丝，滞而难出者为燥痰；痰中带血者，多为燥痰，热痰或痰火损伤肺络；灰痰多见于矽肺、尘肺等职业病。痰味甜者多为脾热；味苦者多为胆热，味腥臭者多为肺热，肺痈成脓期每每可见；味咸者多为肾亏或有出血倾向。

（三）辨证论治

对于痰病的证型：古今分类繁多，现按有形之痰与无形之痰两大类将临床比较常见的症侯的辨证论治介绍如下。

1. 有形之痰

（1）风痰犯肺：咳嗽痰清色白质稀，或伴恶寒发热，咽痒苔薄白。急性支气管炎初期可见此证。治用疏风宣肺化痰，可用验方前桔杏苏汤加味，常用药物苏叶、麻黄、桔梗、前胡、杏仁、陈皮等。

（2）寒痰（饮）伏肺；久咳不愈、气喘、受寒后加剧或引起发作，痰白质稀薄、多泡沫，易于咯出，喉间痰鸣，面色苍白，怯寒，苔白滑、舌质淡，脉小弦。某些支气管哮喘、单纯性或喘息性支气管炎、肺气肿等病可见此证。治宜温肺化痰，可仿小青龙汤化裁。常用药物有麻黄、桂枝、细辛、干姜、陈皮、姜半夏、苏子、杏仁、炙紫苑、冬花等。

（3）湿痰阻肺：咳嗽反复发作，咳声重浊、气促、痰吐白黏少泡沫，量多易出、胸闷食少、呕恶，或有眩晕便溏，舌苔白腻，脉濡滑，单纯性慢性支气管炎可见此证。宜投二陈汤合平胃散，常用药物有陈皮、姜半夏、苍术、白术、厚朴、茯苓、杏仁、苏子。症情缓解后宜长服杏苏二陈丸或香砂六君丸。

（4）痰热蕴肺：咳嗽气促，痰少色黄质稠，咳出不爽，面红口渴，

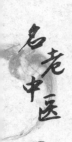

或有发热，舌红苔黄脉滑数。急性支气管炎、慢性支气管炎急性发作、支气管扩张、肺炎后期可见此证。笔者喜用银翘合苇茎汤加减治疗。常用药物有金银花、连翘、黄芩、桑白皮、浙贝母、杏仁、天竺黄、冬瓜仁、薏苡仁、瓜蒌皮、鲜芦根等。

（5）**燥痰伤肺**：干咳无痰或呛咳少痰，色白质黏，或胶黏如丝，难以咳出，或带血丝，口鼻干燥，咽干，苔薄黄，舌质红、脉弦小。急性支气管炎、急性咽喉炎可见此证。治以清肺润燥化痰。桑叶汤为代表方剂。常用药物有桑叶、甜杏仁、南沙参、麦冬、浙贝母，天花粉、桔梗、瓜蒌皮、冬瓜仁、梨皮、橘络等。

2. 无形之痰

（1）**风痰在肝**：眩晕头痛，口眼㖞斜，半身不遂，语言蹇涩，肢体麻木，呕吐痰涎，或喉中痰鸣，苔薄腻，脉弦。面神经瘫痪、脑血栓、脑栓塞、脑炎后遗症等病均可见此症。此乃内风挟痰，治当平肝息风化痰，可选用牵正散或天麻勾藤饮合导痰汤化裁。常用药物有桑叶、白蒺藜、勾藤、全蝎、姜蚕、白附子、陈胆星、法半夏、郁金等。

（2）**痰迷心窍**：癫狂痫厥，精神失常，神情呆滞，心悸怔忡，失眠多梦，苔黄腻，脉弦滑，精神分裂症、癫痫、脑血管意外、神经官能症、某些心脏病可见此症。治用化痰开窍，导痰汤为代表方剂。常用药物有竹沥、半夏、陈皮、茯苓、菖蒲、远志、矾水、郁金、陈胆星、天竺黄等。

（3）**痰郁于肝**：胸闷咽部似有物阻，吐之不出、咽之不下、颈胀，甲状腺肿大，情志不畅时症情加重。苔薄腻，脉弦滑。咽部神经官能症、慢性咽炎、单纯性甲状腺肿、甲状腺腺瘤可见此证。治以疏肝理气、化痰散结，可选用半夏厚朴汤或四海舒郁丸加减。常用药物有苏梗、柴胡、郁金、半夏、陈皮、茯苓、浙贝母、黄药子、夏枯草等。

（4）**痰瘀阻胸**：胸骨后或心前区阵发性疼痛，或向后背放射，胸闷有紧压感，呕恶，苔白厚腻，舌质紫。冠心病、心肌梗死可见此证。治宜通阳化痰、行气化瘀。仿瓜蒌薤白半夏汤合桃红四物汤，常用药物有全瓜蒌、薤白、姜夏、桃仁、红花、丹参、赤芍、川芎等。

（5）**痰蕴脾胃：**胃脘痞闷、嗳气恶心呕吐痰涎、腹鸣且胀、食少神疲，身重嗜睡，大便溏解，苔白腻，脉濡缓，慢性胃炎、胃肠功能紊乱等消化系统的某些慢性疾病可见此证。治当健脾和胃化痰，仿香砂六君子汤合二陈平胃散加减。常用药物有木香、砂仁、苍术、白术、茯苓、姜夏、陈皮、厚朴等。

（6）**痰浊中阻：**眩晕阵作，头重如蒙，如坐舟车，恶心呕吐痰涎，胸闷脘痞，食少，苔白腻，脉弦滑。内耳迷路病、椎基底动脉供血不足、神经官能症等病可见此证。治宜化痰和中定眩。方剂可选用半夏天麻白术汤。常用药物有姜半夏、白术、陈皮、天麻、白蒺藜、茯苓、泽泻等。

（7）**痰动于肾：**气喘气短，咳唾痰沫，腰酸膝软膝肿，面目黧黑，脉沉细滑，苔白滑。老年性慢性支气管炎、肺气肿、肺源性心脏病等可见此证。治须补肾化痰。可用济生肾气丸方意进治。常用药物有熟地黄、补骨脂、五味子、黑苏子、核桃肉、肉桂、沉香、半夏、附子、车前子等。

（8）**痰流骨节经络：**骨节冷痹，皮色不变，关节肿大，变形，或一臂重滞不举，流痰走注，甚则麻木，瘫痪，口眼㖞斜，或见瘰疬，瘿气，结节，肿块，苔白腻，脉滑或涩。关节炎慢性活动期、类风湿关节炎晚期、淋巴结核、骨与关节结核、骨髓炎等病早期可见此证。方剂可选用指迷茯苓丸或控涎丹加减。常用药物有制南星、姜半夏、白附子、白芥子、姜汁炒竹沥、橘络、海藻、桃仁、红花、川牛膝等。

此外，还有食痰、酒痰、惊痰、顽痰、老痰之分，其证治不再一一赘述。

（四）治痰法在内科临床的应用

1. **急、慢性支气管炎：**风寒咳嗽治用疏风散寒，宣肺化痰，可以三拗汤合杏苏二陈汤加减；风热咳嗽，治当疏风清热，肃肺化痰，桑菊饮化裁为临床习用；痰热咳嗽常以银翘散合千金苇茎汤为主之，以清肺化痰。

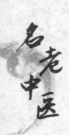

或以清气化痰丸加减，也有效验；肺燥咳嗽，须养肺润燥，桑杏汤治之；痰湿咳嗽，应燥湿化痰，杏苏二陈丸为主方。梨膏与枇杷膏忌用于早期感冒咳嗽，仅适用于急性支气管炎后期及慢性伴轻度痰热证患者。

2. **支气管哮喘**：寒痰（饮）哮喘，应温肺散寒，化痰利气，可用小青龙汤加减。冷哮用射干麻黄汤也很合拍，痰热咳喘可仿麻杏石甘汤增损，以清热宣肺，化痰平喘；痰浊咳喘，宜燥湿化痰定喘，我常以三子养亲汤与二陈杏朴汤合用；至于虚证哮喘，可在补肺健脾诸方药中酌加化痰定喘之方药。

3. **支气管扩张**：适用于痰热内蕴、肺络损伤者，方用桑杏汤、沙参麦冬汤、黛蛤散合用，酌加凉血止血药物。

4. **肺炎**：初期邪在肺卫宜解表宣肺化痰，用银翘散加前胡、杏仁、大贝、瓜蒌皮等；中、晚期痰热郁肺者，治当清热化痰，可选麻杏石甘合苇茎汤加金银花、金荞麦、瓜蒌皮等。

5. **肺脓疡**：用于痈脓期患者，常以清肺化痰排脓为法，仿苇茎汤合银翘散加减。

6. **肺结核**：适用于肺阴虚弱、燥痰伤肺者，法当滋阴润肺化痰。仿百合固金汤加百部、杏仁、白及等药。

7. **精神病**：癫证宜理气化痰，用导痰汤加矾水炒郁金、菖蒲、炙远志、丹参、龙齿等开窍安神药物；狂证宜清火涤痰，以礞石滚痰丸加陈胆星、天竺黄、大黄等药。

8. **神经官能症**：胆虚痰热者用温胆汤加味，如痰热内扰之失眠投黄连温胆汤加丹参、酸枣仁、首乌藤、合欢皮；对于痰湿内阻之嗜睡，可用温胆汤加平胃散。

9. **癫痫**：发作期属风痰蒙闭心窍者用化痰息风，开窍定痫，可用定痫丸加减。

10. **眩晕病**（梅尼埃病）：发作期宜宣化痰浊，升清阳，主方为半夏天麻白术汤，可加陈皮、茯苓、胆南星、泽泻等。

11. **高血压**：痰热肝阳上扰者，宜平肝阳化痰热，用桑蒺温胆汤加减；体丰痰多者，可用蒌贝温胆汤加桑枝、丹参、豨莶草等药。

12. **脑卒中**：痰迷心窍者用牛黄清心丸；神昏痰涌者用涤痰汤、至宝丹；痰涌喉阻者用稀涎散；痰阻经络者用指迷茯苓丸加桑枝、秦艽、地龙。

13. **冠心病**：用于冠心病心绞痛发作期，辨证属痰瘀交阻者，法宜通阳化痰行瘀，方以瓜蒌薤白半夏汤合桃仁四物汤化裁。

14. **慢性胃炎**：以胃痛呕吐为主证，属痰热偏盛者用黄连温胆汤加减；属痰湿阻胃者，仿二陈平胃散化裁。

15. **关节炎**：痹痛日久，痰瘀交阻者用大活络丹；手臂麻木疼痛，属痰湿流注经络者服指迷茯苓丸。

16. **疟疾**：兼有胸脘痞闷、恶心呕吐、苔白腻者，为邪在少阳，痰湿偏盛，方用柴胡、姜汁炒常山、姜半夏、川厚朴、草果、陈皮等，以和解化痰截疟；若久疟形成"疟母"者用鳖甲煎丸。

17. **单纯性肥胖病**：属脾虚痰湿偏盛者当健脾化痰利湿，可仿香砂六君子汤合平胃散加减。

除上述内科症证外，对于咽部神经官能症(梅核气)、单纯性甲状腺肿、高血脂症、癌肿等亦常用治痰法治疗，至于外、妇、儿各科的适应病证不在这里赘述。

十一、行气拈痛汤治疗急性脘腹痛的经验

急性脘腹痛是临床常见病证，可见于急慢性胃炎、胃及十二指脂溃疡、十二指肠球部炎症、胰腺炎、胆囊炎、胆石症、肠梗阻、阑尾炎、急慢性肠炎、细菌性痢疾、慢性结肠炎、溃疡性结肠炎及其他各种原因引起的胃肠痉挛。笔者在53多年脾胃病临床中，总结出"行气拈痛汤"一方，灵活加减，治疗急性脘腹疼痛，缓急定痛效果良好，待整理如下。

【经验方组成】木香 10 克，炒白芍、延胡索各 10 克，枳壳、郁金、徐长卿各 10 克、炙甘草 5 克。

【组方用意】急性脘腹痛可因寒凝、血瘀、郁热、湿热、腑气不通、结石内阻等多种原因导致，气机郁滞，不通则痛是共同的病理变化。不论哪种原因导致的急性脘腹疼痛，必须参合理气、行气、顺气的方法，使气机通畅，方可缓急止痛。本经验方之立方要点，在于调畅胃肠肝胆郁滞之气，使之"通则不痛"。本方以木香为主药。木香行气作用温和，作用部位广泛，总管一身上下内外诸气，但以中焦脾胃气滞为主要适应证，为临床行气止痛的代表药，可用于各种气滞疼痛之证；白芍、炙甘草、延胡索为本方辅助药，白芍养血柔肝，缓急止痛，为临床脘腹胁肋疼痛必用之品，白芍与甘草配伍，酸甘化阴，镇痛作用更强。延胡索入血分，又入气分，能行气中之血，为活血行气名药，气行血活，血脉流畅，气道通畅，则疼痛缓解，对于急性脘腹痛及胁痛、疝痛、痛经均适合。枳壳、郁金理气和中止痛，为本方佐药；徐长卿为使药，该药是一种尚待开发利用的镇痛良药，经笔者临床观察，徐长卿煎剂单独口服也有良好的缓急止痛效果。本方组成少而精，相辅相成，共奏缓急止痛功效。

【加减法】

1. 肝气郁结　见上腹部或右胁下胀痛，或痛及肩背，或胸、脘、腹部痞闷，嗳气，或矢气后疼痛稍减，每因情志不畅而诱发或加重，苔薄脉弦者，加八月札、九香虫各 10 克，以增强疏肝理气止痛药力。

2. 血行瘀滞　见脘腹疼痛较剧，或如针刺，舌有紫点或紫气，舌下经脉青紫粗大者（这是笔者判断血瘀证的经验之一），加五灵脂 10 克，制乳香、制没药各 10 克，以活血化瘀拈痛。

3. 中焦寒凝　见脘腹冷痛，受凉加重，热熨痛缓，苔白脉弦紧者，加干姜 6 克，乌药 10 克，吴茱萸 3 克，以温经散寒定痛。

4. 胃部郁热　见胃脘灼热疼痛，口苦，嘈杂吞酸，苔黄者，加姜川连 3～5 克，蒲公英、川楝子各 10 克，以清胃泻热止痛。

5. 腑气不通　见腹部疼痛拒按，大便秘结，多日未解，口苦口臭，苔黄腻，脉弦紧者，加生大黄（分二次后下）10 克，风化硝（冲服）10 克，红藤 30 克。

6. 大肠湿热　见腹痛腹泻，大便次数增多，或夹黏液及脓血，或伴里急后重，苔黄腻，脉滑数者，加川黄连 5 克，白头翁 15 克，藿香、佩兰各 6 克，去枳壳、郁金，以清肠化湿，缓急止痛。

7. 脾胃虚寒　见脘腹疼痛，时轻时重，喜暖喜按，空腹痛甚，食后缓解，大便溏不成形，形寒怕冷，神疲乏力，舌苔淡白，脉细者，加炙黄芪 15 克，党参 10 克，桂枝 6 克，以温健脾胃定痛。

8、胃阴不足　见胃脘灼热疼痛，恶心嘈杂，消瘦口干者，加麦冬，石斛，川楝子各 l0 克，去枳壳、郁金、徐长卿，以滋阴养胃缓痛。

9. 胃及十二指肠溃疡　溃疡面积较大，泛酸明显者，加海螵蛸 15 克，川贝母、白及各 10 克，以护膜生肌止痛。

例 1：陈某，女，41 岁，工人。1990 年 7 月就诊，因胃脘及脐周剧烈疼痛，呕吐 2 次，腹泻稀黄粪便 3 次而诊治。体温 38.9℃，苔黄腻，脉濡数。辨证属于饮食不洁，感受暑湿，湿热中困，胃肠运化功能失调，水谷清浊不分，治用芳香化浊，清肠化湿，行气止痛。药用藿香、佩兰、葛根各 10 克，川黄连 4 克，黄芩、广木香各 10 克，炒白芍、延胡索各 15 克，姜夏 10 克，青皮、陈皮各 6 克，炙甘草 5 克。煎服 1 剂后，体温降至 37.6℃，腹痛缓解，2 剂后热退痛除。改以原方去延胡索、炙甘草改为 3 克，续服 2 剂后吐泻消失，改用香连丸连服 3 天，巩固疗效。

例 2：赵某，男，35 岁，工人。1992 年 10 月就诊，胃镜证实"胃窦后壁溃疡"已半年，近周因情志不畅而发病。主诉胃脘剧烈痛伴脘胀，纳差已 5 天，加重 1 天。注射 654-2 不能缓解，苔薄白，脉弦，按肝胃不和，气机郁滞、不通则痛辨证，治用疏肝和胃、理气拈痛，药用广木

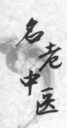

香 10 克，炒白芍、延胡索各 15 克，枳壳、郁金、徐长卿各 10 克，海螵蛸 15 克，炙甘草 5 克，急煎 1 剂，服第一煎 15 分钟后痛势减轻，1 小时后服下第二煎，约 20 分钟，脘痛消失，续服原方 2 服后恢复上班。

　　例 3：夏某，女，56 岁，干部，1993 年 1 月就诊。胃脘疼痛，时轻时重 2 个月，1 周前在本院查胃镜提示萎缩性胃炎伴肠上皮化生。昨因情志不畅而脘痛加重，兼有脘胀，嗳气频频，口苦，无胃酸，纳差，消瘦，大便偏干，苔少舌质偏红，脉细。此乃胃热气滞，兼夹胃阴受耗，治宜清胃理气，佐以养阴和中，处方：木香、蒲公英各 10 克，川黄连 3 克，炒白芍、延胡索各 15 克，枳壳、郁金各 5 克，麦冬、石斛各 10 克，炙甘草 3 克，水煎，每日 1 剂，分 2 次服，服完 2 剂后脘痛消失，续服 5 剂，巩固疗效，后以上方去延胡索，加乌梅 6 克，间断服药 63 剂，嗳气、口苦消失，食欲精神如常，退休后仍受聘任职，并能经常出差。

　　例 4：黄某，女，49 岁，工人，1985 年 7 月就诊。右上腹绞痛，间断发作 1 个月，加重 1 天，疼痛由背部放射，墨菲征阳性，最近在南京军区总医院查 B 超提示胆囊炎、胆囊结石（大小 0.5 厘米，多枚）按肝胆气滞，湿热内蕴，疏泄失常，结石内阻辨证。药用木香、枳壳、郁金各 10 克，炒白芍、延胡索各 15 克，虎杖 12 克，金钱草 20 克，生大黄（后下）6 克，徐长卿 10 克，炙甘草 5 克，急煎 1 剂，服完头煎后绞痛缓解，半小时后服用二煎，约 20 分钟后绞痛消失，后改用自拟排石方连续服用 75 剂后复查 B 超，证实结石全部排空，随访至今未发。

十二、脂肪肝辨证施治规律初探

　　脂肪肝是现代医学病名，在古代医籍中尚无脂肪肝的病名及相关的描述，根据本病的临床表现和体征，可归属于中医学"积聚""痞满""胁痛"等病的范畴。对其辨证分型尚无统一标准，根据脂肪肝特写的部位，结合原发疾病，依靠临床症候及体征，笔者通过长期诊治脂肪肝的实践，对脂肪肝的辨证施治总结出如下经验。

（一）肝郁气滞型

【症见】胸闷胁胀，脘痞不舒，有时嗳气，情志抑郁或易怒，腹胀纳少，恶心呕吐，倦怠乏力，苔薄白，脉弦，妇女可见乳房胀痛，月经不调，痛经或闭经。

【治法】疏肝解郁，理气活血。

【方药】理气降脂汤（经验方）：紫胡6克，枳壳6克，郁金10克，青皮、陈皮各6克，佛手6克，川楝子10克，延胡索10克，地鳖虫6克，白术10克，生山楂15克，甘草3克。

（二）气滞血瘀型

【症见】右胁胀痛或刺痛，或见肝肿大，质稍硬，或右胁下触及包块，或有蜘蛛痣，舌质黯，脉细数。

【治法】行气活血，软坚散结。

【方药】行气活血汤（经验方）：生山楂30克，紫丹参20克，红花10克，郁金10克，枳壳10克，地鳖虫6克，失笑散（包煎）10克，川楝子10克，延胡索10克，炙鳖甲（先煎15分钟）15克，炙甘草3克。

（三）痰湿内阻型

【症见】脘胁作胀，体形肥胖，神疲乏力，肢体沉重，舌质淡胖，苔白腻，脉滑。

【治法】化痰祛湿，理气降脂。

【方药】涤痰降脂汤（经验方）：陈皮10克，制半夏10克，炒薏苡仁30克，泽泻30克，茯苓10克，苍术、白术各15克，枳实10克，厚朴10克，胆南星6克，乌龙茶5克。

（四）脾气虚弱型

【症见】精神萎靡，萎黄或苍白，气短乏力，饮食减少，食后脘腹作胀，大便稀溏不成形，舌质淡，脉细弱。

【治法】健脾益气，化浊降脂。

【方药】健脾降脂汤（经验方）：苍术、白术各20克，怀山药5克，党参10克，茯苓10克，炒薏苡仁30克，白扁豆20克，焦山楂30克，泽泻20克，木香10克，炙甘草3克。

（五）肝肾阴虚型

【症见】右胁隐痛，头昏耳鸣，腰酸乏力，手足心热，口干，体形偏瘦，舌质红，脉细数。

【治法】滋补肝肾，养阴降脂。

【方药】滋阴护肝降脂汤（经验方）：制何首乌30克，冬虫夏草10克，枸杞子10克，决明子30克，泽泻30克，女贞子10克，柴胡6克，延胡索10克，赤芍、白芍各10克，川楝子10克，路路通10克。

（六）肝经湿热型

【症见】胁肋胀痛，口干且苦，尿黄，大便不调，或有黄疸，心烦易怒，舌苔黄腻，脉弦或滑数。

【治法】清肝化湿，降脂泻浊。

【方药】清肝化脂汤（经验方）：茵陈30克，蒲公英30克，垂盆草30克，生大黄（后下）3～10克，苍术10克，虎杖15构，蒲黄10克，泽泻20克，夏枯草15克，生山楂30克。

（七）痰瘀交阻型

【症见】长期酗酒导致酒精性脂肪肝，肝脏肿大，质地较硬，肝区疼痛，或压痛明显，苔淡黄，脉弦数。

【治法】解酒祛脂，化痰破瘀。

【方药】解酒护肝祛脂汤（经验方）：葛花20克，枳椇子10克，干荷叶30克（或鲜荷叶60克），青皮、陈皮各10克，郁金10克，浙贝母粉（冲服）10克，三棱10克，莪术10克，牡蛎粉（包煎）20克，延胡索20克，赤芍、白芍各15克。

以上经验方的服用方法均为水煎服，每日1剂，上、下午各煎服1次，

20 天为 1 个疗程。

十三、运用东垣"升阳除湿法"治疗慢性肠道疾病的经验

李东垣为金元四大家之一。他开创了内伤脾胃论，在仲景伤寒学说的基础上，发展了内伤病学说，其学术成就，为促进中医学的发展，产生了深远的影响。

升阳除湿法是东垣治疗内伤脾胃病的一个常用的治疗法则。东垣认为脾胃内伤后，功能虚衰，阳气不能上行，浊阴反有过盛，水谷不能化生精微而被人体利用，反而滋生湿浊，湿胜之病便随之丛生。表现在消化系统疾病中，常出现脾气下陷、脾被湿困的泄泻，此类患者除慢性泄泻、便溏不成形等主症之外，每每兼有精神不振，懒于言语，气短乏力，肠鸣气坠，小便涩少，形寒怕冷等症状，为"阴盛乘阳"的结果。此时若一味淡渗利湿，利小便，实大便，或消炎杀菌，则效果不佳。东垣认为是"复益其阴而重竭其阳气矣，……反助其邪之谓也"（《脾胃论·调理脾胃治验》）。针对这种病理变化，东垣创立了"升阳除湿"法，总结出升阳除湿汤、升阳除湿防风汤、羌活苍术汤、升阳益胃汤、升阳汤等著名经验方，对后世临床产生了深远影响，一直指导着后人的临床实践。笔者在多年脾胃病临床实践中，根据东垣"升阳除湿"法的理论及诸多名方，自拟"健脾除湿升阳汤"处方，广泛运用于多种慢性肠道疾病，收效显著。现将临床运用经验介绍如下。

（一）基本处方

苍术、白术各 15 克，山药 12 克，炒薏苡仁 12 克，厚朴 6 克，羌活 6 克，防风炭 6 克，升麻 10 克，焦山楂、焦神曲各 10 克，炙甘草 3 克。

（二）随证加减

1. 腹胀明显者，加广木香 10 克，青皮 6 克。

2. 腹痛明显者，加延胡索 15 克，炒白芍 15 克。

3. 腹部刺痛、舌紫者，加延胡索 15 克，三七粉（分 2 次冲服）3 克。

4. 腹部冷痛者，加炮姜 6 克，制附子 6 克。

5. 大便夹黏液者，加白头翁 15 克，黄连 3 克。

6. 兼有五更泻者，加补骨脂 10 克，肉豆蔻 5 克。

7. 食欲不振者，加砂仁（分 2 次后下）4 克，陈皮 6 克。

8. 神疲乏力明显者，去羌活、升麻，加炙黄芪 15 克，党参 10 克。

9. 精神抑郁，大便干溏不一者，去苍术、白术、厚朴，加柴胡 6 克，枳壳 6 克。

（三）煎服方法

每日 1 剂，煎煮 2 次，分 2 次服用。

（四）治验介绍

1. 慢性结肠炎治验

陈某某，男，57 岁，工人。便溏不成形，日解大便 4～5 次已 1 周，服氟哌酸、黄连素及补脾益肠丸收效不显。伴有神疲乏力，消瘦，肛门坠胀，苔薄白，脉细。于 2000 年 10 月在本院肛肠中心肠镜室检查纤维肠镜，发现直肠及乙状结肠黏膜充血水肿明显。确诊为慢性结肠炎。证属中气下陷，脾土虚弱，运化水谷精微及水液的功能失职所致。宜以健脾燥湿，升阳助运法。处方用"健脾队湿升阳汤"基本方加炙黄芪 15 克。连续服用 42 剂后基本治愈，仅在食大荤后大便稍溏，日解大便 2 次，复查纤维肠镜未见异常。

2. 溃疡性结肠炎治验

王某某，女，49 岁，个体户。反复黏液脓血便已 5 个月，日解大便 6～7 次，少则 3～4 次，精神萎靡不振，少气懒言，四肢乏力，苔淡黄腻，脉细小。先后查纤维结肠镜 5 次，均诊断为"溃疡性结肠炎"，久治不愈。先从大肠湿热辨治。方用白头翁 15 克，黄连 3 克，黄芩 10 克，马齿苋 15 克，苍术、白术各 15 克，地榆炭 10 克，厚朴 10 克，炒薏苡仁 12 克，焦山楂、焦神曲各 10 克，炙甘草 3 克。每日 1 剂，共服 1 天。另用本人研制的院内制剂"溃结灌肠液"（处方为复方珠黄散、金银花、地榆炭、白及等）进行保留灌肠，每晚临睡前推注 125 毫升。10 次后，黏液脓血便基本消失，大便减为每日 3 ~ 4 次，多为不成形大便，夹有不消化食物，精神不振，神疲乏力，后停止保留灌肠，改用"健脾除湿升阳汤"加川黄连 3 克，金银花 10 克，连服 2 周后大便减为每日 2 次，欠成形，精神好转，去金银花、川黄连，改用"健脾除湿升阳汤"，未作加减，续服 45 剂后大便成形，日解大便 1 次，精神、体力明显改善，可坚持全天上班，复查纤维结肠镜未见异常。

3. 克隆恩病治验

卞某某，男，23 岁，大学生。因腹痛、腹泻稀烂粪便夹脓血便 6 个月，于 1 个月前在省人民医院查纤维结肠镜确诊为"克隆恩病"。经抗生素输液等治疗无效。症见腹部隐痛，按压后缓解，腹泻糊状粪便，约每日 6 次，饮食不香，食量锐减，神疲乏力，气短懒言，面色苍白，自汗量多，舌质淡，苔白脉细。用"健脾除湿升阳汤"加砂仁（分 2 次后下）4 克。连服 7 剂后食欲改善，大便次数减为每日 4 次，加炙黄芪 15 克，黄精 10 克。连服 20 剂后精神明显改善，大便次数减为每日 2 次，基本成形，恢复上课。在患者要求下，改用黄芪口服液、香砂六君丸调治 1 个月，自觉症状消失，复查纤维结肠镜恢复正常，随访已 6 个月，身体健康。

4. 肠结核治验

徐某某，男，60 岁，退休工人，因右下腹痛伴腹泻糊状粪便，日解 3 次大便而就诊。结核菌素皮肤试验出现强阳性。纤维结肠镜检查发现溃疡性病变，活检发现结核性病变而诊断为肠结核。患者精神萎靡，乏力明显，食欲下降，腰酸肢冷，体重在 1 个月内下降 3.5 千克，面黄无华，呈中等贫血貌，苔白舌质淡，脉细弱，辨证属脾肾阳虚，运化失健，中阳下陷。在配合抗结核化学药物的同时，中药处方用健脾除湿升阳汤加补骨脂 10 克，肉豆蔻 6 克，连服 10 剂后改用基本方加炙黄芪 15 克，白参 3 克（另煎兑服），间断服用 3 个月后自觉症状消失。复查 X 线钡剂餐造影检查未见异常，停用中药，指导合理休息与营养，继续服用抗结核化学药物 3 个月后停药。随访 2 年，身体健康，可操理日常家务。

5. 肠道易激综合征治验

曹某某，女，43 岁，工人。腹泻与便秘交替发作，每遇情志不畅时加重或诱发，便前腹痛，排便后腹痛缓解，热熨后腹痛减轻，面色无华，神疲乏力，纤维结肠镜检查因患者剧烈腹痛而导致插镜困难，仅见肠蠕动增多，乙状结肠及直肠黏膜光滑，色泽正常，血管纹理清楚。辨证为脾胃虚寒，中阳下陷，运化失健。方用健脾除湿升阳汤加炮姜 5 克，制附子 6 克，桂枝 6 克。连服 20 剂。同时进行心理疏导自觉症状消失，随访 3 年未复发。

十四、对"治上焦如羽，非轻不举"的认识及治验介绍

上焦包括心肺两脏，其生理功能主要是心肺的宣发，气津的输布，如同雾露灌溉滋润草木一样。《灵枢》中早有"上焦如雾""上焦开发，宣五谷味，熏肤，充身，泽毛，若雾露之溉，是谓气"的记载。温邪侵犯，肺卫首当其冲，且易逆传心包。诚如叶天士所云"温邪上受，首先犯肺，逆传心包。"吴氏根据温病初期阶段这一病理变化，提出了"治上焦如羽，非轻不举"的理论，主张温热病初期，邪犯上焦，选方用药应以轻清宣透为原则，宜宣肺达邪，透热外出。忌用味厚滋腻或沉降重浊之品。这一理论丰富了温病治疗学内容，为温热病辨证施治开辟了新的道路。

笔者对吴氏"治上焦如羽，非轻不举"的方法有以下认识，现结合临床治验，介绍如下。

（一）解表散热法，银翘散主之

吴氏在《温病条辨》上焦篇第四条曰："太阴风温、温热、瘟疫、冬温，初起……但热不恶寒而渴者，辛凉平剂银翘散主之。"又曰："太阴温病，恶风寒，服桂枝汤已，恶寒解，余病不解者，银翘散主之；余症悉减者，减其制。"从而指明了银翘散的适应证。本方是吴氏遵照《黄帝内经》"风淫于内，治以辛凉，佐以甘苦。"之旨意，宗喻嘉言芳香逐秽之说，以李东垣清心凉膈散去黄芩，加金银花、荆芥、牛蒡子组成。吴氏在银翘散方后所述的煎服方法更有独到之处。他指出："上杵为散，每服六钱，鲜芦根同煎，香气大出，即取服，勿过煎。肺药取轻清，过煎则味厚而入中焦矣。病重者，约二时一服，日三服，夜一服；轻者三时一服。日二服，夜一服；病不解者，作再服。盖肺位最高，药过重，则过病所，少用又有病重药轻之患，故以普济消毒饮时时清扬法。"充分体现了"非轻不举"的观点。吴氏所创银翘散为后世辛凉解表的代表方剂，具有辛凉解表、清热解毒、生津利咽等功效。可广泛用于温病初期，外感风热表证及咽喉疾病，近代临床常用本方治疗上呼吸道感染、感冒、流感、急性支气管炎、肺炎、急性扁桃体炎、麻疹初起等病而具有表证者。本方有良好的清热解毒作用。所以近代临床还将本方运用于乙型脑炎、流行性脑脊髓膜炎等流行性热病而具有风热表证的患者。

验案举例：陈某，女，39岁，教师。原有"萎缩性胃炎"，近2天来恶风发热，周身酸痛，头微痛，咳嗽痰多，色淡黄，舌苔薄黄，脉微数，体温38.4℃（口温）。查白细胞总数 12.6×10^9/升，中性0.80。证属风热外束，表卫失和，肺失清宣。治用疏表清热，宣肺化痰，仿银翘散化裁。药用金银花、连翘各10克，薄荷5克，豆卷10克，牛蒡子6克，前胡、杏仁各10克，板蓝根12克，防风6克，甘草3克。3剂，2天内服完。服前方1剂后，体温降至37.1℃，咳嗽减轻，咯痰减少，服完3剂后痊愈。

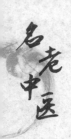

（二）宣散肺卫法，桑菊饮主之

吴氏在《温病条辨》上焦篇第六条曰："太阴风温，但咳，身不甚热，微渴者，辛凉轻剂桑菊饮主之。"指出了桑菊饮为辛凉解表轻剂。系宣散肺卫之邪的代表方剂。临床上，对于伤风、感冒引起发热恶寒等表证较轻，而鼻塞咳嗽等肺气不宣症状较明显的患者尤其适合。外感温热病经治疗后，余热未清与兼有咳嗽者，也可选用本方。

验案举例：李某，女，35岁，工人。恶风发热，鼻塞不通，头痛，咳嗽痰吐白沫状，苔薄脉浮微数。体温37.8℃，查白细胞总数 $8.2 \times 10^9/$升，中性0.82，淋巴0.28。乃外感风热，肺气失宣，治拟疏风清热宣肺，方用桑菊饮加味。处方：桑叶10克，菊花5克，连翘10克，薄荷5克，荆芥、桔梗、前胡各6克，杏仁10克，芦根15克，生甘草3克。2剂，每日煎服1剂。服完2剂后，体温降至37.1℃，发热已退，头痛已除，咳嗽减轻，咯痰减少。原方去连翘、芦根，加蒸百部10克，陈皮、姜夏各6克，连服4剂后，咳嗽消失。

（三）解肌发表法，桂枝汤主之

吴氏的《温病条辨》上焦篇第四条曰："太阴风温、温热、冬温，初起恶风寒者，桂枝汤主之。"并在条文下面进一步指出："盖温病忌汗，最喜解肌，桂枝本为解肌，且桂枝芳香化浊，白芍收阴敛汗，甘草败毒和中，姜、枣调和营卫，温病初起，原可用之。此处却变易前法，恶风寒者主以桂枝，不恶风寒者主以辛凉。非敢擅违古训也。"吴氏从以上论述中明确指出温病初起，夹有风寒表证者，可以使用解肌发表的辛温方药治疗，并非绝对禁用，实能启迪后人。吴氏在上焦篇第十六条中还指出："太阴温病，不可发汗，发汗而汗不出者，必发斑疹，汗出过多者，必神昏谵语。"从而指明温病初起，不夹风寒者，切不可妄用辛温发汗，以免加重病情。笔者认为温病初起，使用辛温发表，关键是要把握住病期、适应证、药物选择、剂量等问题。笔者在临床上常用验方羌蒡蒲薄汤化裁，辛温辛凉并用，每每提高疗效。

验案举例：王某，男，51岁，干部。3天来恶寒发热，头痛身痛，鼻塞流涕，轻度咳嗽，痰少色白呈沫状，脉浮数，苔薄白，舌根苔淡黄。体温38.1℃，查白细胞总数 7.8×10^9/升，中性0.74，淋巴0.26。证属风寒外束，肺卫失和。治宜解肌发散宣肺。方用羌活、荆芥、防风、薄荷各5克，板蓝根10克，桔梗6克，杏仁10克，陈皮5克，金银花10克，甘草3克。3剂药2天服完后复诊，发热已退，体温36.9℃，头痛、身痛、咳嗽减轻，咯痰不畅，痰吐白黏，苔薄白，改以宣肺化痰为主，疏表为辅，药用紫苏叶、桔梗、前胡各6克，蒸百部10克，炒黄芩5克，杏仁、瓜蒌皮各10克，生甘草2克。3剂服完后痊愈。

（四）疏风润燥法，桑杏汤主之

吴氏在《温病条辨》上焦篇第五十四条曰："秋感燥气，右脉数大，伤手太阴气分者，桑杏汤主之。"主张用辛凉清润之品，宣解肺卫燥热。临证中，桑杏汤不仅可用于秋燥咳嗽，对于外感风热，肺燥咳嗽，干咳无痰，身热口干，舌红少津的患者也有较好疗效。

验案举例：仲某，男，59岁，退休工人。原有"支气管扩张"。4天来咳嗽痰少，色黄质稠，夹有血丝，昨天曾咯血约150毫升，色红，苔薄罩黄，质干少津，脉细小。胸透提示肺纹理增粗。良由风热外束，燥热损作肺络，治以疏风清肺润燥，仿桑杏汤加减。处方：桑叶、杏仁、焦山栀、蒸百部各10克，金银花、瓜蒌皮、桑白皮各15克，炒黄芩10克，白茅根20克。服药5剂后咯血停止，痰中血丝消失，仍口干，舌干少津，咳嗽，大便干结，脉细无力。原方去焦山栀，加沙参、麦冬、大贝母各10克，续服7剂后，咯血未发，咳嗽痊愈，X线胸透提示两肺纹理稍粗。

（五）解表消暑法，新加香薷饮主之

吴氏在《温病条辨》上焦篇二十四条曰："手太阴暑温，如上条证，但汗不出者，新加香薷饮主之。"并在条文下指出："温病最忌辛温，暑

名老中医

谈开中医处方的经验

病不忌者，以暑必兼湿，为阴邪，非温不解。"本方系辛温复辛凉法，经临床观察，具有良好的发汗解表，清解暑热，化湿和中之功效。多用于夏秋季节，外有风寒，内有暑（热）湿的多种病症。如夏秋季的感冒及胃肠炎、细菌性痢疾等消化道感染性疾病。

验案举例：李某，男，31岁，工人。2天来恶寒头痛头重，鼻塞流涕，周身酸痛困重。口干咽痛，咽部充血，纳呆便溏。体温36.8℃，苔薄白，中根部苔腻，脉浮，时值酷暑，贪凉饮冷，外受风寒，表卫失和，里蕴暑湿，运化失健，表邪渐有化热之势，咽关不利。治用辛温辛凉并投，仿新加香薷饮加味。药用香薷、金银花、连翘、扁豆衣各10克，厚朴、防风、桔梗各5克，生甘草3克。服药3剂后痊愈恢复工作。

（六）宣气化湿法，三仁汤主之

吴氏在《温病条辨》上焦篇第四十三条曰："头痛恶寒，身重疼痛，舌白不渴，脉弦细而濡，面色淡黄，胸闷不饥，午后身热，状若阴虚，病难速已，名曰湿温。汗之则神昏耳聋，甚则目瞑不欲言；下之则洞泄；润之则病深不解。长夏、深秋、冬日同法，三仁汤主之。"条文描述了湿温初期的症状，提出了早期治疗时忌汗、忌下、忌润的禁忌。三仁汤用药芳香清淡，具有宣通气机以开湿的特点。属于轻可去实一类的方剂。对于湿热留恋气分，低热不退或午后潮热的患者有明显疗效。

验案例举：柏某，女，34岁，工人。低热不退已10天，体温持续在37.7℃～37.8℃。伴有恶风，头昏重，胸闷，饮食不香，恶心，身倦，苔白腻，脉濡。经本市某医院、南京某医院反复查肥达试验、红细胞沉降率、血常规、尿常规、肝功能、胸部X线摄片等理化检查均无异常。诊断为功能性低热，经治疗低热持续不退。按湿热逗留气分辨证，法从宣通气机，清化湿热，上下分消入手，用三仁汤化裁。处方：杏仁、生薏苡仁各10克，蔻仁（后下）3克，藿香，佩兰各6克，柴胡、炒黄芩、豆卷、金银花、淡竹叶、碧玉散（包）各10克，法半夏6克。服药5剂后低热即退，仍感头昏，周身无力，饮食不香，苔腻未退。二诊时原方去柴胡、金银花、炒黄芩，加太子参10克，陈皮5克，砂仁（分二次后下）4克，续服5剂后痊愈。

（七）轻宣燥热法，翘荷汤主之

吴氏在《温病条辨》上焦篇第五十七条曰："燥气化火，清窍不利者，翘荷汤主之。"翘荷汤主治燥热上扰，清窍不利引起的耳鸣目赤，龈肿咽痛等证。因病位在上，故吴氏以轻清宣透三焦气分燥热为法。

验案举例：陈某，男，17岁，学生。平素经常鼻出鲜血，经五官科检查无明显异常。此次鼻衄3天，伴有咽痛，牙龈肿痛，苔淡黄，脉小弦。肺热上炎，三焦气分燥热。治以轻宣燥热法。方用：桑叶10克，菊花、薄荷各5克，连翘、焦山栀各10克，白茅根15克，桔梗6克，生甘草3克。服药3剂，鼻血明显减少，服完7剂，鼻衄停止，咽部肿痛、牙龈肿痛明显消退。再服原方7剂后痊愈。

【此学术论文刊登在《新疆中医药》杂志 1994（3）11】

十五、"见肝之病，知肝传脾，当先实脾"之我见与临床运用

"见肝之病，知肝传脾，当先实脾"。见于《金匮要略》首篇第一条原文，它指明了肝脾在病机上的密切联系，强调了已病后的预防性治疗及不使病变蔓延的处理方法。肝病传脾有病理因素，亦有医源性缘故；"实脾"并非仅是补脾，还有调理脾胃，以及治肝用药不损伤脾胃的含义，若肝病滥用补脾方药，实是违背《金匮要略》原意。现就个人的初步认识和指导临床运用的情况，结合治验，简述如下。

（一）肝病传脾，虚实均可

肝病的临床病症有虚实之不同，根据五行生克的道理，脏病邪实才能相传他脏，脏病症虚则不会传给他脏。所以，历代《金匮要略》注释书籍都认为"当先实脾"一般只适用于肝实的病证。而对肝虚之证，认

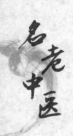
为无传脾之虑，只需防止本脏不受外侮便可，所以无须实脾。例如，尤在泾认为："治肝实者，先实脾土，以杜滋蔓之祸；治肝虚者，直补本宫，以防外侮之端。"根据笔者多年临床观察，肝病不论虚实，均有转变为脾胃病变的可能。在肝病的实证中，以肝气郁结与肝胆湿热两型最易横乘脾土，每每伴有或相继出现腹胀食少、呕恶便溏等脾胃病变。其传变的病理是肝气郁结或肝胆湿热引起疏泄功能失职，横逆侵犯脾胃，导致脾胃气机阻滞、运化或升降功能失常。但在临床中也确有肝气虚或肝阳虚，疏泄无能而引起脾胃纳化功能失常的病证，只是比较少见而已。所以，对于肝虚是否传脾的问题尚有值得讨论之处。滋举肝虚传脾治验一例加以说明。

张某，男，57岁，退休工人。以往有慢性肝炎、动脉粥样硬化病史。1年中多次复查肝功能已正常。近半年来，头晕目眩，视物模糊，右肋胀满，时欲太息，四肢痿软，极度疲惫，动作迟缓，头发及胡须较前枯萎且易脱落。近2个月来，又增饮食不香，大便溏介，日行2次，步行百余米即头晕欲扑、苔薄脉细软。从肝气虚弱、疏泄无能，日久不愈，肝病传脾，脾运失健论治。宗《黄帝内经》"以辛补之"及《金匮要略》"夫肝之病，补用酸，助用焦苦，益用甘味之药调之"之旨，治以辛酸甘温，补肝健脾之剂，药用黄芪、白术、茯苓、当归、白芍、菊花、菟丝子、山萸肉、山药、扁豆衣、木瓜、甘草。先服7剂，病情即见好转，后来根据病情变化，上方略有加减，又服30剂后，头晕目花明显减轻，胁痛及神疲、便溏消除，每天步行到菜场买菜，往返1000米亦不感劳累。

（二）治肝实脾，确有效验

对"当先实脾"应如何理解？对其"先"字，许多有关书籍中多作"首先"解释。笔者认为，当作"注意"讲则更为确当；"实脾"也并非仅是"补脾"之意，更含有调理脾胃的意义，以使脾的运化功能健全为目的。笔者在治疗病毒性肝炎时，对兼有面黄食少，神疲便溏，舌淡脉弱的患者，在治肝方药中常选加白术、山药、黄芪、党参等补气健脾的药物；对兼有纳呆呕恶、腹部胀痛等脾胃不和的患者，常选用茯苓、泽泻、陈皮、砂仁、鸡内金、谷芽、麦芽、山楂等运脾化湿，和胃消导之品，此即以消为补也，常可达到预期的疗效。《金匮要略》所云："故实脾则肝自愈，此治肝补脾之要妙也。"确为经验之谈，对临床很有指导意义。现举治肝实脾病案一则。

张某，男，45 岁，干部，患慢性肝炎已 2 年，自 1973 年患急性病毒性肝炎后，肝功能持续不正常，就诊时症见头部昏痛，胸痞嗳气，两胁胀满，肝区刺痛，纳少艰寐，舌淡苔腻，脉细弦。肝功能：锌浊度 20 单位，麝浊度 15 单位，肝脏在剑突下 2 厘米，肋下 1.5 厘米。脾未触及。翻阅以往病历，前医多从肝胆湿热、肝气郁结论治，方剂有以柴胡疏肝散化裁者，有以茵陈蒿汤加减者，病情反复不愈。经过仔细询问其病情，得知患者平时多思善虑，用脑过度而致思虑伤脾，患慢性肝炎以来，除胁胀肝区疼痛等症外，一直存在精神疲惫，四肢乏力，动则多汗，纳少便溏，食后腹胀等一系列脾虚表现。故治则改从健脾和胃为主，疏肝活血为辅，用香砂六君汤（去半夏）合四逆散，加丹参、延胡索、山楂等药组成处方。嗣后一直按照上方，稍事加减，连服 2 个月后，患者精神食欲恢复常态，肝区疼痛转微，大便如常。复查肝功能：麝浊正常、锌浊度 12 单位。后又间断服用逍遥丸，半休 3 个月后，再次复查肝功能，各项均恢复正常，自觉症状基本消失。

（三）滥用补脾、延误病机

肝病是否补脾，必须根据脾胃是否虚弱来决定。此即"见肝之病，知肝传脾，当先实脾"之续句"四季脾旺不受邪，即勿补之"的旨意所在。这说明任何治病方法，中医一贯主张灵活运用，而不是一成不变的。若无脾虚见症，治肝之中滥用补脾方药，则反助气机阻滞或湿热久恋。如急性肝炎早期，黄疸较重，湿热偏盛，误用参芪术草等补脾方药或过食白糖、大枣之类的甘温食品，影响脾胃运化，每致黄疸久久不退，肝

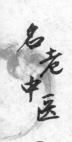
功能长期难以改善，这类教训临床常见。举例说明如下。

刘某，男，28岁，农村干部，1976年因所居住的村庄有肝炎流行而患急性无黄疸型肝炎，转氨酶105单位，病情较轻，自觉症状不显。患者自以为此病需要大量营养，加上食欲旺盛，每天食羊奶1斤，白糖、大枣、鸡蛋、鱼肉等食品更是必不可少，还自购参芪膏、蜂蜜等滋补品。虽经西药及时治疗，1个月后复查肝功能，转氨酶仍未下降。同村另二位同时患肝炎的患者，病情虽比该患者为重，但营养一般。经药物治疗1个月后，复查肝功能全部恢复正常。患者及家属为此十分苦恼。延余诊治时，遂将误补伤脾恋邪道理告之病者，嘱其改吃清淡食物，治疗改用垂盆草、连翘、板蓝根、平地木、虎杖、茯苓、白术、陈皮、薏苡仁、泽泻、焦山楂等清肝理脾之剂，调治2周后，转氨酶降至56单位，又调治半个月后，转氨酶降至正常范围而获治愈。后来二次复查肝功能，均未见异常。

（四）清肝过寒，操作中阳

肝病传脾，亦有人为的原因造成。如因肝经湿热，过服或久服苦寒之退黄降酶的方药，常可损伤脾胃阳气，进而转变为脾虚食少便溏之症。举例如下。

李某，女40岁，安徽农民，1976年初患急性黄疸型肝炎，转氨酶高达206单位，服中西药物2周，复查肝功能，转氨酶仅下降10个单位。患者急于求成，便自寻单验方服用，主要药物茵陈、栀子、夏枯草、穿心莲、黄柏、石打穿等苦寒之品，且用量较大，连服2周后，食量越来越少，大便转溏，精神亦差，复查肝功能，转氨酶上升至250单位，锌浊度、麝浊稍见增高。遂来南京投亲寻医，因一时不能住院而来我处诊治。根据辨证，改用健脾清肝之法，方用五味异功散加垂盆草、平地木、虎杖，另服垂盆草冲剂。药后，自觉症状逐日改善，共治疗3周，复查肝功能，各项均恢复正常。后用香砂六君汤加减，调治3周，再次复查肝功能正常，自觉症状全部消失而告痊愈。

（五）疏肝过燥，脾胃阴伤

疏肝理气法乃治疗肝病之大法。但在临床中，过用辛温香燥的疏肝理气的方药也非所宜。过用香燥，易伤脾胃阴液，且能耗血动血，举例说明之。

李某，女，40岁，职工，左侧乳房出现3个大小不等的圆形结节已半年，质较硬，常随情志变化而消长，两乳胀痛，经前为甚，胸闷嗳气，苔薄脉小弦。西医院诊断为"乳腺小叶增生"，今诊按肝郁气滞辨证，治当疏肝理气为主，化痰散结为辅。处方以柴胡、青皮、陈皮、枳壳、郁金、香附、法半夏、金橘叶、瓜蒌等药为主，初诊后患者自行照方配药4次，共服28服，乳房结节未见缩小，反增头昏神疲，口舌干燥，舌红少津，大便秘结。复诊时考虑此系肝郁乳癖日久，且又过用香燥理气之剂，脾胃阴津受损，遂改用归芍异功散合四逆散化裁。处方：当归、赤芍、白芍、太子参、山药、茯苓、陈皮、金橘叶、柴胡、枳实、全瓜蒌、生甘草。服药14服口干消失，舌红转淡，乳房结节消失，乳腺侧位片复查，腺体已显示正常。嗣后改以逍遥丸巩固疗效。

十六、幽门螺杆菌相关性胃病辨证论治经验

我国属幽门螺杆菌（Helicobacter pylori，Hp）高感染率国家，国人Hp感染率为42% ~ 90%。Hp是慢性胃炎和消化性溃疡（PU）的重要病因，也是胃癌等疾病的相关因素。目前，现代医学常用的一线根除Hp治疗方案包括铋剂或质子泵抑制剂加2种抗生素的三联疗法和铋剂加质子泵抑制剂加2种抗生素的四联疗法2种。但西药治疗存在着耐药性强、不良反应大、复发率高、价格昂贵等缺点，而利用中医药理论，通过辨证论治治疗Hp相关性胃病卓有成效，其中多种单味和复方中药有较好的体外抑杀Hp作用，中医药治疗本病有一定优势。现将笔者临床Hp相关性胃病中医辨证论治规律与体会介绍如下。

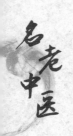

1. 肝胃郁热型 Hp 相关性胃病

例1：李某，女，44岁，2010年9月14日初诊。主诉：胃脘灼痛伴口苦2个月余。现病史：胃脘灼热疼痛，口苦，性情烦躁，舌质偏红，苔薄黄，脉弦数，2个月前曾做胃镜检查，诊断为萎缩性胃炎伴肠上皮化生、Hp（＋＋），经三联疗法治疗2周，复查^{14}C-尿素呼气试验（^{14}C-UBT）仍为（＋）。要求服用中药。西医诊断：慢性萎缩性胃炎。中医诊断：胃脘痛，证属肝胃郁热型。治以清胃泻热疏肝，抑杀 Hp 之法。处方：白花蛇舌草30克，半枝莲20克，川黄连5克，炒黄芩6克，蒲公英15克，木香10克，青皮、陈皮各6克，炒白芍15克，炙甘草3克。予14剂，每日1剂，分早、晚2次服用。2周后复诊，诸症好转，继以原方出入再服月余，每日1剂，症状基本消失，复查^{14}C-UBT 示 Hp（－）。

按：本型临床表现常见胃脘灼热疼痛，烦躁易怒，口干口苦，舌红苔黄，脉弦数等。治以清胃泻热疏肝，抑杀 Hp 之法。以白花蛇舌草、半枝莲、川黄连、炒黄芩、蒲公英、木香、青皮、陈皮、炒白芍、炙甘草等组方加减。方中白花蛇舌草、半枝莲为君药，取其清热解毒、防癌功效，此两药若用于脾虚型等用量应少，本型则应加大量；川黄连、炒黄芩、蒲公英清泻胃热，同为臣药；木香、青皮、陈皮理气止痛，白芍、炙甘草缓急止痛，同为佐使药。此型亦常见泛酸嘈杂，可配乌贼骨以护膜制酸。根除 Hp 可以促进 PU 的愈合、明显减少 PU 的复发、降低胃癌的发生率，故在辩证治疗时各型均注重抑杀 Hp，以达驱邪之功。本方中选用的君臣佐使药大部分具有抑杀 Hp 的确切功效。近年来，不少体外试验对具有抑制和杀灭 Hp 作用的中草药进行了筛选。徐艺等对百余种胃病常用单味中草药及方剂的体外抑菌实验结果表明单味中药中黄连、黄芩、陈皮、白芍、枳壳、石斛、甘草均敏感，其中黄连高度敏感，黄芩、甘草等中度敏感。蒲公英、白花蛇舌草、半枝莲等也被证明具有杀灭 Hp 的作用。

2. 湿热蕴积型 Hp 相关性胃病

例2：陈某某，男，39岁，2009年8月3日初诊。主诉：上腹痞闷不舒 3 年余，加重 1 周。现病史：上腹部痞闷发胀，轻度灼热，时有恶心，饮食不香，周身困倦，大便溏滞不爽，每日解 3 ～ 4 次，苔黄厚腻，脉濡数，3 年前确诊慢性浅表性胃炎，1 周前上腹不适加重，查胃镜提示糜烂性胃炎伴 Hp 感染。西医诊断：慢性浅表性胃炎。中医诊断：胃脘痛，证属湿热蕴积型。治以清热化湿和胃，抑杀 Hp。处方：苍术、白术各 15 克，川黄连 5 克，黄芩 10 克，扁豆衣 10 克，马齿苋 15 克，青皮、陈皮各 6 克，茯苓 10 克，炒薏苡仁 15 克，炙甘草 2 克。予 14 剂，每日 1 剂，分早、晚 2 次服用。2 周后复诊，上腹痞闷有所改善，黄厚腻苔渐退，上方加藿香 6 克，佩兰 6 克，续服 30 剂后自觉症状基本消失，复查胃镜提示为浅表性胃炎、Hp（－）。

按：本型临床表现以胃脘痞闷灼热，呕恶纳呆，身体困重，溲赤便溏，苔黄厚腻，脉濡数等为常见。按湿热中困辨治，治宜清胃泻热，化湿和胃，抑杀 Hp。仿苍术黄连汤加减，以苍术、黄连、蒲公英、藿香、佩兰、扁豆衣、马齿苋、青皮、陈皮、茯苓、炙甘草等组方加减。苍术为健脾胃，化湿浊良药，黄连长于清泻胃热，两药同用，清胃化湿功能得以增强，为本方君药；蒲公英、马齿苋，助黄连清胃热，藿香、佩兰、青皮、陈皮、茯苓、白扁豆衣助苍术化湿和胃，同为臣药；炙甘草调和诸药，系使药。其中黄连、蒲公英、陈皮、甘草有抑杀 Hp 功效。诸药配伍，共奏清热化湿和胃、抑杀 Hp 之功效。

3. 脾胃虚弱型 Hp 相关性胃病

例 3：倪某某，男，63 岁，2011 年 1 月 19 日初诊。主诉：胃脘隐痛 10 余年，加重 1 个月。现病史：10 余年前诊断为胃病，多年来症状时作时止，1 个月前胃痛明显，遂行胃镜检查，诊断十二指肠球部溃疡伴 Hp（＋＋＋）。刻下：胃脘隐痛，空腹明显，面黄无华，四肢乏力，精神萎靡，纳谷不香，大便溏薄，舌淡苔淡黄，脉细弱。西医诊断：十二指肠球部溃疡；中医诊断：胃脘痛，证属脾胃虚弱型。治以补益脾胃，辅以化湿，抑杀 Hp。处方：怀山药 15 克，苍术、白术各 10 克，茯苓 10 克，

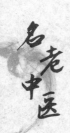

白扁豆 10 克，莲子 15 克，川黄连 5 克，连翘 10 克，青皮、陈皮各 6 克，炙甘草 3 克。予 14 剂，每日 1 剂，分早、晚 2 次服用。同时配服奥美拉唑 20 毫克，每日 2 次。复诊时胃脘痛减轻，面目有神，纳谷渐增，但食后稍有脘腹胀满，上方加郁金 10 克，枳壳 6 克，继服月余，每日 1 剂，自觉空腹胃脘痛消失，上方出入调理 2 个月，复查 Hp（－）。

按：本型常见平素体虚、久病失养或劳倦过度之人，脾胃虚弱，运化失司，或兼夹湿，或兼气滞，症见胃脘隐痛，纳食减少，气短乏力，面黄少华，纳少腹胀，便溏，舌淡苔薄白或腻，脉缓或濡弱等。治宜益气健脾和胃为主，化湿为辅，抑杀 Hp。常以山药、白术、茯苓、白扁豆、莲子、川黄连、连翘、郁金、枳壳、青皮、陈皮、炙甘草组方加减。山药甘平质润，专于滋补脾胃，与白术合用，补脾气作用更佳，同为本方君药；茯苓、莲子、青皮、陈皮协助山药、白术调理补益脾胃，为臣药；川黄连、连翘，清热解毒，除 Hp；枳壳、郁金，理气和胃，同为佐药；炙甘草补气和胃，调和诸药，为本方使药。诸药合同，适用于脾胃气虚，兼有湿困气滞的脾胃虚弱型。

4. 胃阴亏虚型 Hp 相关性胃病

例 4：林某某，女，55 岁，2010 年 6 月 23 日初诊。主诉：反复胃脘嘈杂隐痛 8 年余。现病史：自觉胃脘嘈杂，隐隐灼热疼痛，口干咽燥，大便燥结难解，舌红少津，脉细弱无力，8 年前诊断患中度慢性萎缩性胃炎伴肠上皮化生、Hp 阳性、鳞状上皮增生，当时予中西医结合治疗，效果不显，时有反复，Hp（＋＋）～（＋＋＋），1 年前又经阿莫西林、奥美拉唑、替硝唑三联疗法治疗 3 个疗程，多次复查 Hp 仍为阳性。西医诊断：慢性萎缩性胃炎；中医诊断：胃脘痛，证属胃阴亏虚型。治以滋阴养胃之法。处方：天冬、麦冬各 10 克，北沙参 10 克，石斛 10 克，乌梅 6 克，黄连 5 克，全瓜蒌 15 克，金银花 15 克，炙甘草 3 克。14 剂，每日 1 剂，分早、晚 2 次服用。2 周后复诊，脘嘈隐痛明显改善，仍有口干，偶有心悸，上方加玉竹 10 克，丹参 15 克，火麻仁 15 克，荷叶 15 克，续服 14 剂后自觉症状明显改善，上方出入调理 2 个月余，每日 1 剂，复查胃镜提示萎缩性胃炎转为轻度，Hp（-）。

按：本型中医辨证为阴虚津亏，兼有胃热肠燥，临床表现以胃痛隐隐，或见嘈杂，口干咽燥，大便干结，舌红少津，脉细数无力等为主。治宜滋阴养胃，抑杀 Hp。以天冬、麦冬、南北沙参、石斛、乌梅、黄连、荷叶、玉竹、全瓜蒌、金银花、炙甘草组方加减。天冬、麦冬、沙参、石斛为滋阴养胃常见药物，且滋补而不滋腻碍胃，为本方君药；玉竹、乌梅协助君药养阴生津，阴虚易生内热，故用金银花、黄连、荷叶兼清胃热，且能清除 Hp。以上 5 味同为臣药；全瓜蒌润肠通便，炙甘草和胃矫味，同为佐使药。共奏滋阴养胃、抑杀 Hp 的功效。

5. 小结

Hp 相关性胃炎在属中医学"胃脘痛""胃胀""嘈杂""吐酸""痞满""呕血"范畴，而 Hp 归于"邪气"范畴，《素问·评热病论》指出："邪之所凑，其气必虚"，正邪相争而导致的"正虚邪实"反映了 Hp 感染的基本病机。"正气存内，邪不可干"，故扶正祛邪是本病的主要治则。临床通过分型论治，一方面固护正气，提高机体免疫力，采用健脾益气、养胃的方法，使正气渐复；另一方面祛除病邪，改善症状，主要采用清胃、泻热、化湿等方法，使邪气渐消。在运用中医的整体观、辨证论治思想的同时，也注意利用现代医学对中医药的研究成果，根据临床经验和实验结果配合使用具有抑杀 Hp 作用的中药，取得本病诊治的较好疗效。（此文刊登于《中医研究》2011 年 9 月第 24 卷第 9 期）

（刘泽萱整理）

十七、谢英彪教授辨治慢性低血压病的临床经验

慢性低血压病是指上肢动脉血压低于 90/60mmHg 并伴有头晕乏力等症状者，60 岁以上老年人诊断标准可放宽为 100/70mmHg 以下并伴有不适症状者，在正常人群中该病发病率约为 5%。南京中医药大学附

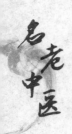

属南京市中医院名医馆主任中医师谢英彪教授从医 53 年，辨治该病有独特的见解和临床经验。现将笔者随师进修学习收获整理如下。

1. 归芪升压汤治疗气血两虚型慢性低血压病

本经验方适用于血压低于正常，面色无华，头晕目眩，心悸气短，神疲乏力，妇女月经量少或闭经，苔薄质淡，脉细者。

【经验方组成】当归 10 克，黄芪、制何首乌各 15 克，茯苓、白术各 10 克，熟地黄 12 克，炙甘草 3 克，大枣 10 枚，龙眼肉 20 克。

【组方用意】当归补血，黄芪补气，相辅相成，相须为用，为本经验方君药；制何首乌、熟地黄协助当归补血，茯苓、白术辅助黄芪健脾益气，同为臣药；大枣、龙眼肉为补益气血的药食两用佳品，为佐药；炙甘草既可补气又能调和诸药为本方使药。共奏双补气血、升提血压之功效。

【加减法】

（1）面黄贫血明显者，加阿胶（烊化冲服）10 克。

（2）腹胀饮食不香者，去熟地黄，加砂仁（分 2 次后下）4 克，陈皮 6 克。

（3）嗳气恶心者，加姜半夏 10 克，青皮、陈皮各 6 克。

（4）大便稀溏不成形、脘腹冷痛者，加苍术 15 克，干姜 6 克，炒薏苡仁 15 克，去熟地黄、当归。

（5）手足不温者，加制附子 5 克，干姜 6 克。

2. 益气升压汤治疗中气不足型慢性低血压病

本经验方适用于血压低于正常值，头晕目眩，倦怠乏力，懒于语言，气短，舌淡，脉沉细等症状。或伴有胃下垂等内脏下垂症。

【经验方组成】黄芪 30 克，党参、白术、枳壳、升麻、葛根、柴胡、红糖各 10 克，麻黄 6 克，炙甘草 5 克。

【组方用意】重用黄芪，意在补气升提中气，黄芪有良好的升血压功效，对中气不足型慢性低血压病的效果尤佳，为本方君药；党参、白术协助黄芪补气升提；枳壳、升麻、葛根、柴胡均具升提功效，增强黄芪提升作用，同为臣药；麻黄有良好温通心阳，提升血压的功效，麻黄所含麻黄碱等成分的良好升血压作用已为大量的现代药理研究所证实，为本经验方佐药；红糖、炙甘草、五味子，同为使药。炙甘草不仅能调和诸药，现代药理研究已证实，甘草为治疗慢性低血压病公认的有效单味中药。

【加减法】

（1）伴有胃下垂等内脏下垂者，升麻、葛根改为 15 克。

（2）乏力气短、明显者，加黄精 15 克，刺五加 15 克。

（3）手足不温者，加鹿角胶（烊化冲服）10 克。

（4）大便不成形者，加苍术 15 克，山药 15 克，炒薏苡仁 12 克。

3. 生脉升压汤治疗气阴两虚型慢性低血压病

本经验方适用于血压低于正常值，兼见眩晕乏力，气短懒言，口干喜饮，体质较瘦，失眠多梦，舌质偏红，脉细等症。

【经验方组成】白参粉（分 2 次冲服）3 克，太子参、麦冬、白芍、阿胶（烊化冲服）、制何首乌各 10 克，黄精 15 克，大枣 10 枚，五味子 6 克，白糖 20 克。

【组方用意】白参、麦冬为本方君药，现代药理研究发现，白参所含皂苷对血压有双向调节作用，可使慢性低血压患者的血压上升。麦冬制成的注射液对急、慢性低血压病均有显著疗效。两药配伍，一补气一滋阴，故对气阴两虚之慢性低血压病患者颇为合拍；太子参、黄精，协助白参粉补气，白芍、阿胶、制何首乌，协助麦冬滋阴且能养血，同为臣药；大枣、五味子益气敛阴，为佐药；白糖调和诸药，改善口感。诸药合用，共奏益气养阴、生脉升血压功效。

【加减法】

（1）低热颧红等阴虚火旺者加生地黄 12 克，地骨皮 10 克。

（2）胸闷、胸痛兼有血瘀者，加丹参 30 克，红花 6 克，川芎 10 克。

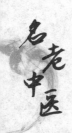

（3）心悸、失眠严重者，加酸枣仁、合欢花各10克。

4. 桂附升压汤治疗心肾阳虚型慢性低血压病

本经验方适用于血压低于正常值，兼见面色无华，心慌气短，头晕胸闷，神疲腰酸，畏寒怕冷，四肢不温，小便频数，舌质淡，苔白，脉沉缓或沉细。

【经验方组成】肉桂粉（分2次冲服）3克，桂枝、仙灵脾、仙茅、鹿角胶（烊化冲服）各10克，制附片6克，熟地黄12克，红参（分2次冲服）3克，麻黄10克，炙甘草3克。

【组方用意】本经验方以肉桂粉为君药，取其温肾阳、补命门之火、暖脾胃、补中益气等功效。动物实验发现，给狗静脉注射肉桂水提液2克/千克或其甲醇提取物1.5克/千克，1~2分钟即可使狗冠状窦和脑血流明显增加，至3~5分钟则使血流稍微降低并使血压下降，至5分钟后，血流渐渐增加，血压也随之回升，并使心率稍变缓慢。现代药理研究已证实肉桂对血压有双向调节作用。临床观察发现，肉桂对心肾虚弱所致的慢性低血压病有效。肉桂研细粉吞服，效果明显优于汤剂煎服；桂枝、仙灵脾、仙茅、鹿角胶、附子乃温补心肾的良药，辅助肉桂粉温补心肾，升高血压，同为臣药；红参、麻黄、炙甘草补气升高血压，温补心肾，同为佐使药。

【加减法】

（1）肾阳虚表现严重者，加菟丝子20克。

（2）便溏不成形者，加苍术15克、山药20克，去熟地黄。

（3）夜尿多者，加益智仁、补骨脂10克。

（4）下肢水肿者，加茯苓、泽泻各10克。

（5）胸痛、舌紫者，加丹参30克，延胡索15克。

5. 育阴升压汤治疗肝肾阴虚型慢性低血压病

本经验方以六味地黄汤化裁而来，经临床观察适用于肝肾阴虚，表现为血压低于正常。对头晕头昏，目涩耳鸣，腰膝酸软，口干咽干，失眠健忘，手足心热，四肢麻木，颧红盗汗，舌红少苔，脉细数等症的患者有效。

【经验方组成】枸杞子、黄精、元参、山药各 15 克，菊花、茯苓各 10 克，牡丹皮 6 克，泽泻 10 克，麦冬 10 克，熟地黄 20 克，山萸肉 6 克，炙甘草 3 克。

【组方用意】处方中枸杞子、元参、黄精乃滋阴妙品，对肝肾阴虚证颇为合拍。其中黄精既可益气，又可养阴；既可益肾填精，又可润肺延年。有关黄精升血压的现代药理研究、报道颇多。以上三味为本方君药。麦冬、熟地黄、山萸肉辅助君药滋补肝肾，为臣药；菊花、茯苓、丹皮、泽泻，平肝清热，寓六味地黄汤"三泻"之意，为本方佐药；炙甘草调和诸药，为使药。

【加减法】

（1）阴虚表现严重者，加女贞子 10 克、墨旱莲 12 克。

（2）火旺明显者，加知母、地骨皮各 10 克。

（3）心烦失眠者，加茯神 10 克、首乌藤 15 克。

6. 化浊升压汤治疗痰湿内蕴型慢性低血压病

本经验方适用于辨证为痰湿内蕴，表现为实证的慢性低血压病患者，出现头昏头重、胸脘痞闷、恶心、饮食减少、倦怠无力、嗜睡、肢体困重、口有浊味、舌苔白腻、脉濡或滑等症的患者，用之颇为合拍。

【经验方组成】胆南星、石菖蒲、陈皮各 6 克，制半夏、苍术、枳实、白术、茯苓各 10 克，泽泻 15 克，白蔻仁（后下）4 克，天麻 12 克，炙甘草 2 克。

【组方用意】胆南星、石菖蒲、陈皮、制半夏均为临床化痰湿、泻湿浊之要药，四药配伍，相须为用，同为本经验方君药；苍术、枳实、茯苓、泽泻燥湿健脾，协助君药化痰湿，同为臣药；白蔻仁化湿浊，醒脾开胃，

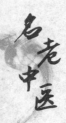
天麻平肝,通络,定眩晕,二药同为佐药;炙甘草调和诸药,且能提升血压,为本方使药。诸药合用,共奏化痰祛湿,升清泻浊,提升血压功效。

【加减法】

(1)头重、胸闷等痰湿严重者,苍白术改为15克,加生薏苡仁15克。

(2)头痛严重者,加川芎15克,白芷10克。

(3)脘闷食少者,加砂仁(分2次后下)4克,焦山楂、焦六曲各10克。

(4)恶心者,加姜半夏10克。

(5)气虚乏力者,加炙黄芪15克。

(房斯洋整理)

十八、谢英彪教授辨治慢性腹泻的临床经验

慢性腹泻是临床上常见的症状,是指排便次数增多,粪便稀薄,甚至泻出水样物。腹泻持续或反复超过2个月,则称慢性腹泻。慢性腹泻大多由肠功能性或器质性病变所致,少部分与全身疾病有关。由于消化系统功能的减退,对脂肪的吸收功能下降,常因饮食不当或因便秘自服泻药引起急性腹泻,或因粪块嵌顿、肠道肿瘤等引起继发性腹泻,或功能性腹泻等演变而成。慢性腹泻可引起严重营养缺乏,水、电解质平衡失调,导致全身性症状,对健康影响极大,如不及时纠正脱水、中毒性休克等,常会危及生命。慢性腹泻常见于西医临床的慢性非特异性溃疡性结肠炎、慢性结肠炎、肠易激综合征、肠结核、克罗恩病、小肠吸收不良和假膜性肠炎等。本病属中医学"泄泻""久泻"范畴,多因脾胃虚弱,或肝气犯脾,或脾肾阳虚,使脾失健运,又复感外邪,或饮食所伤,导致大肠传导失司,清浊相混而下。南京中医药大学附属南京市中医院名医馆主任中医师谢英彪教授从医53年,辨治该病有独特的见解和临床经验。现将笔者随师进修学习收获整理如下。

1. 清肠止泻汤治疗大肠湿热型慢性腹泻

本型多见于慢性腹泻急性发作,症见大便色黄质稀,次数增多,夹

有黏液或血液或伴有腹痛，舌苔黄或黄腻，脉滑数。溃疡性结肠炎。慢性结肠炎等病早期可见此证型。治疗从清肠化湿入手。

【经验方组成】木香 10 克，白头翁 10 ~ 15 克，川黄连 3 ~ 5 克，炒黄芩 10 克，马齿苋 15 克，炒白芍 10 ~ 15 克，槐花 10 克，地榆炭 10 克，苍术、白术各 10 克，炙甘草 3 克。

【组方用意】木香行气止痛，健脾和胃，可解除胃肠痉挛，为胃肠气滞的首选中药。白头翁擅长清热解毒，凉血止痢。药理研究证实，白头翁对痢疾杆菌、葡萄球菌等细菌有较强的抑制作用。两药一偏重理气，一侧重止泻，相须为用，同为君药；黄连、黄芩、马齿苋清肠泻热、止泻止痢，协助白头翁止泻；苍白术健脾燥湿，辅助木香化湿，槐花、地榆炭，凉血止血，清肠止泻，同为臣药。炙甘草缓急止痛，调和诸药，为佐使之药。本经验方对急性肠炎、细菌性痢疾、慢性结肠炎、溃疡性结肠炎、放射性肠炎、肠道易激综合征等病表现为大肠湿热证者收效甚捷。

【加减法】

（1）湿重于热，下利白多赤少，脘痞苔腻者，加厚朴 10 克，藿香 6 克。

（2）热重于湿，下利红多白少，苔黄腻者，加金银花 15 克，赤芍 10 克，秦皮 10 克。

（3）兼夹积滞，腹胀满痛，利下不爽，腐臭难闻者，加莱菔子 10 克，焦山楂、焦神曲各 10 克。

（4）腹痛明显者，加川楝子 10 克，延胡索 15 克，炒白芍 15 克。

（5）腹泻日久，大便稀薄，乏力肢冷者，加制附子 6 克，肉桂（后下）3 克。

2. 苍白术助运汤治疗脾虚失运型慢性腹泻

本型多见于慢性腹泻缓解期，症见慢性腹泻反复发作，病程较长，大便稀溏不成形，夹有不消化食物，肠鸣腹胀，面色萎黄无华，神疲乏力，面肢浮肿，舌淡苔白，脉细弱。治则当补脾益气，助运止泻。

【经验方组成】苍术、白术各 10 ~ 20 克，山药 10 ~ 15 克，炒薏苡仁 10 ~ 15 克，厚朴 6 ~ 10 克，茯苓 10 克，防风炭 10 克，木香 10 克，青皮、陈皮各 6 克，焦山楂、焦神曲各 10 克，炙甘草 3 克。

【组方用意】苍术、白术均可健脾燥湿，但苍术偏于燥湿，白术偏于健脾，两者合用，为本经验方君药，健脾燥湿并进；山药、炒薏苡仁、茯苓、厚朴，辅助君药健脾燥湿。木香、青皮、陈皮行脾胃之气，调理、改善肠道功能，缓解腹痛；防风制成炭之后，专于祛风止泻；焦山楂、焦神曲助消化，止腹泻，同为佐药；炙甘草调和诸药，且能缓急止痛，为本方使药。慢性腹泻以脾虚型最为多见，谢教授认为，脾虚在健运而不在补益，临床中很少运用参芪一类的补脾气方药，而喜用健脾助运药物，收效甚显。本经验方适用于消化不良、慢性肠炎、肠功能紊乱、溃疡性结肠炎、肠结核等疾病慢性活动期出现脾土虚弱，运化吸收功能性障碍导致的慢性腹泻患者，以大便溏稀不成形，或夹有不消化食物，排便次数增多，吃荤菜后加重，面色无华，食少神疲、腹胀不舒，舌淡苔白，脉细弱等症者。

【加减法】

（1）形寒怕冷，腹胀腹痛者，加炮姜 6 克，制附子 6 克，延胡索 10 克。

（2）饮食停滞，脘胀嗳腐口臭者，加莱菔子 10 克，鸡内金 6 克。

（3）面肢浮肿者，加猪苓 10 克，车前子 10 克，泽泻 10 克。

（4）便前腹痛，胸闷者，加青皮 6 克，柴胡 10 克。

（5）久泻肛门下坠，或脱肛者，加升麻 10 克，炙黄芪 15 克。

3. 补骨脂止泻方治脾肾阳虚型慢性腹泻

本型多见于慢性腹泻缓解期，症见慢性腹泻日久不愈，反复发作，每天天亮前后，脐下作痛，肠鸣腹泻，夹不消化食物，腹部怕冷或胀痛，手足不温，食欲不振，舌淡苔白，脉沉细为。治疗法则为温补脾肾。

【经验方组成】补骨脂 10 克，苍术、白术各 15 克，肉豆蔻 6 克，吴茱萸 3 克，熟附子 6 克，木香 10 克，防风炭 10 克，焦山楂、焦神曲各 10 克，炙甘草 3 克。

【组方用意】本经验方是根据《证治准绳》四神丸化裁而成。补骨脂擅于温补肾阳，止泻缩尿，为中医治疗五更泄泻必用之药；苍术、白术乃健脾燥湿首选药物。三者合用，对脾肾阳虚导致的腹泻日久不愈，五更泄泻，颇为合拍，为本方君药；肉豆蔻、吴茱萸、附子协作补骨脂温肾，木香、防风炭协助苍白术理气燥湿止泻。同为本方臣药；焦山楂、焦神曲消导助运止泻，为佐药；炙甘草健脾调和诸药，为使药。本方重点在温补脾肾，燥湿止泻，对伴有面色淡白，形寒肢冷，面肢浮肿，腰膝冷痛，或阳痿、带下清稀的脾肾阳虚型久泻、五更泻收效甚佳。谢教授常将此方加减运用于慢性腹泻、慢性结肠炎、溃疡性结肠炎、慢性细菌性痢疾、慢性阿米巴痢疾、肠结核、肠癌等疾病。

【加减法】

（1）偏于肾阳虚者，加肉桂（后下）3 克，熟附子增至 10～15 克（先煎 30 分钟）。

（2）偏于脾阳虚者，加干姜 10 克，肉桂（后下）3 克。

（3）湿盛脾运失健者，加山药 15 克，炒薏苡仁 15 克，厚朴 10 克。

（4）气滞腹胀者，加枳壳 6 克，郁金 10 克。

（5）滑泄不止者，加诃子 10 克，五倍子 10 克，罂粟壳 6 克。

（6）气虚下陷脱肛者，加炙黄芪 15 克，升麻 10 克，柴胡 10 克。

4. 溃结灌肠液治疗慢性腹泻

对于溃疡性结肠炎、慢性结肠炎急性活动期出现大便次数增多，排黏液脓血便、鲜血便。谢教授采用保留灌肠的方法，已制成院内协定处方：溃结灌肠液，采取上下夹攻的方法取得了显著疗效。

【经验方组成】金银花 30 克，地榆炭 30 克，白及 10 克，复方珠黄散（本院协定处方）5 克。

【组方用意】金银花为本经验方君药，金银花可清热解毒，它性味

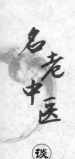

甘寒，且能清肠凉血，用于热毒下痢、便下脓血也有良好疗效；地榆炭清热凉血止血，为臣药；白及护膜、生肌、止血，促使溃疡愈合；复方珠黄散，清热凉血，护膜生肌长肉，同为佐使药。四味合用，共奏清热泻热、护膜生肌功效，适用于溃疡性结肠炎急性活动期出现大便次数增多，排黏液脓血便、鲜血便。采用保留灌肠的方法，使药液均匀地分布于充血、水肿、糜烂、溃破的溃疡结肠黏膜上，药液直达病所，本经验方临床应用已 20 余年，收效甚佳。

【制法】先将地榆加水适量，浸泡 30 分钟后加入金银花，再浸泡 15 分钟。煎煮 2 次，第 1 次 1 小时，第 2 次 0.5 小时，混合后待完全沉淀，浓缩滤汁（约 150 毫升，冷藏沉淀极少）；白及用水适量，浸泡 1 小时，煎煮 3 次，每次 30 分钟，用纱布过滤成白芨胶；取复方珠黄散置乳钵中，加适量甘油（约 10 毫升），研磨均匀后加入白芨胶，充分研匀，再加地榆、金银花浓缩液和防腐剂（苯甲酸钠 2.5 克），研磨均匀，使全量为 500 毫升，分装于 250 毫升瓶中备用。

【加减法】

（1）大肠湿热型加白头翁、槐花各 30 克，秦皮 15 克。浓煎 2 次，取浓缩液 50 毫升，加入溃结灌肠液中。

（2）脾虚湿盛型加苍术、白术各 30 克，蒲公英 30 克，葛根炭 15 克。浓煎 2 次，取浓缩液 50 毫升，加入溃结灌肠液中。

（3）脾肾阳虚型加补骨脂 10 克，肉豆蔻 6 克，苍术、白术各 20 克。浓煎 2 次，取浓缩液 50 毫升，加入溃结灌肠液中。

灌肠方法：①直肠推注法。将溃结灌肠液加温后吸入 50 毫升注射器或灌肠器中，下接导尿管或肛管，将管头插入肛门 20 厘米，用 5 分钟左右的时间将药液缓慢推入肠道，留置 1~2 分钟后缓慢拔出导尿管或肛管，嘱病人右侧卧，将臀部垫高 30 厘米，保持 10 分钟，然后再平行、左侧卧及右仰卧，以使药液进入直结肠部位。本方法适用于乙状结肠以下的溃疡性结肠炎患者，尤其适宜门诊患者在家庭中使用。②直肠点滴法。将药液经直肠匀速滴入结肠，也是药到病所的一种给药方法。该方法在药物剂型、药物组成等方面和直肠推注法均一致，但在其给药的速度和保留药物的时间方面，优于直肠推注法，适用于急性活动期、病情较重的患者，对保留灌肠耐受性较差的患者尤其适宜。操作方法：取灌肠筒或 250 毫升玻璃瓶，放入加温后的药液 150 ~ 200 毫升，将一端接上输液导管，操作前嘱病人排空大小便。取侧卧位，然后把输液管的另一端缓慢插入直肠，一般深度为 15 ~ 30 厘米，点滴速度控制在每分钟 50 ~ 60 滴，温度、疗程同直肠推注法。③直肠气药法。本方法又称直肠气药灌注法，运用适当的气压，将药液灌注至结肠各个部位，使药液均匀分布于结肠黏膜表面，起到治疗作用。该疗法能将药液布满整个结肠，治疗范围广，药物留置时间长对全结肠溃疡的患者尤其适宜，弥补了传统的几种灌肠方法的不足。

灌肠次数：每天早、晚 2 次保留灌肠外，其余均为每晚保留灌肠 1 次，经观察，每晚临睡前灌肠 1 次比较方便，患者乐于接受，且不影响正常休息或工作。

灌肠液温度：以 39 ~ 40℃保留时间最长，腹部不适反应最轻；37 ~ 38℃次之；36℃以下保留时间较短。

保留灌肠前准备：经观察，排空大便再保留灌肠者，疗效明显提高。若晚间不排便者需作清洁灌肠后再作药物保留灌肠。

灌肠液剂量：经 60 例临床观察，每次灌药 250 ~ 300 毫升者 18 例，125 ~ 175 毫升者 42 例。结果显示，250 ~ 300 毫升组保留时间为 6.5 小时，125 ~ 175 毫升组保留时间为 7.3 小时，提示每次灌药 125 ~ 175 毫升的保留时间较长。

十九、谢英彪教授运用膏方治疗经前期综合征的临床经验

经前期综合征是指行经前所出现的一系列全身症状，如发热、身痛、眩晕、头痛脑胀、腰痛腿软、胸胁胀满、乳房胀痛、乳头痛、心悸、吐

血衄血、夜寐不安、思想不集中、浮肿、腹胀、泄泻、消化不良、尿急、尿频及神经过敏等。典型的症状往往出现在经前 7 ～ 14 天，这些症状可单独出现，也可二三症同时并见，以经前 2 ～ 3 天最明显，经后即自然消失。重者影响日常工作和生活，有时被误诊为其他脏器疾病，所以应加以特别重视。南京中医药大学第三附属医院暨南京市中医院名医馆主任中医师谢英彪教授，从医 53 年，运用膏方治疗该病有独特的见解和临床经验。现将笔者随师进修学习收获整理如下。

1. 经前乳胀

谢教授认为经前乳胀以肝气郁结为多见，患者每于经前 7 ～ 14 天出现乳房或乳头胀痛，甚至不能触衣，按之似有硬结，经后消失，呈周期性发作。可伴胸胁胀痛，小腹胀痛，或心烦易怒，或见月经失调，舌淡红、舌苔薄白或薄黄，脉弦。需排除乳房实质性肿块所致的乳房胀痛。拟方以疏肝解郁、理气止痛为主。

【膏滋经验方】柴胡 150 克，枳壳 150 克，青皮 150 克，陈皮 200 克，橘核 200 克，金橘叶 200 克，香附 150 克，陈佛手 100 克，生山楂 200 克，郁金 200 克，生地黄 300 克，当归 200 克，川芎 150 克，玫瑰花粉 30 克，金橘饼 250 克，炙甘草 30 克。

【熬膏方法】上药除玫瑰花粉、金橘饼之外，余药用冷水浸泡 2 小时，入锅加水适量，煎煮 3 次，每次 40 分钟，榨渣取汁，合并滤汁，去沉淀物，加热浓缩成清膏。金橘饼切碎，入锅煮成稀糊状，调入清膏中，和匀。加蜂蜜 250 克，待蜂蜜溶化后，调入玫瑰花粉，搅匀，再煮片刻即成。于月经前 7 ～ 10 天开始服用，每次 20 ～ 30 克（1 汤匙），每日 2 次。连服 3 ～ 5 个经期。

2. 经前头痛

谢教授认为，经前头痛以肝肾虚、肝阳上亢型最为多见，患者每于经前或经期头痛剧烈，胀痛或掣痛，痛处可局限于头部一侧或巅顶或满头均痛,难以忍受,可伴恶心呕吐,烦躁易怒,失眠多梦,舌质偏红、苔少,脉弦细数。头痛随月经周期呈规律性发作2次以上者即可为经前头痛,需与经期感冒、高血压病及颅内占位性病变的头痛相鉴别。治以滋补肝肾、平肝息风之法。

【膏滋经验方】生地黄、熟地黄各300克,制何首乌300克,菟丝子300克,枸杞子200克,菊花100克,山茱萸100克,山药200克,牡丹皮150克,茯苓200克,泽泻200克,川芎150克,白芷150克,延胡索200克,槐花150克,决明子200克,干柿叶200克,桑叶200克,龟甲胶200克。

【熬膏方法】上药除龟甲胶之外,余药用冷水浸泡2小时,入锅加水适量,煎煮3次,每次1小时,榨渣取汁,合并滤汁,去沉淀物,加热浓缩成清膏。龟甲胶打碎后用适量黄酒浸泡,隔水炖烊,冲入清膏中,和匀。最后用红糖250克收膏即成,于经前7~10天开始服用,每次20~30克(1汤匙),每日2次。连服3~5个月经期。

3. 经行眩晕

谢教授认为经行眩晕以肝血虚型最为多见,患者每值经期,或经行前后头目眩晕,月经量少、色淡质稀,面色萎黄或苍白,心悸,舌质淡、苔薄白,脉细。眩晕随月经周期呈现规律性发作2次以上者即可称经行眩晕,需与高血压病、贫血、梅尼埃综合征等病引起的眩晕相鉴别。当用养血柔肝定眩法则。

【膏滋经验方】当归300克,熟地黄300克,白芍300克,桑椹子300克,制何首乌300克,枸杞子200克,菊花100克,阿胶150克,龟甲胶150克,大枣200克,木灵芝150克,熟黑芝麻粉50克,蔓荆子100克,潼蒺藜、白蒺藜各200克,炙甘草50克。

【熬膏方法】上药除阿胶、龟甲胶、黑芝麻粉之外,余药用冷水浸泡2小时,入锅加水适量,煎煮3次,每次1小时,榨渣取汁,合并滤汁,

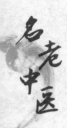
去沉淀物，加热浓缩成清膏。阿胶、龟甲胶打碎后用适量黄酒浸泡，隔水炖烊，冲入清膏中，和匀。加红糖 250 克，待红糖溶化后，调入黑芝麻粉，搅匀，再煮片刻即成。于经前 7～10 天开始服用，每次 20～30克（1 汤匙），每日 2 次。连服 3～5 个月经期。

4. 经行泄泻

谢教授认为经行泄泻以脾气虚弱型最为多见，患者每临经期或月经前后出现泄泻，每日二三次或更多，便质稀溏或如水样，甚至夹有不消化食物，伴神疲乏力，脘腹胀满，饮食不香，月经量多，舌质淡胖、苔白润或腻，脉缓弱。治以健脾助运之法。

【膏滋经验方】苍术、白术各 200 克，山药 300 克，炙黄芪 300 克，刺五加 200 克，茯苓 300 克，白扁豆 300 克，芡实 200 克，大枣肉 200 克，莲子 200 克，薏苡仁 300 克，龙眼肉 200 克，陈皮 100 克，焦山楂、焦神曲各 200 克，炙甘草 50 克。

【熬膏方法】上药用冷水浸泡 2 小时，入锅加水适量，煎煮 3 次，每次 1 小时，榨渣取汁，合并滤汁，去沉淀物，加热浓缩成清膏。最后用饴糖 300 克收膏即成。于经前 7～10 天开始服用，每次 20～30 克（1汤匙），每日 2 次。连服 3～5 个月经期。

5. 经行浮肿

谢教授认为经行浮肿以脾肾阳虚型最为多见，患者每在经行前后或正值经期，出现面目、四肢浮肿、按之凹陷，月经量多，神疲肢倦，腰膝酸软，大便稀溏，夜尿多，舌质淡胖、苔白润，脉沉细。浮肿随月经周期呈规律性发作 2 次以上者即可称为经行浮肿，需与肾炎等病引起的浮肿相鉴别。治宜健脾补肾、利湿消肿。

【膏滋经验方】山药 300 克，白术 300 克，益智仁 200 克，红参粉50 克，生黄芪 300 克，党参 200 克，制附子 100 克，高良姜 150 克，雄蚕蛾 150 克，干姜 200 克，肉桂粉 30 克，鹿角胶 200 克，仙茅 50 克，淫羊藿 150 克，茯苓皮 200 克，玉米须 300 克，车前子（包）150 克，泽泻 150 克。

【熬膏方法】上药除肉桂粉、鹿角胶之外，余药用冷水浸泡 2 小时，入锅加水适量，煎煮 3 次，每次 1 小时，榨渣取汁，合并滤汁，去沉淀物，加热浓缩成清膏。鹿角胶打碎后用适量黄酒浸泡，隔水炖烊，冲入清膏中，和匀。加红糖 250 克，待蜂蜜溶化后，调入肉桂粉，搅匀，再煮片刻。于经前 7 ~ 10 天开始服用，每次 20 ~ 30 克（1 汤匙），每日 2 次。连服 3 ~ 5 个月经期。

6. 经行口疮

谢教授认为，经行口疮以肝阴虚、虚火上炎型最为多见，患者每于经前或经期或经净后三四天出现口舌糜烂、溃疡，疼痛不适，影响进食，呈周期性发作，又称经行口糜，常伴心烦，口干，失眠，尿少色黄，舌质偏红、苔少或薄黄，脉细弦数，治法从滋阴降火入手。

【膏滋经验方】生地黄、熟地黄各 300 克，天冬、麦冬各 300 克，玉竹 300 克，山茱萸 100 克，女贞子 200 克，墨旱莲 200 克，枸杞子 150 克，菊花 100 克，莲子心粉 30 克，昆布 200 克，龟甲胶 150 克，鳖甲胶 150 克。

【熬膏方法】上药除莲子心粉、龟甲胶、鳖甲胶之外，余药用冷水浸泡 2 小时，入锅加水适量，煎煮 3 次，每次 1 小时，榨渣取汁，合并滤汁，去沉淀物，加热浓缩成清膏。龟甲胶、鳖甲胶打碎后用适量黄酒浸泡，隔水炖烊，冲入清膏中，和匀。加红糖 250 克，待红糖溶化后，调入莲子心粉，搅匀，再煮片刻即成。于经前 7 ~ 10 天开始服用，每次 20 ~ 30 克（1 汤匙），每日 2 次。连服 3 ~ 5 个月经期。

（房斯洋整理）

二十、二草汤治疗急性尿路感染 64 例疗效观察

急性尿路感染，属中医学"热淋"范畴。多年来，笔者采用自拟经验方"二草汤"，对 64 例病人进行了系统的观察和治疗，在清除尿路刺

激症状，促使尿常规、中段尿培养阴转方面收到比较满意的疗效。现将64 例疗效观察小结如下。

（一）临床资料

1. 性别　男性 6 例，女性 58 例。

2. 年龄　21～30 岁 18 例，31～40 岁 25 例，41～50 岁 14 例，51 岁以上 7 例；最小年龄 23 岁，最大年龄 64 岁。

3. 病程　发病 3 天内 20 例，4～7 天 24 例，8～14 天 8 例，15 天以上 12 例。

4. 既往用药情况　治疗前共有 20 例患者用过抗生素等西药及中药汤剂而未效。

5. 舌苔脉象　淡黄苔 34 例，黄腻苔 14 例，薄白苔 16 例；细脉 19 例，细数脉 15 例，数脉 6 例，细弦脉 12 例，弦脉 4 例，其他脉象 8 例。

6. 实验室检查

（1）尿常规：脓细胞"少量"14 例，"＋"30 例，"＋＋"12 例，"＋＋＋"4 例，"＋＋＋＋"4 例；红细胞"0～5"18 例，"少量"18 例，"＋"8 例，"＋＋"8 例，"＋＋＋"2 例；蛋白"微量"10 例，"少量"20 例，"＋"24 例，"＋＋"4 例。

（2）中段尿细菌培养：大肠埃希菌 26 例，类大肠埃希菌 4 例，四联球菌 6 例（其中合并链球菌 2 例），粪链球菌 4 例，赫夫尼亚菌 4 例。菌落计数全部在 10 万 / 毫升以上。

7. 主要症状、体征分析　尿频 62 例，尿痛 62 例，尿急 48 例，发热 10 例，腰痛 58 例，肾区叩击痛阳性 28 例。

（二）基本方及加减法

1. **基本方**：荔枝草 30 克，车前草 15 克，蒲公英 15 克，白茅根 20 克，瞿麦 10 克，熟大黄 5～10 克，甘草梢 3 克。

2. **加减法**：发热恶风，尿灼热，舌红苔黄明显者加金银花 10 克，连翘 10 克；寒热往来，口苦苔黄者加柴胡 10 克，炒黄芩 10 克；尿赤或尿检红细胞量多者加大蓟、小蓟各 15 克，墨旱莲 10 克；尿频、尿急、尿痛明显者加知母 6 克，黄柏 6 克；腰部酸痛加桑寄生 10 克，川续断 10 克；头晕目眩、口干、舌红少津者加生地黄 12 克，枸杞子 10 克；大便秘结者加生大黄 5 ~ 10 克。

3. 煎服方法：每日 1 ~ 2 剂，每剂煎煮 2 次，每次 30 分钟，药汁混合后分 3 次温服。

（三）组方意义

急性尿路感染多因体内湿热下注膀胱，或因阴部不洁，秽浊之邪侵入膀胱，酿成湿热。亦有因久病体弱，下元不固，湿热之邪乘虚而犯，导致膀胱气化失司，不能宣通水道所为。故《金匮要略》有"热在下焦"之说。《丹溪心法》亦认为"淋有五，皆属于热"。临床常以实证多见。根据"急则治标""实则清利"的原则，以清利下焦湿热为主要治法。

本方以荔枝草、车前草为主药。荔枝草苦寒清热，通淋解毒，《纲目拾遗》中曾记载有单用荔枝草治尿浊的经验，南京市郊区也有单味荔枝草治尿路感染的验方；车前草性味甘寒，利水清热，能"祛膀胱湿热"（《湖南药物志》），在《肘后方》和《摄生众妙方》中均有用以治疗小便赤痛的记载。以上两药，相辅相成，大剂量运用，共奏清热通淋，凉血解毒之功；蒲公英可清热解毒，凉血利尿，《本草新编》谓其能"消各经之火"，《滇南本草》有"止小便血，治五淋癃闭，利膀胱"之功效；白茅根甘寒、瞿麦苦寒，同入膀胱经，有清热利尿之功。白茅根能"治小便热淋"（《肘后方》），瞿麦可"养肾气，逐膀胱邪逆"（《别录》）；熟大黄"迅速善走，直达下焦"，且"久制者，可从小便以导湿热"（《本草正义》），有"熟者走前阴"之妙用。金银花清热解毒，有广谱抗菌作用。以上五味同为辅助药而有助主药之功。使以甘草梢，清火解毒，正如朱震亨所云"欲达下焦，需用梢子"是也。根据现代药理实验报道：

荔枝草、车前草、蒲公英、白茅根、金银花、瞿麦、大黄等中草药对尿路感染均有治疗作用，都能促使尿液尽快排出体外，有利于清洁、冲洗尿路、稀释毒素，且有抑菌、杀菌之功效，从而能较快地消除尿路炎性病灶。本经验方，组成少而精，配伍恰当，具有清热解毒，利水通淋功效，膀胱湿热得清，气机恢复正常，水道畅通，则诸症自消矣。

（四）疗效观察

1. 观察时间：7 天为 1 个疗程，4 周为 1 个观察期限。

2. 疗效标准：在 4 个疗程内，症状、体征消失，尿常规正常，中段尿培养阴性，为治愈；在 5 个疗程内，症状、体征消失，尿常规正常，中段尿培养阴性，为显效；症状、体征消失或减轻，尿常规正常改善或正常，中段尿培养转阴时间超过 5 个疗程，为好转；尿常规无改善或中段尿培养阳性，为无效。

3. 治疗效果：治愈 50 例（占 78.1%）显效 10 例（占 15.6%）。好转 4 例（占 6.3%）。其中，尿常规转阴天数：1 个疗程 30 例（占 46.9%），2 个疗程 24 例（占 37.5%），3 个疗程 8 例（占 12.5%），4 个疗程 2 例（占 3.1%）；

中段尿培养转阴天数：1 个疗程 2 例（点 3.1%），2 个疗程 8 例（占 12.5%），3 个疗程 30 例（占 46.9%）。4 个疗程 10 例（占 15.25%），5 个疗程 10 例（占 15.25%），6 个疗程 4 例（占 6.2%）。

（五）初步体会

1. 本方量大力专，药源丰富，价格低廉，疗效显著，有推广价值。

2. 本方剂量较大，在临床症状消失、尿常规转阴后仍宜大剂量运用一阶段，否则不利于菌尿转阴。在尿培养转阴后，方中清利湿热、清热解毒药物可减量服用 2 周左右，以巩固疗效。

3. 近代研究发现，本验方多数药物具有一定的抑菌和杀菌作用，部分药物还能明显抑制尿道致病性大肠埃希菌凝集人的 P 型红细胞和黏附尿道上皮细胞的作用。在尿道中只要有足够的药物浓度和足够的作用时间，尿道致病性大肠埃希菌就不能实现黏附，已经黏附到尿道上皮的细菌，由于尿道上皮很快更新，会随上皮细胞的脱落而脱落，不能再黏附到其他新生的上皮细胞，随着尿流的清洗和尿道的蠕动而被排除到体外。其具体机制尚待进一步探讨。

4.治疗期间注意排除膀胱残余尿液，即每次小便后5分钟再排尿1次，可减少细胞繁殖机会及病理刺激，可使本方收到事半功倍效果。

二十一、中医不同体质的膏滋方调理

（一）平和体质与膏滋方

1. **平和体质的特征** 体形匀称健壮，面色红润，肤色润泽，头发稠密有光泽，两目有神，精力充沛，睡眠好，食欲佳，平时患病少。

2. **平和体质与膏滋方** 平和体质之人通过心养来健脑怡心；神养来平和心态、精神愉悦；形养来适量运动、增强体魄；食养来合理营养、平衡膳食；居养来调整生活时钟、规律生活即可，无须采用膏滋方调补。

（二）气虚体质与膏滋方调理

1. **气虚体质的特征** 声音低微，常感气不够用，易疲劳，易感冒，易出汗，发病后难以痊愈。

2. **气虚体质与膏滋方** 肺主一身之气，脾胃为"气的生化之源"，肾藏元气。气虚体质是由于肺、脾、肾三脏功能相对不足所引起气虚体质之人应温补肺、脾、胃、肾之气。适合服用补气益气的膏滋方。现推荐验方参芪补气膏进行调补：生晒参30克，炙黄芪300克，党参250克，麦冬250克，玉竹250克，木灵芝250克，五味子100克，丹参300克，茯神250克，柏子仁250克，龙眼肉300克，莲子250克，木香100克，超细珍珠粉15克，炙远志100克，炙甘草50克。

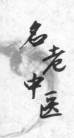
（三）血虚体质与膏滋方调理

1. **血虚体质的特征**　面色苍白或萎黄，口唇指甲色淡，头晕目眩，心悸失眠，易于疲劳，手足麻木，妇女月经延后量少。

2. **血虚体质与膏滋方**　西医所说的贫血是通过实验室检查发现的，以血液中血红蛋白、红细胞低于正常值为特征。中医所说的血虚是指血液不能濡养脏腑经脉而表现出来的症候。它常由失血过多，或脾胃虚弱，生化不足，以及七情过度，暗耗阴血等原因所引起。两者既相似，又不完全相同。现推荐验方归地补血膏进行调补：当归200克，熟地黄300克，生白芍200克，川芎150克，红花100克，丹参300克，制何首乌300克，东阿阿胶（打碎）200克，枸杞子200克，紫河车200克，菟丝子300克，炙黄芪300克，党参200克，紫葡萄200克，大枣200克，龙眼肉200克，白术200克，陈皮100克，砂仁（后下）50克，炙甘草50克。

（四）阳虚体质与膏滋方调理

1. **阳虚体质的特征**　畏寒怕冷、手足不温，往往"手冷过时，足冷过膝"，胃部、背部或腰部怕冷，喜静，容易大便稀溏。

2. **阳虚体质与膏滋方**　阳是指阳气。阳气是人体的动力、火力，能使生命的河流通畅清澈。阳虚体质者的补养原则是温阳祛寒，温补脾肾，因为阳虚者关键在补阳。五脏之中，肾为一身的阳气之根，脾为阳气生化之源，故当着重补之。现推荐验方鹿角桂附膏进行调补：鹿角胶（打碎，另加）200克，肉桂60克，制附子150克，菟丝子250克，肉苁蓉250克，巴戟天250克，仙茅200克，淫羊藿200克，熟地黄250克，山萸肉100克，山药250克，杜仲200克，川续断200克，桑寄生200克，北虫草粉（研粉，备用）50克，核桃仁200克，怀牛膝200克，炙甘草50克。

（五）阴虚体质与膏滋方调理

1. **阴虚体质的特征**　口燥咽干、容易"上火"、吃火锅后加重，手足心热。面部潮红或者偏红，眼睛干涩，性情急躁，容易失眠。

2. **阴虚体质与膏滋方** 阴虚体质者主要表现在阴分亏虚、濡养不足和阴虚不能制阳两个方面。进补原则是补阴清热，滋养肝肾，阴虚体质者关键在补阴；五脏之中，肝藏血，肾藏精，同居下焦，所以，以滋养肝肾二脏为要。现推荐验方地黄二冬膏进行调补：干地黄300克，天冬200克，麦冬200克，北沙参200克，黑芝麻200克，核桃仁200克，野百合200克，龟甲胶（打碎，备用）150克，东阿阿胶150克，白芍200克，玉竹200克，天花粉200克，枸杞子200克，山药300克，北虫草粉（研粉、备用）50克，柏子仁150克，酸枣仁150克，木香100克，砂仁60克，陈皮100克，炙甘草60克。

（六）痰湿体质与膏滋方调理

1. **痰湿体质的特征** 形体肥胖、腹部丰满、口黏苔腻。常感肢体酸困沉重。面部皮肤油脂较多，喉咙总有痰。

2. **痰湿体质与膏滋方** 痰湿体质之人主要因脾的运化功能相对不足有关，水液代谢不畅、分布不匀便成痰、湿。通过调理肺、脾、肾、三脏的方药来进行调理，原则上不宜进服膏滋方，也可适量服用祛痰化湿类清膏。现推荐苍白术陈皮清膏进行调理：苍术200克，白术200克，青皮150克，陈皮150克，姜黄200克，枇杷叶200克，炒黄芩200克，瓜姜皮150克，山药200克，茯苓200克，生薏苡仁250克，野百合200克，石斛200克，生姜汁20毫升，车前子150克，莱菔子150克，荷叶200克，绿豆皮100克，赤小豆皮100克，生甘草40克。

（七）湿热体质与膏滋方调理

1. **湿热体质的特征** 面垢油光，皮肤油腻，口苦口臭，苔黄腻，面部易生痤疮，大便黏滞不畅或干结，小便短黄、味道大，男性易患阴囊潮湿，女性易患带下增多、色黄、异味大。脾气较急躁。

2. **湿热体质与膏滋方** 湿热体质通常是因多种先天、后天因素导致肝胆、脾胃功能紊乱，肝胆久郁化热，脾胃积滞化湿；湿热内蕴熏蒸而

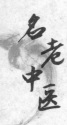
引起。湿热体质者的饮食宜清淡，不宜甘甜、油腻食物，忌食滋补药物。可选用清热化湿的汤剂或食疗之品来调整体质，使身体恢复到阴平阳秘的平衡状态。原则上不宜进服膏滋方，也可适量服用清热化湿、疏肝利胆类清膏。现推荐验方山药冬瓜皮清膏来进行调理：淮山药250克，冬瓜皮300克，赤小豆250克，生薏苡仁250克，陈皮200克，茯苓200克，车前子150克，泽泻150克，夏枯草200克，田基黄200克，垂盆草200克，蒲公英200克，决明子200克，炒黄芩200克，川黄连60克，苍术200克，白术200克，白芍200克，绿茶150克，生甘草50克。

（八）血瘀体质与膏滋方调理

1. 血瘀体质的特征　血行不畅，持久固定的疼痛，肤色晦黯、舌质紫黯。偏头痛，痛经，胸痛，胃痛，痹症，肿瘤，包块，肤色晦黯，色素沉着，黑眼圈。

2. 血瘀体质与膏滋方　血瘀体质、瘀血体质是气血运行不通畅，相对的缓慢瘀滞，但尚未生病。瘀血体质者应经常适量进行有益心脏和血管的体育运动，常食桃仁、山楂一类活血食物，保持精神愉快，避免生气、忧郁。膏滋方可选用活血化瘀、养血行气类药物。现推荐验方桃红丹参膏进行调理：桃仁300克，西红花（研粉，备用）30克，丹参300克，熟地黄200克，当归300克，赤芍200克，川芎200克，生山楂300克，姜黄300克，降香100克，青皮150克，陈皮200克，延胡索200克，三七60克，益母草300克，炙甘草60克。

（九）气郁体质与膏滋方调理

1. 气郁体质的特征　神情抑郁、忧虑脆弱、喜叹气多。多愁善感。感情脆弱。常感乳房及两肋胀痛。易患脏躁、梅核气、百合病、月经不调、更年期综合征、乳腺小叶增生及郁证等。

2. 气郁体质与膏滋方　气郁体质是因肝的疏泄条达功能失职造成。气郁体质之人应根据《黄帝内经》"喜胜忧"的原则，主动寻求快乐，多参加社会活动、集体文娱活动。以培养开朗、豁达的性格，在名利上不计较得失，知足常乐。多参加体育锻炼和旅游活动。常食金橘、佛手、橘子等行气疏肝的食物。膏滋方可选用疏肝理气、解郁活血的药物。现推荐验方柴胡理气清膏进行调理：柴胡250克，青皮250克，陈皮250克，枳壳250克，郁金250克，陈佛手150克，浙贝母150克，瓜蒌皮250克，金橘叶200克，香附200克，当归300克，炒白芍300克，玫瑰花50克，绿萼梅50克，大枣300克，炙甘草50克。

（十）特禀体质与膏滋方调理

1. 特禀体质的特征　体质特殊的人群。过敏体质的人，有的即使不感冒也常鼻塞、打喷嚏易患哮喘，易对药物、花粉、季节过敏。

2. 特禀体质与膏滋方　特禀体质之人宜多食益气固表的食物，少食荞麦（含致敏物质荞麦荧光素）、蚕豆、白扁豆、牛肉、鹅肉、鲤鱼、虾、蟹、茄子、酒、辣椒、浓茶、咖啡等辛辣之品，更应避免腥膻发物及含有导致过敏物质的食物。居室宜通风良好。保持室内清洁，被褥、床单要经常洗晒，可防止对尘螨过敏。室内装修过不宜立即入住，应打开窗户，让甲醛等挥发干净后再搬进新居。春季室外花粉较多时，要减少室外活动时间，可防止对花粉过敏。不宜养宠物，以免对动物皮毛过敏。起居应有规律，保持充足的睡眠。应积极参加各种体育锻炼，增强体质。天气寒冷时锻炼要注意防寒保暖，防止感冒。膏滋方可选用益气固表药物。现推荐验方黄芪固表膏进行调理：白参60克，生黄芪300克，党参200克，白术200克，防风150克，刺五加200克，绞股蓝200克，黄精200克，东阿阿胶（打碎，备用）150克，鹿角胶（打碎，备用）150克，当归200克，龙眼肉200克，麦冬200克，玉竹200克，紫河车100克，大枣200克，山药200克，陈皮150克，炙甘草50克。

以上10种体质会相互转化，也可数种体质兼见，采用膏滋方或清膏方调理时应灵活应对。每个人，尤其是中老年人，随着年龄、环境等后

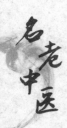

天因素的改变，体质也会发生变化，兼夹、混合的体质必定会逐渐增多。但每个人的体质又总是以主线和基本格调而伴其一生的，是不宜轻易改变的。学习、关注、运用中医的体质学可以为改床治疗带来新的思路。

二十二、温胆汤及加味方的临床运用经验

温胆汤出自唐代孙思邈《备急千金要方》，原治"大病后，虚烦不得眠，此胆寒故也。"后世在此基础上，对其适应范围不断有所扩大。余和导师谢昌仁主任中医师（全国首批 500 位名老中医，享受国务院政府特殊津贴）在多年临床中，喜用本方治疗痰热内扰，胆胃不和诸疾，收效颇卓。现结合导师的经验，将笔者对温胆汤的理论认识及其加味方的临床应用介绍如下。

（一）方义分析

温胆汤原方由半夏、陈皮、竹茹、生姜、甘草 6 味药组成，而无茯苓。元代危亦林《世医得效方》中所载的温胆汤则比原方多茯苓、人参、大枣 3 味药；明代《景岳全书》所载的温胆汤比原方多茯苓、大枣 2 味；清代《医宗金鉴》所载的温胆汤则比原方多茯苓 1 味，用以治疗热呕吐苦、虚烦、惊悸不眠、痰气上逆之证。笔者在临床中所用的温胆汤则为炒竹茹 6 ～ 10 克，枳实（或枳壳）6 ～ 10 克，制半夏 10 克，陈皮 5 克，茯苓 10 克，炙甘草 3 ～ 5 克。

本方以竹茹、枳实清肝胆之热，降胆胃之逆，重点在治热；半夏、陈皮燥湿祛痰，理气和胃，止呕降逆，重点在治痰；茯苓、甘草健脾去湿，和中安神。全方以半夏、陈皮温性药与枳实、竹茹凉性药相配，清热而不过寒，化痰而不嫌燥，理气降逆，和胃止吐，安神定惊。对胆虚痰热上扰，虚烦不眠，胆怯惊悸，肝胃不和的病症有较好疗效。

既然温胆汤的组方要点是清痰热、和肝胆，为什么古代医家不叫它清胆汤而取名温胆汤呢？这是根据胆在生理上，以温为舒，以不寒

不燥为宜。古代医家常将正常生理情况下的肝胆之气比类如春气之温和。若痰热内扰，肝胆失春气之温和；若痰热得清，肝胆之气则恢复其生、升的特点，达到舒调畅达，恢复少阳胆气之常。故本方可间接地达到"温胆"之目的，这可能便是本方功用的"清胆"而取名"温胆"的原因所在。

（二）临床应用

笔者在临床中常将温胆汤灵活加减后运用于高血压病、脑血管病、急慢性胃炎、溃疡病、肝炎、神经官能症、精神病、癫痫、耳源性眩晕、慢性支气管炎、更年期综合征、心脏病、甲状腺功能亢进等病见肝（胆）胃不和、痰热内扰之证候。其主要适应证是：头重昏眩，虚烦不眠，胸痞痰多，口苦口黏，恶心呕吐，苔黄腻，舌质偏红，脉滑或弦数，弦滑。现将自拟加减方的临床应用情况介绍如下。

1. 桑蒺温胆汤 由温胆汤加桑叶、沙苑子、菊花、钩藤等药组成。功能为平肝阳、化痰热。笔者常将此方用于高血压病、脑血管病、耳源性眩晕、甲状腺功能亢进等病症，见头晕目眩，头痛且胀，面红目赤，急躁易怒，脉弦滑，舌红苔黄等症，属风阳上扰，痰火偏盛的患者。

【病案举例】吴某，女，38岁。发现高血压病已10个月，常感头晕目眩，面部烘热，性情烦躁，苔薄黄，脉细弦，经测血压160/110毫米汞柱，乃风阳上扰、痰火偏盛。治用平肝滋阴，清化痰热。方以桑蒺温胆汤去枳实加夏枯草12克，钩藤（后下）10克，生地黄10克，女贞子10克，炒黄芩10克，决明子12克。另服复方罗布麻叶片。服药7剂后，头晕减轻，血压降至130/90毫米汞柱，继续服原方7剂后，改以复方罗布麻叶片常规服用，病情一直稳定，5年后随访，血压均在正常范围。

2. 蒌贝温胆汤 由温胆汤加全瓜蒌12克，大贝10克，黛蛤散（包）10克，火麻仁15克等药组成。功能为化痰清热、润肠通便。笔者常将此方用于脑血管病、急性热病恢复期等病见胸痞口苦，大便秘结，舌红少津，

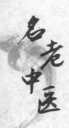

苔黄等证属痰热未清、肠腑燥结的患者。

【病案举例】丁某，男，67岁。原有高血压病、糖尿病史。近3天来右侧肢体完全瘫痪，语言蹇涩，头晕目眩，胸闷恶心，形体丰腴，大便4日未更，苔淡黄而腻，脉弦微滑。西医诊断为脑血栓形成，中医诊断为类中风（中经络），辨证属痰热内壅，挟肝阳上扰，横窜经络，脉络痹阻。治从清化痰热，平肝活血通腑入手，方用蒌贝温胆汤加丹参、红花、地龙、桑枝、牛膝，另吞指迷茯苓丸。服药7剂，肢体偏瘫明显改善，大便每日1次。继服20剂后可单独行走，上肢已能抬举，唯言语欠清，后按原方加活血通络药调治，3个月基本痊愈。

3. 栀豉温胆汤　由温胆汤加山栀10克，淡豆豉10克，炒酸枣仁10克，合欢皮10克等药组成。功能为清郁热、化痰热、宁心神。笔者常将此方用于神经官能症、自主神经功能紊乱等病见胸中烦热，虚烦不眠，心悸怔忡，自汗盗汗，口苦苔黄等症属痰火内郁、心神失宁的患者。

【病案举例】李某，男，42岁。严重盗汗已70天，棉毛衫裤全部湿透，棉被亦能浸湿，曾在外院做X线胸透、红细胞沉降率、肝功能、心电图等理化检查均无正常。近1个月来在本院服益气、养阴、平肝、敛汗等方药鲜效而转来会诊。询知平素性情急躁，常感胸闷热躁，懊恼不舒，脉弦，苔薄黄。乃因嗜好烟酒，痰火内盛迫液外溢。拟方清泄痰火，非补益收涩之剂可以奏效。仿栀豉温胆汤加黄连、糯稻根治之，先服4剂则盗汗减少，又服5剂，盗汗基本消失，苔仍薄黄，前方略作加减，继续服5剂以巩固疗效，1年后，随访盗汗未复。

4. 左金温胆汤　由温胆肠加黄连3克，吴茱萸2克，紫苏梗6克，延胡索10克等药组成。功能为清胃化痰。笔者常将此方用于慢性胃炎、溃疡病等病，症见胃脘灼热胀痛，嘈杂吞酸，口苦苔黄等症属肝胃不和，痰热内扰的患者。

【病案举例】李某，男，48岁。患胃炎已半年，此次胃脘灼热作痛已三四天，脘宇嘈杂，饮食如常，苔干黄，舌质红有裂纹。证属胃热偏重，痰气交阻，和降失调。治用苦降辛通，化痰和中，方用温胆汤加黄连、吴茱萸、木香、蒲公英、全瓜蒌、凤凰衣。初服5剂，胃脘灼热减轻，又服7剂，脘痛消除。三诊时继续服5剂巩固疗效，半年后随访胃病未发。

5. 白金温胆汤 由温胆汤加白矾3克（包煎），郁金10克，胆南星6克，菖蒲6克，僵蚕6克，炙金蝎6克等药组成。功能为理气化痰。笔者常将此方用于情志抑郁，表情痴呆，或语无伦次，哭笑无常，或突然昏倒，口吐白沫，脉弦滑，苔薄腻等证属气郁痰火、心窍受蒙的患者。

【病案举例】李某，女，27岁。确诊癫痫已1年，发时昏倒不省人事，口吐白沫，在某医院查脑电图提示广泛异常。虽每天常规服用苯妥英钠等西药仍频繁发作，每天2～3次。按痰凝气滞，内风上扰，清窍失灵辨治。伤白金温胆汤加僵蚕、炙全蝎、天竺黄、菖蒲、远志、陈胆星，研极细米加姜汁20滴，淡竹沥水2支，水泛为丸如绿豆大，每天早、晚各服6克。嗣后患者自行照方配制丸剂服用。1年后随访，癫痫一直未发。

6. 黄连温胆汤 由温胆汤加黄芩10克，黄连6克，栀子10克，连翘10克等药组成。功能为清热化痰。笔者常将此方用于急慢性胃炎、胆囊炎等病，症见胃脘及胁肋灼热胀痛，或恶心呕吐，嘈杂泛酸，心烦口苦，大便秘结或便溏排解不爽，小便黄赤，舌苔黄腻，脉弦滑等证属肝胆、心胃热甚、痰火内扰的患者。

【病案举例】郑某，女，51岁。今年初秋因发热呕吐胁痛住某医院治疗，经胆囊造影等检查诊断为急性胆囊炎。出院后经常发作。今诊发热（体温38℃），右胁疼痛，呕吐频频，胸闷口苦，纳逊，大便不畅，舌苔淡黄厚腻，脉小弦。乃痰热互结，胆失疏泄，胃腑失清。拟方清胆泄热，化痰和中。方用芩连温胆汤加柴胡、赤芍、赤苓、连翘、佩兰、延胡索。服药5剂，发热即退，胆囊区疼痛即见缓解，舌苔转为薄黄，大便转为通畅。原方去佩兰、延胡索、加木香、蒲公英，续服7剂后诸症悉除，原方略

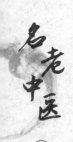
有加减，继续服 7 剂，以臻全功。

7. 四逆温胆汤　由温胆汤加柴胡 6 克，赤芍 10 克，郁金 10 克等药组成。功能为疏肝解郁，清化痰热。笔者常将此方用于急慢性肝火、胆囊炎、胃炎等病，症见胁肋胀痛，胸闷脘痛，太息方舒，舌红苔腻，脉弦等证属肝胆气滞、胃失和降、痰火内郁的患者。

【病案举例】汤某，女，22 岁。患肝炎已 1 年，多次查肝功能，谷丙转氨酶偏高或正常，乙肝表面抗原阳性，常感右胁下隐痛，脘宇嘈杂，不能进荤食，食则欲呕、苔薄黄、脉弦小、辨证为肝郁气滞、湿热内蕴、痰热中困、方用疏肝和胃、清化湿热。以四逆温胆汤加蒲公英、茵陈、石见穿。连服 15 剂后胁痛消失，脘宇不感嘈杂，稍能食荤。原方稍有增损又调治 2 周，复查肝功能正常，1 年后随访，症情一直稳定。

8. 杏苏温胆汤　由温胆汤加苏子 10 克，杏仁 10 克，前胡 10 克等药组成。功能为肃肺化痰清热。笔者常将此方用于急慢性支气管炎等病，症见咳嗽痰吐黄稠，呼吸急促，胸闷脘痞，口苦苔黄腻等证属痰热蕴肺的患者。

【病案举例】王某，男，68 岁。患有慢性支气管炎，近来咳嗽痰多，黄白相兼，胸闷脘嘈，间或欲呕，苔淡黄腻，脉象疏密不匀，恙由痰热伏肺，气失宣利，热郁于胃，胸痹失旷所致。方用杏苏温胆汤加瓜蒌、炒黄芩、郁金。服药 10 剂诸症缓解，又服 5 剂咳嗽消失，胸闷脘嘈明显改善。

9. 藤皮温胆汤　由温胆汤加首乌藤 15 克，合欢皮 10 克，炙远志 6 克等药组成。功能为清化痰热，宁心安神。笔者常用于神经官能症等，症见烦躁失眠多梦，苔黄等证属痰火内盛、心神受扰的患者。

【病案举例】刘某，女，41 岁。近 3 年来夜寐不佳，有时彻夜不眠，选用多种中西医药收效不显，常发偏头痛，烦躁多汗，心悸，苔薄黄。乃因痰热内盛，心神受扰所致。治以清化痰热，宁心安神。用藤皮温胆汤加炙远志、酸枣仁、炒黄连。服药 7 剂夜寐改善，继服 7 剂后每夜可睡六七个小时，心悸烦躁亦明显改善。

10. 硝黄温胆汤 由温胆汤加大黄 5 ~ 10 克，芒硝（冲服）6 ~ 10 克，全瓜蒌 15 克等药组成。功能清化痰热、泻下通便。笔者常将此方用于温热病、急性胰腺炎、胆囊炎、习惯性便秘等症见腹胀便秘，烦热苔黄，口有异味等热结肠腑、痰火内盛的患者。

【病案举例】齐某，女，26 岁。习惯性便秘 2 年多，大便常五六天 1 次，夜间热燥，能食善饥，口苦有浊味，苔薄黄，脉弦数。按胃府热盛，痰火内扰，腑气不通辨证。用硝黄温胆汤加炒黄芩、全瓜蒌、炒黄连，共服 10 剂诸症消失，大便通畅，后改麻仁丸巩固疗效。

二十三、中国补品计算机专家系统的思路与医理设计

（一）本系统的科研思路与工作意义

中国补品是中华传统文化中的瑰宝，是中医学中的一颗明珠。随着人们生活水平的提高、国际交往的增多，补品的运用正在迅猛发展。在国内，补品已广泛进入生产厂家研究、各级医疗机构和寻常百姓家庭，成为人们防病治病、强身健体、延年益寿的"武器"；在国际上中国补品引起了众多国家和地区的关注和重视，一股"中国补品热"正在兴起。但是，盲目地生产滋补产品，不科学地宣传补养产品，盲目服用补品茶现象已有泛滥成灾之势。为此，系统总结补品知识，科学合理地指导补品的应用已成为医药界、食品业，尤其是中医界的当务之急。

实现"人人享有卫生保健"是全球战略任务。当前的医学模式已逐步由单纯的生物医学模式逐步向"生物—心理—社会"医学模式转变，这就要求医生不仅要会看病，还要承担广泛的卫生保健工作，应把眼光从医院扩展到家庭、社会，具备保护人群健康的能力，从医疗型向保健型，从个体医疗向群体防治转化。中医在保健医学，尤其在滋补品运用方面有着丰富的手段和独特的优势，在东南亚地区和我国港澳台影响极其深远，其前景十分宽阔，向广大国内外群众普及、宣传我国补品知识是人

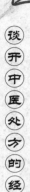

们的迫切需求。当前，我国及世界上很多国家已进入老龄化社会，老年人慢性虚弱性疾病多，养生保健重于治疗，因此，科学地指导人们选择、服用补品，显得十分重要。

中医对虚弱性病证的分型缺乏标准化、规范化的科学方法，随意性较大，加上中医学理论文理艰深，义理深奥，这给中医走向世界，走向未来，走向现代化带来很大困难。本课题以计算机系统，对虚弱病症进行客观地分型，进行"辨证施补"，必将促进中医走向现代化。由于国内外的家庭计算机普及程度正逐步提高，所以可以通过先进的计算机技术来普及我国补品知识，指导人们正确进补，为人类健康长寿做贡献。

（二）辨证方法的医理设计

中医对病证（包括虚证）的辨证方法比较灵活，目前尚缺乏标准化、规范化、定量化的科学方法，如何准确应用计算机来代替传统的辨证思维方法，体现其准确性、先进性，是本课题医理设计的关键。根据笔者30余年中医临床实践经验，以国家中医药管理局颁布的《中医病证诊断治疗标准》为基础，参照笔者主编的《对症进补》（南京师范大学出版社）及程绍恩主编的《中医证候诊断治疗学》（北京科学技术出版社），将中医各个证型的症状，采用逻辑分析、权值计分的方法，按症状的主次打上一定的分值，达到预定的分值后便可进入该型虚证。

1. 先辨气血阴阳四大虚证　气虚证、血虚证、阴虚证、阳虚证为中医虚证中的四大证候，为虚证的总纲。在每类虚证中先抓主要症状，再兼顾次要症状及舌苔脉象，采取逻辑权值加分法，分别按症状的重要性打上一定的分值。再结合四大虚证中的具体脏腑分类证型中的症状分值，达到预定的分值后，便可将单纯的虚证证型做出诊断，这一点将在下面详细论述。

2. 再按脏腑辨证进行分型　本课题医理设计的重点是脏腑证分型，根据中医临床常见的脏腑辨证类型，考虑到本专家系统为一般家庭的普及软件，脏腑分型应尽量简单实用。气虚证中设计了肺气虚证、脾气虚证、脾气下陷证、脾不统血证、胃气虚证、心气虚证、肾卸虚证、肾不纲气证、肾气不固证9种类期；血虚证中设计了心血虚证、肝血虚证2种类型；阴虚证中设计了心阴虚证、肺阴虚证、肝阴虚证、肾阴虚证、肾精不足型、胃阴虚证、肠燥津亏证7种类型；阳虚证中设计了心阳虚证、脾阳虚证、肾阳虚证、肾虚水泛证、胃阳虚证5种类型。根据临床经验，参照中医药大学中医专业的中医诊断学教材，按症状主次分别打上不同的分值，达到预定分值，便可入型，为脏腑辨证提供了一个比较客观的依据，很大程度上避免凶脏腑辨证的随意性。

3. 重视脏腑辨证中的兼证　气血阴阳虚证中，兼夹出现虚证的情况经常发生，为此，本课题设计时，根据临床常见的兼证，设计出心脾两虚证、气血两虚证、肝脾两虚证、气阴两虚证、心阴阳两虚主证、胃阴阳两虚证、肾阴阳两虚证等7种类型，可满足基层中医单位及一般家庭对虚弱兼证的分型需求。

临床实践中，单纯的脏腑虚证固然多见，但脏腑之间的兼夹虚证也常常出现，二个脏腑，甚至三个脏腑同时出现同一种虚症的证候并不少见，为了达到执简驭繁的目的，本课题设计时，将气虚证中的心脾气虚证、心肺气虚证、心肾气虚证、肺脾气虚证、肺肾气虚证、脾胃气虚证6种气虚兼证；将血虚证中的心肝血虚证、心脾血虚证、心肾血虚证3种血虚兼证；将阴虚证中的心肺阴虚证、心肾阴虚证、肝肾阴虚证3种阴虚兼证；将阳虚证中的心肺阳虚证、心肾阳虚证、脾肾阳虚证、心脾阳虚证4种阳虚兼证的主次症状也逐一按重要性打上分值，以便量化入型。

4. 处理好虚证与实证及其虚实兼夹证的关系　中医临床辨证中，常常可以遇到辨证属于实证或虚实杂夹证的患者，对于虚证患者，根据中医"虚则补之"的原则，可以运用本专家系统的施补方法，对虚实杂夹、以虚为主、虚多实少的患者，也可以采用本专家系统的施补方法，对虚

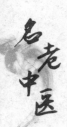
实杂夹、以虚为主、虚多实少的患者，也可以采用本专家系统的施补方法，但对于实证患者及实多虚少的患者，是不能进补的。本课题医理设计时，注意到虚证与实证、虚实兼杂证的问题，采用了权值减分法的方法，如果加分的总和大于减分的总和，仍能达到进型的预定分值，提示仍以虚证为主，可以选用本系统的药补与食补方；如果减分的总和大于加分的总和，达不到预定分值，则提示为实证或以实证为主的虚实杂夹证，便不能使用或暂不能使用本系统的滋补药食方法。由于本系统为普及型软件，所以仅列出了气、血、阴、阳实证中的临床常见实证症状，按其重要性打上一定的减分分值，为中医辨别虚实证候也提供了一个客观化的依据，有比较先进的诊断价值。

（三）施补方法的医理设计

中医的药补与食补方法丰富多彩，内涵颇深。中国补品是中华传统文化中的瑰宝，是祖国医学中的一颗明珠，在国际上享有很高声誉，廉价、实用、有效的进补方法，是当前人们的迫切需求，所以施补内容的设计是本课题医理设计的另一重点。对于每一种虚证，本设计分别列出了补养法则，可供选用的补品（包括药补与食补两方面的常用品种）、中医进补的代表方剂，还开列出一张根据笔者临床经验总结出的补养经验方。

补养中成药选介为施补设计中的一项重要内容，本设计按主要成分、功能、主治、用法、用量等项，选介了400余种临床比较常用的组方合理、安全有效的新老中成药及部分近年来涌现的保健品。

食补方选介是本课题施补设计中的另一项重点项目，按原料、制法、功能、主治、用法等项，选介了近400种取材方便、价格低廉、制法简便、服用方便、效果确切、与众不同的食补经验方，既体现了中医辨证施补的特色，又为一般家庭提供了较大的选择余地。本系统的药补与食补方法，在很大程度上反映了中国补品的新进展，可成为寻常百姓及其层医疗单位选用补品的好参谋。

（四）该专家保健咨询系列的实用价值

1. 该系列具有分型速度快、辨证准确率高等特点，中国医虚弱性病证的辨证分型提供了一种定量化、规范化、标准化的科学方法，具有一定的先进性，为中医辨证现代化提供了一个新的方法和途径。

2. 本专家系列可快速列出各类补养方法和措施，随着家庭计算机的逐步普及，本系统为利用先进的计算机技术普及补品知识，指导群众科学进补提供了方便。

3. 本系统可填补计算机在中国补品、养生保健方面的一项空白，不仅可走向国内市场，满足国内家庭的需求，还可面对港澳台及世界各国，为开发、利用我国补品资源做出贡献。

二十四、膏滋方调治亚健康状态案例选介

1. 长期体力疲劳案

陈某某，2000 年 11 月 9 日就诊。自诉近前直每天工作 1 小时后便感到身体疲倦，无精打采，呵欠连天，说话无力，熬到下班，回家后往沙发上一躺，连饭都懒得吃，什么事都不想做。多项现代检查未见异常。要求这个冬天服用膏滋方。笔者诊断为躯体性疲劳，为亚健康状态。按照中医辨证属肺脾气虚。拟方补肺气，健脾气，强精神。仿四君子汤加味。处方为炙黄芪 300 克，党参 300 克，茯苓 300 克，绞股蓝 250 克，龙眼肉 400 克，大枣肉 300 克，东阿阿胶 300 克，黄精 300 克，怀山药 300 克，炙甘草 100 克。加白糖按常法熬制成膏。每日 2 次，每次 30 克。服完一料膏方后疲劳感明显改善，精神状态及工作注意力明显提高。应患者要求，原膏方加用白参粉 30 克，西洋参粉 20 克，又熬制 1 料膏方，连续服至 3 月初，精力大增，躯体疲劳感基本消失。

2. 长期脑力疲劳案

崔某，1999 年冬至就诊。长期从事秘书职务，工作压力过大，近 3 个月记忆力减退，工作效率低下，注意力无法集中，工作情绪始终无法

高涨，感觉不到工作和生活的乐趣，没有成就感，不想面对领导和同事，盼望早早离开办公室，工作似乎成了一种负担。前不久体检时又未查出什么疾病。要求膏滋方调治。诊断为亚健康状态中的脑力性疲劳，辨证为肾精亏虚，脑失所养。膏滋方从补肾益精，健脑益智入手。处方：制何首乌 500 克，熟地黄 500 克，菟丝子 300 克，核桃仁粉 100 克，黑芝麻粉 100 克，东阿鹿角胶 300 克，益智仁 300 克，茯神 300 克，炙远志 200 克，桑葚子 300 克，怀山药 300 克，紫河车粉 50 克，山萸肉 150 克，肉苁蓉 200 克，五味子 150 克，大枣肉 200 克。加冰糖按常法熬制成膏。每日 2 次，每次 30 克。并嘱其注意劳逸结合，避免长时间伏案。服完以上膏方后自觉智力改善，精神状态明显好转，工作效益提高，并介绍另一位脑疲劳的同事也来开膏方。

3. 性能力减退案

李某某，近 1 年来性欲减退，性能力明显下降，有时对妻子的亲昵举动无动于衷。妻子曾一度怀疑他有外遇，由中十分苦闷。一位朋友为自己的性欲减退曾在去年服用了两料膏方大为改观，经介绍而慕名前来定开膏方，笔者观察了舌苔脉象，又详细询问了病情，判断并非器质性疾病和炎症所引起，辨证为肾阳不振兼有肝气郁结所引起。治疗从温补肾阳、疏肝理气入手。拟定以下膏方：鹿角胶 300 克，东阿阿胶 300 克，熟地黄 400 克，山萸肉 200 克，怀山药 300 克，肉苁蓉 300 克，巴戟天 300 克，菟丝子 300 克，韭菜子 300 克，北虫草（人工培植冬虫夏草）粉 30 克，雄蚕蛾粉 30 克，紫河车粉 30 克，柴胡 200 克，金橘叶 150 克，郁金 200 克，炙甘草 50 克。加红糖按常法熬制成膏。每日 2 次，每次 30 克。服完 1 料膏方后性功能恢复正常，夫妻恩爱如初。

4. 睡眠不佳案

程某某，两年来睡眠质量很差，入睡困难，且易早醒，多梦且噩梦连连，早晨起床便头昏脑胀，迷迷糊糊，反应迟钝，注意力不集中。要求服用膏方。除指导开展体育锻炼、足浴疗法、音乐疗法等综合治疗外，着重进行了心理疏导，仿照古方归脾汤，开具了补益心脾、宁心安神之膏滋方：太子参 300 克，白术 250 克，茯神 300 克，丹参 300 克，首乌藤 300 克，酸枣仁 200 克，炙远志 200 克，合欢皮 400 克，木灵芝 200 克，柏子仁 300 克，大枣肉 200 克，莲子 300 克，龙眼肉 250 克，野百合 250 克，淮小麦 300 克，东阿阿胶 300 克，炙甘草 50 克，加白糖按常法熬制成膏。每日 2 次，每次 30 克。服完 1 料膏方后入睡时间由原来的每夜 3 小时延长至每夜 6 小时，亚健康状态的睡眠障碍基本治愈。

二十五、膏滋方调治慢性病案选介

1. 脱发案

倪某，近 4 个月脱发加重，每天起床后或洗头时，发现有大把头发脱落，每次达五六十根。原先又浓又密的头发，变得稀少干枯，月经量减少且延后，终日忧心忡忡，因近 1 周饮食不振，有时胃脘发胀，故先用"开路方"：木香 10 克，枳壳 6 克，郁金 10 克，青皮、陈皮各 6 克，砂仁（后下）4 克，炒二芽各 10 克，焦山楂、焦神曲各 10 克，炙甘草 2 克，调治 7 付后腹胀消失，食欲恢复正常。后用滋肾养血之法的膏滋方调治。处方：制何首乌 400 克，当归 300 克，熟地黄 300 克，山萸肉 200 克，怀山药 300 克，小胡麻 300 克，菟丝子 300 克，黑大豆 300 克，东阿阿胶 200 克，鹿角胶 200 克，黑芝麻粉 50 克，核桃仁粉 50 克，桑椹子 300 克，川芎 150 克，侧柏叶 200 克，菊花 150 克，白参粉 30 克，龙眼肉 200 克。加蜂蜜按常法制成膏滋方。每日 2 次，每次 30 克。服完 1 料膏方后落发渐止，新发渐生，患者欣慰不已。

2. 支气管哮喘案

吴某某，1998 年 6 月初就诊。患慢性支气管哮喘已 8 年，每年冬季频繁发作，赴西医院急诊室输氧、输液抢救，达 10 余次。目前处于哮喘

名老中医谈开中医处方的经验

缓解期，仅有咳嗽、气急，活动后轻度气喘，苔薄白，脉细弱。要求采用膏滋方"冬病夏治"，辨证属于肺肾两虚，肺气上逆，肾不纳气，痰浊蕴肺，肺失清肃。治用经验方固本咳喘膏化裁，以温肾纳气，补肺化痰。

处方：红参粉30克，补骨脂300克，北虫草粉15克，核桃仁300克，紫河车200克，熟地黄300克，鹿角胶300克，炙黄芪300克，黑苏子、白苏子各200克，五味子150克，大贝母150克，陈皮150克，杏仁200克，炙紫苑200克，炙百部200克，炙麻黄150克，姜半夏200克，炙甘草50克。加冰糖按常法熬制成膏。放入冰箱中冷藏，每日2次，每次30克。服完1料膏方后，当年咳喘发作减轻，冬季仅去医院急诊3次。1999年夏秋季又自行照原方在药房熬制膏方1料，咳喘没有大发作，偶尔用自备氧气袋在家吸吸氧气或服用三拗汤合杏苏二陈汤的中药汤剂7～8剂便度过了一个冬季，体质也比原来明显增强。

3. 白细胞减少案

李某某，自上大学一年级开始，发现血液白细胞总数为 $3 \times 10^9/$ 升，中性白细胞数为 0.36（36%），诊断为白细胞减少症，叠经中西药治疗收效不明显。自觉头晕目眩，神疲乏力，失眠心慌，饮食减少，大便溏不成形，面黄萎黄，月经色淡量少，舌质淡，苔薄白，两脉细小。先仿归脾汤加减服汤剂45付，自觉症状稍有改善。至去年立冬时开出双补气血，健脾养心，提升白细胞之膏滋处方：黄精400克，白参粉40克，炙黄芪300克，党参200克，白术200克，鸡血藤400克，东阿阿胶500克，当归200克，莲子200克，大枣肉300克，茯苓200克，茯神200克，怀山药200克，酸枣仁200克，柏子仁200克，木灵芝200克，丹参300克，仙鹤草300克，炙甘草50克。加蜂蜜按常法熬制膏方1料。每日2次，每次30克。服完膏滋药后面色逐渐红润，头晕乏力明显改善，月经量增多，复查血常规，白细胞总数增至 $4.5 \times 10^9/$ 升，中性粒细胞增至 0.50（50%），红细胞数也由原来 $3.2 \times 10^9/$ 升上升至 $4.9 \times 10^9/$ 升，血红蛋白由原来 100 克 / 升，上升至 120 克 / 升。

4. 男子不育症案

程某某，结婚 4 年，同居且性生活基本正常，妻子经多项理化检查，证实生育能力正常。三次检查精液常规均提示精力数量低于 5000 万 / 毫升。自觉头晕目眩，有时午后手足心热，目眶暗黑，神疲乏力，偶尔出现阳痿，腰膝酸软，口干小便发黄，盗汗，大便偏干，舌淡红，苔少，脉细数。中医辨证为肾精亏虚。应患者要求，在原来补肾填精汤剂的基础上，增加药味和剂量，拟定了以下膏滋处方：熟地黄 400 克，菟丝子 200 克，肉苁蓉 300 克，制何首乌 300 克，鹿角胶 200 克，东阿阿胶 200 克，牛骨髓 300 克，补骨脂 200 克，枸杞子 150 克，熟黑芝麻粉 50 克，核桃仁粉 50 克，紫河车粉 50 克，北虫草粉 15 克，黄精 300 克，干鱼鳔粉 50 克，怀牛膝 200 克，当归 200 克，炙甘草 50 克。加蜂蜜按常法熬制成膏方。每日 2 次，每次 30 克。服完 1 料膏方后复查精液常规，每毫升精液中精子数量已达 7000 万，精子活动力也由原先 2 级改变为 3 级。后指导在妻子排卵期性交，妻子在第二年春季即受孕。现在小宝宝已 1 周岁。

二十六、膏滋方强身健体案例选介

1. 反复感冒案

李某，自幼体虚多病，易受周围患感冒的人传染，且拖延较长时间不愈。多家医院就诊时，医生均告之根本原因是机体免疫功能低下引起。服用了数千元的保健品，均无起色。就诊时正值反复感冒缓解期，按照肺脾气虚，表卫不固，抗御外邪侵犯能力减弱辨证，治用补益肺气，益气健脾，提高免疫力之法，应患者要求开具了以下膏滋处方：白参粉 30 克，生黄芪 500 克，党参 300 克，白术 300 克，防风 250 克，黄精 300 克，麦冬 200 克，绞股蓝 250 克，五味子 150 克，大枣 250 克，龙眼肉 250 克，山药 300 克，陈皮 150 克，砂仁粉 20 克，炙甘草 50 克。加红糖按常法

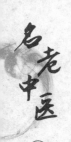

熬制成膏方，每日 2 次，每次 30 克。去年冬季连续服用二料膏滋方，感冒基本上未发作，偶尔流点清水鼻涕，两三天即自行痊愈，自觉精神状态也大为改善。

2. 早衰案

陈某某，刚过半百，头发早白，面容憔悴，皮肤粗糙，面部皱纹增多，面部出现黄褐斑，性欲减退，视力下降明显，阴道干涩，难以维持正常的夫妻性生活，看上去像 70 岁老太太。体检未查出什么大毛病，医生诊断为早衰。患者要求用膏滋方抗衰老。笔者辨证为脾肾不足，阴阳两虚，气血亏损，五脏偏衰。按古方还少丹合龟鹿二仙胶化裁，拟定以下膏滋方：怀山药 300 克，白参粉 30 克，枸杞子 250 克，熟地黄 300 克，制何首乌 300 克，山萸肉 150 克，龟甲胶 250 克，鹿角胶 250 克，肉苁蓉 250 克，巴戟天 250 克，野百合 250 克，怀牛膝 250 克，茯苓 250 克，杜仲 250 克，当归 250 克，龙眼肉 200 克，北虫草粉 15 克，紫河车粉 50 克，菊花 150 克。加蜂蜜按常法熬制膏方。每日 2 次，每次 30 克，去年冬季连服二料共 3 个月后，早衰现象明显改善，亲朋好友都说比服膏方前至少年轻了五六岁。

二十七、冻干活性人参脆片的研制与临床应用报告

——附 55 例资料分析

人参(Panax ginseng C.A.Meyer)为五加科植物，是我国的传统滋补品，现代研究表明人参具有抗衰老、抗休克、抗疲劳、抗动脉粥样硬化、降血糖、降血脂、抗肿瘤、增强免疫功能等广泛的生理活性，一直是我国的珍稀贵重药材。人参传统加工方式以生晒参和红参为主，传统加工的红参、生晒参由于食用不便，加上人们对人参认识的误区，认为食用中国人参容易上火，食用人参的人群逐渐减少而被西洋参取代，人参的价格也降得很低，我国最负有盛名的特产业—人参产业一直徘徊不前。

吉林省长白县是我国人参的主产区之一，长白县人参产地有着优越的自然条件，人参一般在海拔 1100 米左右的森林地上栽培，土壤为森林暗棕壤，有机质含量丰富，气候条件适宜，环境基本保持原始风貌，无现代工业的污染，是重要的低农残人参生产基地，2004 年 9 月，吉林长白参降集团有限公司的人参生产基地通过了国家药鉴局组织的中药 GAP 认证。目前长白低农残鲜人参产量为 4000 多吨，占我国出口总量的 40% 以上。

长白人参是国内外最好的环境、气候和土壤条件下栽培的，但我国人参在国际市场的价格却远低于韩国人参，只有韩国人参价格的 1/5～1/10，而且加工产品品种少，除了干参外几乎没有什么深加工产品。优越的人参栽培环境和优质的人参原料却没有与之相应的价位，原因是多方面的，但缺乏深加工技术，产品品种单一，传统加工产品应用不便、口感差等应该是主要原因。

2003 年，笔者与南京野生植物研究院张卫明、赵伯涛组成课题组，共同对人参冻干工艺及其产品深加工技术和临床疗效观察进行了科研工作。该课题已于 2005 年 4 月通过鉴定，成果已转让吉林长白参产集团有限公司。

（一）课题研究的重点

针对传统人参加工产品的红参和白参等经热处理的加工产品，食用不方便、口感差且药性温热不适宜大多数人群应用的缺陷，应用现代真空冷冻干燥、超微粉碎等技术对人参进行深加工，开发食用方便即食、口感好、吸收利用度高、药性平和适合多数人保健应用的人参产品。

真空冷冻干燥技术是植物产品脱水加工领域一项高新技术，在食品、中药加工中的应用正在起步。通过本课题研究取得了人参浸蜜冻干加工的生产技术参数，加工产品保持原来的形状，酥脆，口味佳，产品质量轻、便于携带运输、易于长期保存。通过对丙二酰基—人参皂苷 Rb_1 等成分变化研究，表明人参冻干加工产品活性成分损失和转化很少，基本保持了鲜人参特性。

现代医学研究证明，人参及其制品能加强新陈代谢，调解生理功能，在恢复体质及保持身体健康上有明显作用，对治疗心血管疾病、胃和肝脏疾病、糖尿病、神经衰弱症、血液系统疾病等有较好疗效。有耐低温、耐高温、耐缺氧、抗疲劳、抗衰老、抗辐射、抑制肿瘤和提高生物机体免疫力的作用。人参及其制品适宜体质虚弱处于亚健康的人群和工作紧张易疲劳的人群使用。但按中医药学理论来说，传统经过热处理的白参、红参等产品偏温，主要适宜于虚阳虚证，以按季节服用为好，而非证人群服用后易产生人们所说的"上火"现象，这阻碍了多数人应用人参保健，同时也造成人们对人参的错误认识，认为中国人参不能使用，食用人参会上火，不良反应大。传统人参产品在国内市场江河日下。针对这一现象，我们利用冻干人参片进行临床应用观察，有"上火"症状的人群应用后症状减轻或消失，冻干活性人参脆片对亚健康状态的长期疲劳、自发性多汗、气短有明显功效。适用范围广，常人服用无"上火"现象，适宜人群大大增加。

通过本课题研究表明，要振兴人参产业、提高人参综合效益、带动地方特色经济和增加参农收入，应用现代的高新技术对传统特产进行深加工，满足现代人对滋补品消费需要方便、有效、口感好和消费多样性的需求是人参市场开发的重要途径，通过深加工龙头企业的带动是人参产业的发展方向。

（二）人参冻干工艺研究

1. 理论依据　真空冷冻干燥，是利用冰晶升华原理，在高真空的环境条件下，将冻结了的物料中的水分不经过冰的融化直接从固态冰升华为水蒸气而使物料干燥的工艺。冻干一般分预冻结、升华、解吸 3 个主要过程。冷冻干燥法和其他干燥法相比具有以下特点：冻干产品保持原来的形状，产品色、香、味及营养成分的损失少，复水性能佳、产品重量轻、便于携带运输、易于长期保存，在产品品质上远优于其他干制技术的显著优点。基于上述优点，真空冷冻干燥技术成为食品、医药和果蔬加工技术研究和发展的前沿。

2. 人参真空冷冻干燥工艺研究

（1）工艺流程：鲜人参→清洗→整理→切片→杀菌→浸料→预冻→冻干→包装。

（2）原料挑选、清洗消毒：鲜花人参用清水洗涤，洗去泥沙、病斑，整理去掉参须和较细的尾根、侧根，用切片机切成 3 毫米的参片，然后将人参放入含有臭氧、消毒液中浸泡 5 分钟，再用流水洗去消毒液，沥干。

（3）预处理：预处理是指人参在冻结前进行的浸渍蜂蜜、糖等处理。

（4）预冻结：由于真空冷冻干燥在真空状态下进行的，只有人参中的水分全部冻结，且预冻温度必须低于人参的共晶点温度 5℃ ~ 10℃，在抽真空时，才不会出现产品发泡和产品外形不整等缺欠。预冻速率因材料和物料厚薄不同而不同，若人参预冻速率快，则冰晶小，升华后也隙小，使升华速度慢，能耗大，但产品复水性能好；缓慢冻结，则冰晶大，易造成人参组织结构破坏，并使产品复水性能差，但升华快，能耗小。本试验通过多次比较，进行预冻结人参片装料重量和物料厚度分别为 10 千克/平方米、30 毫米，通过搁板降温 3.65 小时，使人参预冻的物料降至 –24℃ 左右，开启真空抽气。抽真空，人参的水分蒸发，会带走大量热量，使人参物料温度降至 –29.5℃，直至所有人参全部冻透，开始进行搁板加热进入升华过程。

本试验采用的是不穿流辐射冻干方式，在冻结过程中，品温有一定滞后现象，特别是物料厚度高时，此现象更明显，故冻干过程中，先使板温下降，下降至一定温度后，降低冷阱温度至 –20℃ ~ 30℃，然后提真空，使之达到 100pa 左右时，完成冻结，使其进入升华阶段。

（5）升华干燥：升华干燥主要是脱去物料中冻结成冰的游离水和结构水。此时，既需要加热搁板提供给升华所需的热量，同时要抽真空使水汽能顺利逸出。从理论上讲，在升华过程中，冻结物料的温度不能超过物料的共晶点温度，已干燥层的温度不能超过该物料最高允许温度，同时冻结物料的温度不能比共晶点温度低很多，否则升华速率降低，升华阶段所需的时间就增加。一般控制冻结物料的温度低于并接近共晶点温度。升华干燥真空度太高虽有利于升华水气的排出，但不利于传热；而真空太低虽有利于传热，但不利于升华，两者均影响升华速率。本研究试验材料为人参，鲜人参中含有丙二酰基人参皂苷成分，这类成分受热水解，脱去丙二酸形成相应的苷，为保持鲜人参中原有成分，升华过程对搁板温度和真空度进行控制，冻结温度达到时，开启搁板加热开关，逐步升温。升华是一吸热过程，需加热搁板，并使板温逐渐升高。升华时逐渐升高板温，因在真空条件下，此时品温仍很低，此时可再升高板温，直至料温接近共晶点时维持此温度。晶温升高的速率突然增大，则物料中的冰晶已全部消失，升华阶段结束。升华阶段的真空度在60～100pa，进入解吸阶段时，真空度要略有增高，一般为20～50pa。

（6）解吸干燥：解析干燥主要是除去残留在及附水，吸附水在逸出时需较高的温度和真空度，物料温度应在最高允许温度下尽可能的高，与缩短干燥时间，由于解析阶段物料中不存在冰晶，供热需求减少，物料升温快，要注意调节加热功率，为保持风味解析过程同样对搁板温度进行控制，并注意判断解析完成。本试验解析干燥初期的真空度控制在升华干燥时的范畴内，当物料温度达到最高温度时，提高系统的真空度，此时系统的真空度趋于极限真空，并维持此真空到冻干结束。

（7）后处理：冻干人参内部呈多孔海绵状，极易吸收水分，同时也为防止贮存中产品氧化褐变，要求用铝塑复合材料采用真空或充痰包装，并要求封口严密。

（8）人参片冻干工艺条件—冻干曲线确定。

人参片经过 3 小时冷冻后，板温已达 –23.5℃，料温为 –18.5℃，室温 –16.5℃，此时开启后厢制冷；达到 3.65 小时后即板温 –25℃，料温 –24℃，室温 –21℃时，开始抽真空，达到 4.5 小时后即板温 –26℃，料温 –29℃，室温 –15.5℃时，开始加热管加热，使板温升高，并控制加热速度，直至板温和料温相接近时认为冻干过程已基本结束，停止加热，停真空泵，停制冷机，使料温下降至室温时，开打放气阀，取出冻干人参片，迅速真空包装。人参片冻干过程历时 28.5 小时。

3. 人参浸渍蜂蜜工艺人参因口感微苦，为矫正口味，对冻干前人参片进行浸渍处理，实验分别用纯蜂蜜、蔗糖和麦芽糖对鲜人参片浸渍，比较结果蜂蜜矫味效果较好，应用蜂蜜进行浸渍实验，对浸渍时间、液料比选用 $L_9(3^2)$ 正交设计，考察人参对蜂蜜的吸附、冻干人参蜜片的口感、冻干人参蜜片的总皂苷含量的影响。

（三）冻干活性人参脆片临床应用报告——附 55 例资料分析

2004 年 11 月 10 ~ 25 日，笔者应用南京野生植物综合利用研究院研制的冻干活性人参脆片（真空包装，每袋 3 克）进行临床观察，受试者每天嚼食一袋，连用 7 天，主要观察几种亚健康状态及嚼食反应。现将连续嚼食 7 天的 55 例临床资料小结如下。

1. 一般资料

55 例中男性 9 例，女性 46 例。年龄：20 ~ 29 岁 5 例，30 ~ 39 岁 9 例，40 ~ 49 岁 6 例，50 ~ 59 岁 18 例，60 ~ 69 岁 8 例，70 岁以上 9 例。职业：工人 10 人，个体 3 人，干部 6 人，离退休干部 36 人。

2. 亚健康状态观察情况

（1）体力疲劳：体力疲劳是感觉到肌肉缺乏能量或力量，常表现为进行一定的体力活动后容易疲劳，或疲劳不易消失，甚至不同程度地影响日常生活及工作。工作时间长、体力劳动过度、体育锻炼运动量过大，均可造成体力疲劳，一般休息后可以恢复，如果长期疲劳又得不到充分

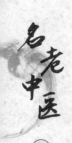

休息，使身体长期处于亚健康状态，可使身体抵抗力下降，产生各种疾病。本研究将体力疲劳分为以下三度。

重度疲劳：周身无力，腰酸腿软，嗜睡欲卧，严重影响工作、学习和家务劳动，通过休息不能恢复体力。

中度疲劳：四肢乏力，少气懒言，对工作、学习或家务劳动有较大影响，通过卧床休息体力有一定缓解。

轻度疲劳：身倦乏力较轻，轻微的体力活动后即感劳累，可以勉强担任一般的工作、学习或家务劳动通过卧床休息体力能够部分缓解。

观察结果：重视疲劳者在嚼食前11例，嚼食后转为轻度体力疲劳者10例，未改变者1例。中度疲劳者在嚼食前31例，嚼食后转为轻度体力疲劳者12例，疲劳消失者19例。轻度疲劳者在嚼食前13例，嚼食后未改变者3例。疲劳消失者10例。

（2）脑力疲劳：脑力疲劳是一种缺乏动机与警觉的主观感觉，表现为头脑昏沉，做事不易集中注意力甚至思想困难，健忘，欲望下降，工作中易出错，工作效率下降等。学习压力大，工作或学习时间过长，甚至经常开夜车；或数天与电脑、文件、数字打交道，长期伏案工作又不注意休息，均可引起脑力疲劳，这一亚健康状态容易诱发神经衰弱、智力衰退等疾病。本研究将长期离力疲劳分为以下三度。

重度疲劳：补志恍惚，记忆力衰退，严重影响工作或学习。

中度疲劳：头晕头沉，短期记忆力明显下降，对工作或学习有较大影响。

轻度疲劳：精神紧张，集中注意力明显下降，可以勉强承担工作或学习。

观察结果：重度脑力疲劳者在嚼食前2例，嚼食后转为轻度脑力疲劳者2例。中度脑力疲劳者在嚼食前7例，嚼食后转为轻度脑力疲劳者2例。疲劳消失者5例。轻度脑力疲劳者在嚼食前24例，嚼食后未改变者3例。疲劳消失者21例。

3. 自汗盗汗

自汗指白天不因劳动或活动而出汗量多的疾病；盗汗指夜间睡眠时出汗多的病症。西医称为自发性多汗，临床可见于神经系统某些器质性及功能性疾病。

嚼食前自汗量稍多者8例，较多者6例，量多者2例；盗汗稍多者6例，较多者1例。

嚼食后自汗量稍多者消失6例，不变者2例；自汗量较多者消失2例，较为量稍多者4例；自汗量多者消失1例，转为量稍多者1例；盗汗量稍多者消失2例，不变者4例；盗汗量较多者消失1例。

4. 气短

气短是指呼吸短促，气难承接，气不够用的一种自觉症状，中医认为是肺气不足的表现。

嚼食前，轻度气短者23例，中度气短者7例。

嚼食后，轻度气短者消失20例，未改变3例；中度气短者消失3例，转为轻度气短4例。

5. 怕冷肢凉

怕冷肢凉是指形寒怕冷，衣着比正常人多，多足发冷发凉而不温暖的一种亚健康状态。

嚼食前，轻度怕冷肢凉2例，中度怕冷肢凉3例，重度怕冷肢凉1例。

嚼食后，轻度怕冷肢凉者消失1例，未改变者1例；中度怕冷肢凉者消失1例，转为轻度怕冷肢凉者2例；重度怕冷肢冷转为轻度者1例。

（四）服用反应情况观察

1. 口干 本组55例中，嚼食前有口干症状者34例，嚼食后有口干症状者19例，口干症状者由61.81%减少到34.54%。

2. 舌燥 55例中，嚼食前有舌燥症状者18例，嚼食后有舌燥症状者7例，舌燥症状者由32.72%减少到12.72%。

3. 咽干 嚼食前有咽干症状者18例，嚼食后有咽干症状者5例，咽

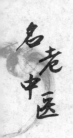

干症状者由 32.72% 减少到 9.09%。

4. 咽痛　嚼食前有咽痛症状者 6 例，嚼食后有咽痛症状者 6 例。

5. 口鼻溃破　嚼食前有口息溃破者 2 例，嚼食后有口鼻溃破者 3 例。

6. 其他　本组观察病例，尚对舌苔、食欲、口苦、大便、小便等各项观察，结果无改变。

（五）讨论与体会

1. 冻干活性人参脆片对亚健康状态的长期疲劳、自发性多汗、气短有明显功效。

2. 冻干人参药性平和，适合自汗、盗汗、咽干口燥、神疲乏力、呼吸气短等症应用。在民间许多人认为人参有温燥之性而不敢嚼食。通过本临床观察，嚼食 7 天后口干舌燥、咽干等"上火"症状并未加重，与嚼食前相比口干舌燥、咽干症状者的比例大幅度减少，初步可以认定冻干加工的人参无温燥之性，可适合大部分人群食用。

人参的温燥之性可能和加工方式有关，红参等通过热处理加工使其成分发生变化从而导致了药性的变化。

3. 鲜人参采用现代真空冷冻干燥工艺加工，制成的产品保留了鲜人参中绝大部分的活性成分和营养成分，药性与鲜人参相同，原有的组织结构没有发生改变，口感松脆，食用方便，适合现代人保健应用。

4. 通过临床试验，作为一般疲劳者，每天嚼食 2 克为宜，重度疲劳者每天嚼食 3 克。

二十八、三金三子二石汤治疗尿路结石

笔者运用自拟的三金三子二石汤灵活加减治疗尿路结石，疗效明显，特报告如下。

方剂组成： 金钱草（或江苏连钱草）20 克，海金砂（包煎）10 克，生鸡内金（研粉分二次吞服）4 克，车前子（包煎）10 克，冬葵子 20 克，

王不留行子 10 克，石韦 15 克，滑石粉（分二次吞服）6 克，地龙 10 克，川牛膝 15 克。水煎服，每日 1 剂。

辅助疗法：多饮水，饮水量每日要达到 3000 毫升左右，尤其晚间临睡前要多饮水，以饮用磁化水为佳；多做跳跃运动，静止期进行，每天 2 ~ 3 次，每次 15 ~ 30 分钟，活动期血尿时减少运动量或暂时停止。

验案介绍：

例 1，王某，男，35 岁，南京某铜矿工厂职工。1985 年 1 月 12 日初诊：右侧腰部疼痛 2 天，经南京市某医院摄腹部 X 线平片提示：右侧第 3 腰椎横突旁见黄豆大小、密度增高影形，诊断为右侧输尿管上段结石。会诊：右侧腰部及腹部阵发性疼痛，轻度尿痛。查尿常规：尿蛋白极少、红细胞 1 ~ 4、脓细胞 0 ~ 2，苔薄，脉小弦，按结石内阻，脉络损伤，湿热未清辨证，治用清利排石法，药用基本方加白茅根 15 克，延胡索 15 克。7 付后，腰腹疼痛解除，尿检正常，原方去白茅根、延胡索，守方连续服用 21 剂后，排出黄豆大小结石 1 枚。摄腹部 X 线平片复查，证实结石消失。

例 2，张某，男，57 岁，干部，1984 年 5 月 14 日初诊：两周前因腹部绞痛、血尿，在某医院急诊，摄腹部 X 线平片提示：右侧肾盂及膀胱结石各 1 枚。今诊腹部绞痛渐有缓解，查尿常规：蛋白少量、红细胞少许，脓细胞 0 ~ 3，苔薄黄，脉小弦。治从清利排石入手，以基本方加白茅根 15 克，配合饮水、跳跃等辅助疗法。连服 14 剂后，自觉结石下移，出现小腹胀痛，尿痛，尿赤，苔薄黄，脉小弦，改从清热凉血排石论治，原方去内金、车前子、王不留行子，加生地黄 12 克、赤芍 10 克，大蓟、小蓟各 10 克。又服 14 剂后，排出黄豆大小，呈静珊瑚石状、多孔不规则结石 1 枚及小结石碎片 2 块，结石排出后，自觉症状随之消失，摄腹部 X 线平片复查，提示结石消失，后改以知柏地黄丸 120 克口服，巩固疗效。

附　南京市中医院六十华诞赋

"江南佳丽地，金陵帝王州"。南京市中医院于六十年前，在中国南方的政治经济文化中心，拥有厚重文化底蕴和丰富历史遗存的六朝古都、十朝都会的紫金山下、秦淮河畔、"江南贡院"遗址上诞生了！

惜往昔，金陵医派传人济济一堂，俊才盈群，虽房陋屋贫，家底薄弱，仍享誉南京，肛肠专科，声扬全球；看今朝，六十载励精图治，栉风沐雨，砥砺前行。门诊楼、肛肠楼、外科楼、内科楼、脑科楼屹立于飞虹桥四周。金陵医派，薪火相传，英才辈出。

丙申甲子一轮回，六十载寒暑易节，六十年不懈追求，春华秋实硕果累。南京市中医院南部新城百亩新址的十七层高楼业已拔地而起，建筑面积三十万平方米，一千五百张床位即将开张，集医疗、教学、科研、护理、康复及预防保健于一体、特色显著的一体化服务的新院展现于金陵古城。同为岐黄人，共筑腾飞梦，医院在改革中前行，恰逢中医药发展遇上天时、地利、人和的大好时光，南京市中医院将以全面腾飞为目标，推动更多的重点专科、特色专病建设，力争更多的金陵医术"非遗"项目立项，实施人才强院、特色发展、质量提升三大战略，践行传承、创新、开放的发展理念，加快建成省内一流、全国著名的高水平中医院。

思过去，有筚路蓝缕的艰辛历程；忆往事，有传道授业的师徒真情；想从前，有相濡以沫的杏林情谊；抚寸心，有意气风发的传承精神；回首望，有果实硕硕的岐黄华章；梦未来，有辉煌灿烂的美好明天。

六十华诞，共庆佳期，金陵医派，国粹轩歧，血脉繁衍，再创辉煌。

二十九、金陵医派的学术思想与特色

"金陵"是南京的最古老又雅致别称，它已有6000多年的文明史，近2000年的建城史和近500年的建都历史，乃中国四大古都之一，有"六朝古都""十朝都会"之称。"金陵医派"起始于明朝，奠定于清末与民国时期。其中代表性医家和主要奠基人为张简斋，他有"当代医宗""南张北施"（北指北京名医施今墨）之美誉。张简斋门墙桃李，弟子达百余人，嫡传弟子傅宗翰，濮青宇等，私淑弟子邹云翔，师传弟子丁泽民、谢昌仁等均为全国名中医。第三代传人丁义江、刘永年等已成为国家级名中医，第四代传人中亦人才辈出，南京市中医院已成为金陵医派的"大本营"。

"张简斋国医国术""张简斋中医温病医术"分别于 2007 年、2016 年列为南京市和江苏省级非物质文化遗产项目。笔者为最早的金陵医派研究学者和江苏省非物质文化遗产"张简斋中医温病医术"代表性传承人。笔者主编的 73 万字的《金陵医派研究》已出版发行。现将金陵医派的学术思想与特色做如下探讨。

（一）文史哲基础深厚

文是指文学、语言知识。古代有"文以载道"的说法，"文是基础医是楼"的道理已为同道所公认。中医人才必须具备牢固的古文、现代汉语、外文三方面的知识。掌握了古文知识，在学习、钻研古典医籍、探讨中医学理论时就会得心应手；掌握了现代汉语，在书写病历、分析病机、阐释方药、撰写论文时就会下笔如神。笔者认为，现在的中医最好学会一门外语，在学习、借鉴国外对中医学有用的先进经验，掌握国内外学术动态及参加国际学术会议，进行学术报告与交流时更提供了方便。从面向未来看，中医医疗人才应初步掌握一门外语，达到能阅读、笔译医学专业资料的水平。历代有重要建树的中医学家无一不有雄厚的语文基础。综观金陵医派的诸位中医大家无一不是文史哲功底深厚。

张简斋自幼便阅读了大量经史和唐诗宋词，不懂就向父亲张厚之和私塾先生求教，打下了厚实的文史基础。17 岁时他参加科举考试，中了清朝末年的贡生（又称拔贡）。同时对新学很感兴趣，常常阅读《申报》等报纸杂志，使文史哲知识不断增长和开拓。后因功名无望，"不成良相，

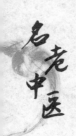

便成良医"，才随父学医。

张简斋的得意嫡传弟子傅宗翰的文史哲功底也十分惊人，对中医各家学说十分精通，每次参加病区病案讨论都能引经据典进行佐证，连在场西医专家都十分敬佩。临床诊病也与老师张简斋一样，口授病例，出口成章，文辞优美，理法方药具备。从傅老口授的每张病案和处方中都不难看出医者的文学、美学修养、史哲功底与中医学理论基础、应用能力和临床经验。

张简斋私淑弟子、中医肾病专家邹云翔之孙邹伟俊医师毕业于中文系本科，后随爷爷学医。对文学、医史、哲学、易经等功底十分深厚。学习中医后"悟"性更强，进步更快，撰写的《张简斋医案》《邹云翔的晚年医案》两书为传承金陵医派的学术思想做出了贡献。

有不少金陵医派名家还酷爱琴、棋、书、画，其中，张简斋大弟子侯席儒多年来一直用毛笔写处方，小楷字十分秀气；傅宗翰喜爱京剧，常自拉自唱；金陵外科名家徐学春的草书颇有功底；金陵医派传人谢英彪的一幅隶书书法作品还进了国家阿胶博物馆被珍藏。

（二）中医学理论功底扎实

笔者在撰写《金陵医派丛书》及以往研究中，发现从明代金陵名医到清代、民国及近代金陵医派的名家，无一不将《黄帝内经》《黄帝八十一难经》《伤寒杂病论》《神龙本草经》四大经典著作，作为自己的指导思想和必读著作。

《黄帝内经》这部经典著作有三个"第一"：现存的第一部中医学理论经典；第一部养生宝典；第一部关于生命科学的百科全书。《黄帝内经》全面总结了秦汉以前的医学成就，并为后世中医学的发展提供了理论指导。在藏象学、经络学、病因病机学、生理病理学、养生和预防医学、诊断治疗原则等方面，都为中医学奠定了理论基础。可以说，《黄帝内经》的问世，标志着中医学进入由经验医学上升为理论医学的新阶段。

《黄帝内经》的影响是深远的，历代著名的医家在理论和实践方面的建树，无一不承接了《黄帝内经》的学术思想。

《难经》以问答形式阐释《黄帝内经》精义，"举黄帝岐伯之要旨而推明之"，讨论了八十一个中医学问题，全书采用问答式，作者提出自己所认为的难点、盲点和疑点，然后逐一解释阐发，对部分问题做出了发挥性阐释。

《神农本草经》是集秦汉药物学大成之作，系中药学的奠基大作，它系统地总结了秦汉以来医家和民间的用药经验，为我国古代药物学奠定了基础，对后世药物学的发展有着重要影响，至今仍是中医药学的重要理论著作，也为大多数金陵医派著名医家必修的著作。

《伤寒杂病论》是我国最早的理论联系实践、理法方药齐备的临床医学专著，是一部阐述外感病及杂病诊疗规律的开创性和奠基性的大作，而且它是一部高水平、流传百世、影响临床各科学术经验、最具有代表性的医学典籍。其中的《伤寒论》为外感巨著，该书除了介绍各经病症的特点和相应的治法之外，还说明了各经病症的传变、合病、并病，以及因处治不当而引起的变证、坏证与其补救方法等。通过对六经证候的归纳，可以分清主次，认识证候的属性及其变化，从而在治疗上可以掌握原则性和灵活性。其中的《金匮要略》为方书之祖，该书以脏腑论杂病。"金匮"，表示此书的重要和珍贵；"要略"，表明书中所言简明扼要。书名表明本书内容精要，价值珍贵，应当慎重保藏和应用。《金匮要略》共6卷，25篇，以脏腑辨证论述内科杂病为主（占全书的2/3以上），如痉、湿、百合、狐惑、疟疾、中风、历节、肺痿、奔豚等60多种病症，兼及外科的疮痈、肠痈、浸淫疮和妇科脏躁、经闭、妊娠病、产后病和其他杂病，还有急救及食禁等方面的内容。张仲景对杂病的论治，以整体观念为指导思想，以脏腑经络学说为基础，主张根据脏腑经络病机进行辨证，开创了脏腑辨证之先河。他对病因、病机及诊断、治疗的论述

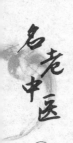

十分精湛。分析金陵医派的已故与健在的中医名家无一不研读仲景的《伤寒杂病论》。

从"南京国医传习所"走出来的中医大家谢昌仁还专门撰写过一篇"略论仲景学说对中医学的卓越贡献"一文，阐述了自己学习与运用《伤寒杂病论》的体会，颇有见地。据笔者从收集的史料中归纳，金陵医派的古今大家还将内科名著《脾胃论》《丹溪心法》《温病条辨》；外科名著《外科正宗》；骨伤科名著《仙授理伤续断秘方》；妇科名著《妇人大全良方》《傅青主女科》；儿科名著《小儿药证直诀》；针灸科名著《针灸甲乙经》《针灸大成》；医案名著《临证指南医案》《丁甘仁医案》等著作作为自己的必读或选读著作，从而打下了扎实的理论基础，成为金陵大家的必经之路。他们不悖经典，而对中医学理论有自己的独特见解，敢发前贤之未发，善集各家学说及现代医学之长，对中医学理论不断有所创新，有所充实。

（三）敢于诊治瘟疫病等急性传染病

1793 年前后，南京疫病大流行，普通老百姓对这种传染快、病情重、死亡率高的疾病更是束手无策。这时城北的随氏传承世家第五代传人随霖挺身而出，他认为这种瘟疫病变在外可化"毛"而成疔毒，在内亦可化"毛"而伏于皮肤及黏膜。其治法可从"羊毛疔"（头痛、畏寒发热、胸背起红点，红点内有羊毛状物的一种致死性疾病）的治法推究而来，此法属于中医内病外治之法。随霖对本病采取独辟蹊径的内外兼治之法，大胆辨证施治，使用古方"清凉饮子"，主要成分为黄芩、黄连、玄参、山栀、牡丹皮、赤芍、薄荷、当归、生甘草等，增加金银花等清热解毒等药，并灵活加减，与城南名医周魁一道使金陵的疫情得以控制，活人无数。并提出：羊毛瘟属于伏气温病，虽不多见，但易于误诊误治。随霖著有《羊毛瘟症论》一书，又称《瘟症羊毛论》，成书于 1795 年。南京城南的名医周魁，亦与随霖同时期的清代名医。同样善治疫病，并著有《温病指归》四卷，成书于 1799 年。该书以《广瘟疫论》为宗，对温病若干问题的论述、多种病症和治法的辨析、治疗方药的选择均有深入记载及个人的临床经验。书末还附有温病危重之证和羊毛瘟症的辨治的医案。现在，该书内容收载于《三三医书》及《中国医学大成》等著作中。当时，"北随（霖）南周（魁）"善治瘟疫病在金陵传为美谈。

1925 年春季，南京温病流行，医家多惯用清凉方药进行治疗，收效不显。金陵医派奠基人张简斋治疗时则另辟蹊径，采用仲景方小柴胡汤化裁，以和法治之，又辅以辛凉宣散之法和方药，取效甚佳，使许多重症温病患者转危为安，促使南京当时的瘟疫流行得以控制，并一举成名。清代金陵医派大家朱子卿、王筱石对于当时流行的霍乱毫不退缩，大胆诊治，为控制金陵霍乱流行做出了贡献，其史料流芳百世。

金陵中医大家傅宗翰 20 岁开始悬壶时，名气不大，当时正值南京疫病流行，金陵全城人心惶惶，傅宗翰运用从张简斋学到的诊治疫病的经验，大胆探索，摸索出一套自己治疫病的方法，活人无数。有一次，他妙手回春，将一位危重疫病患者从死亡线上挽救过来，从此名声大振，成为当时金陵医派中青年医生的佼佼者。

民国末年，南京一度流行霍乱，这是夏秋之间一种烈性传染病，发病快，病性重，死亡率亦高。金陵名医侯席儒挺身而出，采用理中四逆等方剂，灵活增减，辨证施治急性发作阶段。恢复期则以甘寒养阴生津，清热和胃之方药善其后。挽救了无数生命，名声也由此大振。

1963 年，南京暴发小儿麻疹，每天新增患者颇多，南京市传染病院应接不暇，南京市卫生局因南京市中医院儿科陈寿春主任医师擅长诊治麻疹并发肺炎和并发心力衰竭的病人，当即在南京市中医院开设麻疹病房 40 张，经过从"南京国医传习所"走出来的江苏省名老中医陈寿春用中药的精心治疗，结合西医抢救心力衰竭，使所有重症麻疹伴肺炎、心力衰竭的患者很快痊愈出院，从此也提高了南京市中医院儿科在南京地区的知名度。

金陵医派敢于诊治瘟疫病等急性传染病的真实事例很多。由于当年

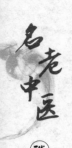
金陵城的西医缺乏，中医被"逼上梁山"。但他们的胆识和得当的措施，甚至是另辟蹊径的独特的诊治方面值得称赞和后人学习。历代金陵医派名家敢于、善于诊治瘟疫病的史实说明，中医并不是只能治慢性病，中医不应丢掉治疗急性传染病这块阵地。金陵医家众多大家诊治急性传染病的宝贵经验值得传承和发展。

（四）善于攻克疑难性疾病

从古到今，有许多疾病属于难以攻克的疑难性疾病，其中许多疾病是西医迄今也棘手的疾病。

民国初年，江苏督军李纯患重症"休息痢"（类似于溃疡性结肠炎），缠延五年不愈，苦不堪言，经当时的鼓楼医院久治无效，慕名请张栋梁医治，很快便彻底治愈，鼓楼医院院长马林心悦诚服地称赞他"不愧为当代大名医。"

1932 年，宁夏省主席马某病危，众医束手无策，经张栋梁调治月余便获痊愈，马某及家属感激万分，遂赠送酬金 1000 元给张，栋梁执意不收，后转送给南京城北的诊所作为中医活动基金，马某还赠送"医中国手"银匾一块，"再生卢扁"银盾一座，以表示对张栋梁的敬意。

从南京国医传习所走出来的肛肠科大家丁泽民在古代结扎疗法的基础上，不断开拓，总结研究出分段齿形结扎法，解决了环状痔术后肛门狭窄、肛管缺损、泄露分泌物等并发症这一长期未能解决的难题，成为我国中医肛肠科的一个经典手术；高位复杂性肛瘘是国内外公认的临床疑难疾病，术后存在对肛门功能影响较大，治疗时间长，复发率高等问题。丁泽民运用中医挂线疗法之长处，并吸取多种疗法之长形成了切开挂线缝合旷置术等综合疗法，提出保留括约肌的手术方式，保护肛门功能的微创治疗方法，有效地攻克了临床这一难题。

从南京国医传习所走出来的另一位中医大家谢昌仁，胆大心细，采用通腑法治疗脑卒中闭实之证，认为通腑攻下法是攻克中风中脏腑这一疑难重症的突破口。谢师常仿照三承气汤、增液承气汤、麻仁丸、蒌贝温胆汤等方剂化裁。常用药物：体质较实而大便秘结严重或火盛者用生大黄、玄明粉、枳实、厚朴等；体质较弱而便秘轻者用全瓜蒌、决明子、风化硝炒枳壳、郁李仁、火麻仁之类；津亏而便秘者用生地黄、麦冬、瓜蒌皮、风化硝等药。临床有单独运用而奏效者，也有与清肝息风、化痰开窍汤剂合用者，有时还根据阳闭与阴闭辨证配用牛黄清心丸、至宝丹、安宫牛黄丸、醒脑静、苏合香丸等中成药，以促使神志转清，谢老强调开窍与通腑并进。若用通腑泻下方药后，大便已通而舌苔仍然黄腻，则为湿热夹滞，下而未尽之象，如患者体质尚可，仍可续进通腑方药，以解积粪、泄邪热。若服下泻药后，大便仍秘结不解，舌质干红，当属胃阴受耗，肠腑失润，可改用增液承气汤化裁，以润下通便。运用硝黄之类通腑药，应以腑通热泄为度，不可泻下过频，以免伤正耗阴，增加护理困难。若选用瓜蒌、大贝、决明子、火麻仁之类缓下通腑药，在急性期可连续使用一段时期，而不因便通而弃之。现代药理研究已证实：通腑攻下方药不但能排出肠内代谢废物，也具有降低颅内压及脑脱水作用，能缓解颅内压及脑组织水肿，可见通腑法治疗中风闭实之证是有一定科学依据的。

金陵医派大家傅宗翰嫡传弟子、国家级名老中医刘永年，综合干燥综合征的病因病机特点、患者体质、起病特点、病程及临床表现，将干燥综合征分为燥毒型、阴伤型、气（阳）虚型、涩滞型、双虚型（气阴两虚）五大类型，在整体化、动态化、个性化、病程合参等原则的指导下，并不局限于"养阴生津"这一常规治法，而以"流津润燥"这一核心治法，配合益气、温阳、解毒、活血诸法合用，来使病人津充气足、脉道通利、津液流布，从而使津液能上承于口眼，润泽于肌肤，充养于五脏，则"燥"也自然得解，彰显刘永年从事干燥综合征的理论和临床诊治30余年"拓展理论，指导临床；辨证辨病，相辅相成；早期诊治，改善预后；益气温阳，另辟蹊径；精选方药，彰显特色"等方面的宝贵经验。

谢昌仁的嫡传弟子谢英彪（笔者）从医53年，早在20多年前即运

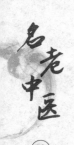
用"上下夹攻"，采用健脾助运汤等三张经验方调节整体，增强免疫力。用自行研制的"溃结灌肠液"（由金银花30克，地榆炭30克，白及10克，复方珠黄散5克组成），采用直肠推注、直肠滴注、气药灌注三种保留灌肠方法，收效显著。经皮璐医师随师一年观察40例，近期治愈28例，占70%；显效5例，占12.5%；好转5例，占12.5%；无效2例，占5%。总有效率95%。疗效处于国内领先水平。

（五）辨证细腻，精于立法

张简斋等明清和民国的名医治疗内、妇、儿科杂病，辨证十分细腻。从邹伟俊编著的《张简斋医案》中不难看出，张氏对于多种内科杂症，辨证分型，都十分详尽，立法选方也很细致，如张氏治疗妇科杂病共有疏和调经法、生血通经法、温补涩带法、温养毓麟法、和中安胎法、疏肝散结法，软坚消瘤法、摄血止崩法、温经止痛法、产后调理法十大法则。张氏治疗腹泻从《张简斋经验处方集》中也记载有解表和里法、胜风淡渗法、解热治利法等方法。

张简斋嫡传弟子傅宗翰一向以辨证细腻、分型合理而称著。傅老辨治顽固性低热，辨证时注意病情的微小差异，分伤暑、阴邪郁遏、阴阳失调、正虚四大类，以及暑热、暑湿、伤暑、风湿、湿热、瘀血、营卫不和、肝郁、阴虚、血虚、阳虚十一型，确实符合临床实际，学习后确能提高辨证施治水平，也反映出傅老临证思路开阔、辨证细致入微的特点。

金陵官派中医大家、南京市中医院首任院长张仲梁运用丹栀四物汤、姜桂四物汤、桃红四物汤、乌香四物汤、金铃四物汤、参芪四物汤、芪升四物汤、地蒿四物汤、夏陈四物汤、柴壳四物汤、二妙四物汤、二仙四物汤、二子四物汤等13张四物汤加减方，灵活用于贫血、血小板减少性紫癜、白细胞减少症、眩晕、胸痹、胃痛、腹痛、单纯性肥胖症、低热症、神经衰弱、汗症等多种内科病及月经先期、月经后期、月经不定期、月经过少、月经过多、闭经、痛经、阴道炎、盆腔炎、不孕症等多种妇科病的血热证、血寒证、血瘀证、气滞证、血虚证、气血两虚证、气虚证、气不摄血证、虚热证、痰阻证、肝郁证、湿热证、肾阳虚证、肾阴虚证的经验，从另一个侧面反映了金陵医派传人辨证细腻，精于立法，善于选方遣药的特色。

从南京国医传习所走出的另一位中医临床大家谢昌仁将孙思邈的温胆汤运用范围不断扩大，灵活加减，演变为桑蒺温胆汤、蒌贝温胆汤、栀豉温胆汤、左金温胆汤、白金温胆汤、黄连温胆汤、四逆温胆汤、杏苏温胆汤、藤皮温胆汤、硝黄温胆汤10张由谢英彪（笔者）执笔整理的温胆汤演化方而运用于高血压病、脑血管病、急慢性胃炎、溃疡病、肝炎、神经官能症、精神病、癫痫、耳源性眩晕、慢性支气管炎、更年期综合征、心脏病、甲状腺功能亢进等病见肝（胆）胃不和、痰热内扰之证候。其主要适应证是：头重昏眩，虚烦不眠，胸痞痰多，口苦口黏，恶心呕吐，苔黄腻，舌质偏红，脉滑或弦数，弦滑者。经笔者观察与应用，确有奇效。再次佐证了金陵医派传人辨证、立法、选方、用药方面的细腻与精准。

（六）用药轻灵简便

金陵医派历代医家均主张"用药如用兵"，在"精而不在多"。欣赏"四两拨千斤""轻可去实"。临床开放用药主张轻灵简便，反对运用大处方，大剂量。同时也主张该重则重，该轻则轻。尤其对于功能性疾病、失眠、郁症等疾病，反对下猛药用重剂。金陵医派认为，胃是气机升降的枢纽，用药过重，剂量过大，则药汁也多，在胃中停留时间过长，不利益气机升降，胃病难愈。

张简斋嫡传弟子濮青宇创制的"加味连苏饮"便是用药轻盈简便的代表方剂。此方系张简斋女婿、嫡传弟子濮青宇从薛生白《温热病篇》第17条"温热证，呕恶不止，昼夜不差……宜用川黄连三四分、苏叶二三分，两味煎汤，呷下即止。"演变而来。由苏叶（1～2克），姜、川黄连（1.5～3克），白蔻仁（0.5～2克），淡吴茱萸（0.5～1.5克）四味药组成（括号内剂量为濮老生前用量）。全方由苦寒药与辛热药配伍而成，黄连苦寒泄降胃热，紫苏叶辛温疏肝和胃，吴茱萸辛热温胃止痛，蔻仁辛温芳化和中。四药合用，则成苦辛通泄之剂，苦寒能降能泄，辛温能开能通，故本方泄中有开，降中有通。其中黄连与吴茱萸相配，系取"左金丸"之意。濮老常根据胃脘痛偏寒偏热的不同而调整黄连、吴茱萸之用量，治疗郁热胃痛时，增大黄连用量，吴茱萸只用小量作为反佐；用于胃寒疼痛时则将黄连剂量减少，相应加大吴茱萸剂量，两药之间，既协同又制约，以适应不同病情。综观全方，具有宣泄通降，理气和胃，斡旋气机，运化中焦，清化湿热，温胃散寒，止呕定痛之功用。对于胃痛诸疾，用之则能恢复脾胃升降功能，符合"胃以通降为顺"的原则。这便是濮老用于实证胃痛，药味虽少，剂量极轻，而收效甚捷，如鼓应桴的原因所在。

傅宗翰运用红花檀香茶（红花3克，白檀香1克）用于冠心病缓解期及轻症冠心病心绞痛气滞血瘀患者，不仅患者易于接受，也收效明显。经笔者及黄洁护士长对36例系统观察，对改善心电图T波倒置、S-T段下移及减轻心绞痛发作程度，延长心绞痛发作间歇期均有明显疗效。

从"南京国医传习所"走出的南京市中医院内科专家严筱乡喜用砂仁含嚼方及双花茶（玫瑰花3克，绿萼梅3克），分别治疗食欲不振和肝郁气滞之胸闷、梅核气、轻度痛经和月经不调也收到显著疗效。

用药轻灵简便为金陵医派诸位大家的用药特色。经笔者观察，每付药大多在12味之内，总剂量一般在100克左右。金陵医派的前辈及传人还特别关注老年人、婴幼儿及肝肾功能不全之患者的用药问题。如老年人，因脏腑组织结构和生理功能均有不同程度的减退，有的甚至合并多器官较重疾病，会影响中药在体内的吸收、分布、代谢及排泄。老人用药应酌情减量，主张从"最小剂量"开始，逐渐增加，对毒性中药不可多服、久服；对婴幼儿用药药量宜轻，宜选用轻清之品，慎用大苦、过辛、大寒、过热、攻伐或猛烈的中药。处方中宜佐以健脾和胃方药，还应忌用过于滋补之品；对于肝功能不全者，即使病情需要运用雷公藤、黄药子、苍耳子、千里光、艾叶、苦杏仁、苦楝子、石榴皮、地榆、蟾蜍、斑蝥、蜈蚣、朱砂、雄黄、蜜陀僧、铅丹等，包括外用在内，均应尽量避免使用；对于肾功能不全的患者，因中药外用或内服后，中药代谢和排泄受到障碍，可能会引起蓄积而加重肾功能损害，故对雷公藤、川乌、草乌、益母草、麻黄、蓖麻子、北豆根、巴豆、苍耳子、土荆芥、斑蝥、蜈蚣、蜂毒、雄黄、朱砂、马兜铃、天仙藤、寻骨风一定要忌用。

（七）处方用药出处顾及脾胃

金陵医派奠基人张简斋受脾胃名家李东垣影响颇深，他治病用药时处处注意顾及脾胃，认为脾胃乃人体后天之本，气血生化之源，人体五脏六腑、肢体五官的濡养皆依赖脾胃之运化。脾胃健则气血充足，正气旺盛，便可抵抗外邪的侵袭；脾胃功能失常则气血失其生化之源便无力御邪。简老遵循"人以胃气为本""有胃气则生，无胃气则死""脾胃为血气阴阳之根蒂""得谷者昌，失谷者死"等旨意，在杂病治疗过程中十分注重脾胃的健康。《张简斋医案》一书记载简老运用"建中益气法"治中风痹者（类似脑梗死、脑萎缩）；运用"畅中和胃法"治胃纳不佳案；运用"调胃降逆法"治胃气上逆嗳气呕吐案；运用"醒脾化湿法治脘胀便溏案"；运用"和中清养法治胃纳不佳，大便不畅案"等记载，可窥视出张简斋治杂病顾护脾胃的特色。张简斋治内科杂病依托最多的方剂是二陈汤、香砂六君子汤，药物常用炙甘草、陈皮、白扁豆、干姜、白术、制半夏、当归、白芍、黄芪、党参、升麻、柴胡等，其中炙甘草、干姜尤为多见。张氏遇到久病或体质虚的人，多以药食两用的平淡之品煎药代水，因其性质平和，补而不腻，不碍脾胃，常可促使煎剂吸收，和胃固本，故可增强药效。张氏常用的药食兼用之品有黍米、谷芽、麦芽、小麦、陈葫芦瓢、伏龙肝、煨姜、大枣、橘饼、荷叶等。张氏医案中，每案处方鲜见纯下猛攻之药，大多精纯醇和，轻灵平淡。中医治病，至今仍以煎剂为先，仍以口服为主，金陵医派治病不兼顾护脾胃的风格是有科学道理的。

金陵儿科大家陈寿春治小儿厌食呕恶以和胃消导为法，自拟"楂曲

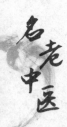

合剂"（本院协定方），此方由焦山楂、六神曲、炒枳壳、陈皮、青皮、木香、鸡内金、炒谷芽、炒麦芽、茯苓、姜半夏、炙甘草组成。陈老系从古方保心丸之意，结合自己经验组成。陈老治小儿中焦脾运失健之体质虚弱、少气乏力、消化不良、大便溏薄不成形、易啼善饥等症。法从补中健运入手。陈老自创"健儿片"，由太子参、党参、白术、蔻仁、陈皮、怀山药、莲子组成，沿用至今，收效显著。以上两方可见陈寿春重视脾胃论治的学术思想。

（八）祖传师承，代代相传

明万历年间的名医随霖行医南京城时，为第五代传人，由他的高祖父、曾祖父、祖父、父亲通过"父传子"的方式薪火相传，不断地传承、创新，使随氏用药轻灵、善治温病、重视外治的学风得以传承。随霖之子随鸿模生于太平天国起事之前，他得益于家学，颇有家父遗风，他继承先辈金陵医派的风格，青年时期已成为闻名金陵的名中医。太平天国战乱期间，曾避乱行医于苏北如皋等县。在那动乱不息之时，瘟疫肆虐，随鸿模擅长救治瘟疫，活人无数，在当地颇具影响。随鸿模除传承父辈内病外治疗法治疗疫病之外，在治疗外感热病，内伤杂病还擅用清热解毒之法，常以攻邪祛实为大法，从不妄补、滥补。随鸿英之子随仲卿为明代名医随氏的第七代传人，清代名医随霖的第三代传人，自幼随父学医，后在祖宅颜料坊挂牌行医，他承继家学，以内儿科为擅长，医名卓著，门庭若市，学术上有很高造诣。随仲卿之子随翰英为随氏第八代传人，自幼从随仲卿习医。勤奋好学，精通医典，得父真传，在清代金陵医试中获得优异成绩。年仅20多岁即在祖宅颜料坊悬牌行医，于1936年迁安品街继续从医，他医道精通，擅长内科、儿科、尤精于儿科。对儿科时感、麻疹、疳积、哮喘、腹泻、慢脾风等病症，有独到经验，用药轻灵精炼，疗效颇佳。随建屏为随氏医术的第九代传人，早年即随其父随翰英习医，引入中医之门，后专攻儿科，1989年获南京市名中医称号，1994年获江苏省名中医称号。

金陵医派奠基人张简斋出身于中医世家，自幼随父张厚之习医；有"济世名医"之称的清末民初大名医王筱石也是出身于世代儒医，自幼随父学医；民国时期的金陵四大名医张栋梁的祖父张一峰为祖传第四代名医，其父张少鸿为第五代金陵名医，张栋梁自幼即随祖父和父亲学医。

再看近代名医，南京市中医院首任院长，张简斋的师传弟子张仲梁，出身于中医世家，为张氏医术的第七代传人，幼年即随其父张卓云学医，深得其传。张简斋嫡传弟子傅宗翰自幼随其父傅跃堂学医，打下深厚的中医基础后又拜民国大名医张简斋随师三年；中医临床大家谢昌仁出身于三代中医药世家，他16岁时先考入南京国医传习所学习中医，五年毕业后随其父，南京市名中医谢浩如深造；丁泽民系丁氏痔科（肛肠）医术的第八代传人，更是代代相传的中医传承的代表性世家。

金陵医派从明朝起始，清末及民国时期奠基，历时350多年，代代名医名家辈出，几乎都是通过师承家学，代代相传的方式学习中医。他们通过耳濡目染，口口相授，前辈的一言一行，一招一式，一方一药在随师临证中得以传承，往往是从识字开始便培养了对学习中医的兴趣，热爱上中医中药，立下了从事中医知识治病救人的志向。

（九）跟师临床，重视侍诊乃成才捷径

综观金陵医派名医成才之路，祖传学医成才者很多，已在上一节做了介绍。但拜师学习、跟师临床、重视侍诊而成才者也为数不少。当今中医院校大学本科的学习阶段，多数学生均缺乏系统跟师学习的经历，毕业实习也是在实习医院科室轮转，很少有条件进行跟师学习的机会。

笔者在1981—1984年经领导选派有幸跟随国家级名中医谢昌仁、江苏省名老中医曹光普脱产临床学习三年半，亲身体会到跟师临床学习是中医成才的捷径。笔者跟师学习时已晋升为主治中医师，有一定的理论基础和临床经验，通过跟老师近距离的接触，近距离的交流，看到了中医在某些疾病、某些疾病的某些阶段有显著可靠的疗效，更加坚定了对学中医的信心。通过老师口述病案，笔者记录病历和抄方，通过随师查房，逐步掌

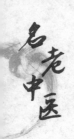
握了名家的诊疗思路、学术思想、处方用药规律和临床上的独特经验。

俗语说："师傅领进门，修行在个人"，跟师学习中，学生应仔细揣摩，勤于思考，重视侍诊，处处留意和思考，做有心人，正如古人所云："学而不思则罔"。侍诊中应做好老师的病案记录，并写出自己的心得体会（即赏析），还应做好导师的病例积累与统计，这样才能整理出跟师总结，写出实事求是的高水平论文。这次《金陵医派之研究》等4本专著的面世，正是众多金陵医派传人跟师学习成果的一次汇报和总结。

笔者是傅宗翰、濮青宇两位金陵医派大家的师传弟子，早在二十世纪六十年代初期，便听他俩说过："虽然跟随张简斋学徒三年，但简老因为诊务繁忙，每天百余号门诊患者，还要出诊，终日筋疲力尽，根本无暇跟学生认真传授，全靠自己'偷学'，全凭自己的'悟'性，全要自己独立思考，用心悟出老师所以治病收效的奥秘。只有百思不解的问题，即临证之'惑'，才敢在侍诊中抽空求教，一经点拨，便豁然而通。哪有你们这样好的学习条件呀！"

综观金陵医派已故中医大家，绝大多数都有跟名师临床实践的经历，尤其重视祖传，如本书介绍的随氏内儿科医术、丁氏肛肠医术、洪氏眼科医术、胥氏妇科医术、徐氏外科医术、谢氏内科医术，均在三代以上，多则十余代；有的是师承传授，有政府或领导确定得到师徒关系后跟师学习；更多的是中医药大学毕业后再跟名师实习或上门诊，或查病房进行学习，如南京市中医院肛肠科的医生大多数都是丁泽民、丁义江的学生；内科的中年医生大都有跟随谢昌仁学习的经历，他们也自然而然成为金陵医派的传人。

师承教育是金陵医派得以传承、延续和发展的重要因素，也是中医传统教育的一个重要形式。笔者在撰写此书过程中发现，绝大多数金陵医派名家在成名过程中都有师承名医的经历，或得到过名师点化。

（十）学好现代科学，洋为中用，西为中用，衷中参西

近代已故的几位金陵医派大家，有张简斋等民国名医的嫡传弟子如傅宗翰、濮青宇、侯席儒、汪六皆、曹渭渔、王问儒等人；也有从"南京国医传习所"走出的师传弟子，如丁泽民、谢昌仁、曹光普、姚伯藩、沈济时、严筱乡等10多位中医。他们所以能成为金陵医派的名医大家能成为南京市中医院、江苏省中医院、鼓楼医院中医科的元老和技术骨干，是与南京国医传习所的课程设置与名师教诲完全分不开的。南京国医传习所的课程设置是以中医为主，西医为辅，是一所中西合璧的中医院校，充分显示了金陵医派不断探索，思想开放，意识超前的思想。已经具备了现代中医药大学教育的雏形。所以，凡从南京国医传习所毕业、结业的医生，因为他们系统学习了中医经典著作和方剂、药物等基础理论和解剖生理学、病理学、诊断学、急性传染病学等必要的西医课程，不仅培养了超前意识，也打下了扎实的理论基础，所以在日后临床实践中成名成家。1953年，傅宗翰、濮青宇、丁泽民等医家又全部被安排参加到南京市中医进修学校中医学专业进行了在职学习，其课程也是以中医内容为主，兼学西医理化检查、体格检查等科目。这批医家从1956年起陆续进入了公立中医院后，又长期与西医、"西学中"医师长期合作共事，所以逐步成了"中学西"医生。他们会鉴别诊断，如遇到消瘦的患者会考虑生理性、病理性及遗传性等因素。病理性消瘦首先会鉴别一下是否是糖尿病、甲状腺功能亢进症、慢性胃肠病、结核、肿瘤等慢性消耗性疾病；遇到便血的患者，他们会首先排除一下是否有痔病及肛裂，还必定怀疑大肠癌，建议患者查肠镜；他们熟悉三大常规检查报告及肝功能、肾功能、血液生化检查的正常值；能看懂心电图、B超报告；骨伤科中医会分析X线摄片。一句话，这些金陵医派大家不仅会辨证分型，还会辨病，能初步掌握常见病证的西医诊断与鉴别诊断，会合理运用理化检查，提高了诊断与疗效判断水平。张简斋嫡传弟子傅宗翰更是对免疫性疾病、胶原性疾病等疑难病的辨证与辨病结合做出了表率。他倡导"现代中医要学好现代科学"，要"洋为中用""西为中用""衷中参西"。他力荐合理运用现代检查手段来帮助中医提高疾病诊断水平。一直主张利用现代科技和生命科学研究成果和手段来发展金陵医派，发展中医药学。他认为现代科技进步和成果是人类的共同财富，西医能用，中医为何不能大胆运用呢？他还对我们说过：心电图检查是中医"切诊"的延伸；胃镜、肠镜检查是中医"望诊"的深入和补充，应该"西为中用""洋为中用"，将现代科学、现代医学技术纳入中医诊断手段。扩大中医四诊范围是传承金陵医派，发展中医事业，办好中医院应走之路。傅宗翰等老一辈近代金陵医派大家又反复告诫后辈，中医不能被"西化"或"不中不西"。对部分实习医生、青年医生学中医不热爱中医；学中医不读经典，不钻研中医，整天捧着西医书本及外语书，丢掉了中医整体观念、辨证施治与理法方药而深感忧心忡忡。

（十一）传承又创新才能发展金陵医派

要想真正发展金陵医派，首先要传承，传承金陵医派及中医药学相关的哲学传承和思维模式，通过科班教育和师承教育相结合，培养金陵医派优秀的中医药人才。希望卫生行政部门能通过政策，安排更多的"师带徒"传承方式，各位徒弟应倍加珍惜，深入学习带教老师的思想理念和临床经验，从而传承金陵医派。

有创新才会有发展，有发展才不会让金陵医派被淹没。这些年来，金陵医派的传承创新体系已初步形成，初步取得了成效。

丁氏肛肠医术传至第八代丁泽民这一代，已在痔、瘘等肛肠疾病辨治方面达到了一个新的高度，为表彰他在肛肠领域的卓越贡献，中华中医药学会首次破例为健在的医学专家树立铜像。丁义江于二十世纪九十年代首批参加全国老中医专家学术继承工作，不仅传承了父亲及导师丁泽民的学术思想与临床经验，还不断创新，又将丁氏肛肠医术又提升到了一个前所未有的高度，形成中西医结合诊治的系列方案，在环状痔、高位复杂性肛瘘、功能性便秘、结直肠肿瘤等肛肠科疑难疾病的诊治及研究方面成绩卓著。二十世纪九十年代起，丁义江教授的研究重点为肛肠动力性疾病如慢性便秘、大便失禁等，致力于肛肠生理、病理及临床诊疗技术的研究。通过多学科整合，以患者为中心，为患者提供便捷的中西医结合的一体化诊疗服务平台，国内领先。丁义江在中国肛肠杂志等国内外学术期刊上发表论文 132 篇，获省、市科技进步奖 15 项，取得技术专利及软件著作权共 5 项；主编、参编专著 10 部。创办了《结直肠肛门病外科杂志》。

丁泽民的嫡传弟子王业皇，在传承、整理丁泽民医术方面做了大量工作，为丁老得意门生。他目前担任中华中医药学会肛肠分会副会长、世界中医药联合会肛肠专业委员会副会长。或肛瘘手术刀专利等实用新型专利 6 项；获省、市及学会科学技术奖、新技术引进奖 23 项，主持研究了国家"十五"攻关课题——"丁泽民学术思想与临证经验研究"。总结出丁老临证思辨特点、读书心要及成才之路。参加研究的"旷置切开术治疗高位复杂性肛瘘的临床研究"，成功地解决了高位复杂性肛瘘术后复发率较高、肛门功能不完整的难题。此外，创立了肛瘘微创治疗诊治方法，如高位复杂性肛瘘内镜下切除闭锁式引流术等新方法。在顽固性便秘诊治方面，在国内首先开展了 IVS 吊带加桥式修补治疗盆底功能障碍所致便秘，取得比较满意的疗效。在痔的研究方面，在丁老微创思想指导下，参加了"分段齿形结扎法治疗晚期内痔及环状混合痔的研究"，主持了"多普勒超声引导下痔动脉结扎术""选择性庤上黏膜切除吻合术（TST）治疗脱垂性痔病"等痔的微创治疗新方法的研究。

丁曙晴为丁氏肛肠医术的第 10 代传人，为其父丁义江教授的博士生。她不仅在传承丁泽民、丁义江学术思想和临床经验方面成绩突出，还在盆底功能障碍性疾病的基础及临床研究方面成绩斐然，培养硕士研究生 14 名，盆底疾病方向进修医生 70 名，在全国以南京市中医院模式建立的盆底中心 8 个。负责牵头制定"便秘—结肠慢传输型"和"肛门直肠痛"两个疾病的中医临床路径和诊疗方案，已由国家中医药管理局向全国推广。发表论文 123 篇，主编参编专著 8 部，获得江苏省及南京市科技进步奖 9 项。

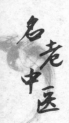

钮晓红为金陵医派中徐氏外科医术的传承人之一，她在全面传承国家级名中医徐学春治瘰疬、瘘管经验的基础上，学术上不断有所创新，创立了调理肝脾法治疗瘰疬，疏风通络、消肿散结、清热解毒法治疗坏死性淋巴结炎，清热解毒法治疗下肢丹毒等病的治则与经验方药。她还研制出中药新药"瘰疬宁胶囊"，已获国家食品药品监督管理局药物临床试验批件及江苏省食品药品监督管理局医疗机构制剂注册批件和注册证。还以第一负责人身份主持代表性科研项目13项，以第一作者或通信作者身份发表相关论文26篇。

谢英彪（笔者）为近代金陵医派傅宗翰、濮青宇、姚伯藩、随建屏、孙培孙、张仲梁、张济群、严筱乡等大名医的师传弟子，谢昌仁、曹光普的嫡传弟子，从医53年来刻苦钻研中医，善于总结经验，被国医大师朱良春称赞为"三能"中医：一是"能治"，在自己的专科专病领域能熟练的运用辨证施治，结合现代诊断技术，创新具有中医特色的治疗方法和方药；二是"能讲"，在课堂上、学术讲坛上能讲出有独到水平的新见解、新经验；三是"能写"，能写出高质量的专著，总结出自己的临床经验。"【（人民军医出版社2012年6月出版的《常见病中医临床经验丛书（第一辑）》）】及2015年4月出版的该书第二辑的"国医大师——朱良春教授序"。2014年2月国家级出版社金盾出版社出版的《国医名家经验方精选》一书中收录入谢英彪（笔者）从医53年研究总结出的效验方88首，较集中地反映了谢英彪对金陵医派的继承和创新的成果。

（十二）重视非药物疗法

金陵医派的诸位大家十分重视"外治疗法"和"内病外治"原则，研制出多种有效的外治方法。

丁氏肛肠医术创制的坐浴洗剂、清凉膏、消炎膏、枯痔散、生肌散、青黄散、复方珠散等多种外用剂均十分经典，疗效卓越，临床沿用至今。丁义江治直肠脱垂采用注射技术收到显效。

傅宗翰治阴道炎曾拟白蔹15克，枯矾3克，苦参10克，蛇床子10克，共计四味，煎水 1000 毫升，用于阴道外洗，可配合内服药提高疗效。

濮青宇创制的复方吹喉散填补了中医喉科外用药的空白，成为经典的外治药方。

随氏内儿科医术重视外治疗法，并形成内病外治、内外结合的特点。随氏第九代传人随建屏针对小儿口服汤药比较困难，常采用内服与外用结合的方法治病。他治疗小儿哮喘，常以"三拗汤"（由炙麻黄、杏仁、甘草组成），研成细末，加白酒或香醋等促进透皮吸收之剂，调敷在大椎、天突等穴位；治疗小儿反复腹泻、功能性腹泻常以木香、砂仁、苍术、白术、青皮、陈皮等药研为极细末，加白酒调敷后填敷于"神阙"（肚脐）上，有健脾行气止泻功效，深受患儿家长欢迎。随建屏还用"遗尿散"外敷治疗小儿遗尿，用"三伏贴"治疗多种儿科疾病。还研制出防治上呼吸道感染的香囊，让患儿佩戴胸前，也颇受群众青睐。

谢英彪受《伤寒论》蜜煎导法的启发，自行研制出"溃结灌肠液"（院内制剂）进行保留灌肠，治疗疑难性疾病溃疡性结肠炎，也属于"内病外治"的一种疗法，能使药物直达溃疡病灶，取到了清热、消炎，促进溃疡愈合的功效。在南京市中医院肾科、妇科还将保留灌肠这一外治法，广泛用于慢性肾衰、盆腔炎等疾病，也发挥了内病外治的功效。

（十三）倡导"治未病"，重视养生保健

"治未病"思想发端于我国的《黄帝内经》，迄今已有 2000 多年的历史，这一思想的伟大意义在于将"治未病"作为奠定医学理论的基础和医学的崇高目标，倡导爱惜生命，重视养生，防患于未然。"治未病"历来是中医的优势特色之一，并在长期的实践中起到了指导性的积极作用。中医"治未病"的理念包括未病先防、既病防变和病后康复三个方面。"未病"不仅是指机体处于尚未发生疾病时段的状态，而且包括疾病的动态变化中可能出现的趋向和未来时段中可能表现出的状态，包括疾病微而未显（隐而未现）、显而未成（有轻微表现）、成而未发（有明显表现）、发而未传（有典型表现）、传而未变（有恶化表现）、变而未果（表现出愈或坏、生或死的紧急关头）的全过程，是一个复杂的系统工程。包含有预防、摄生、保健、调理、治疗、康复等方面的工作。古代金陵名医十分重视治未病，倡导了多种养生保健方法。如张简斋，曾提出"既病防变，先安未受邪之地"的理论，重视饮食护胃，情绪调摄，张简斋的关门女弟子王问儒一直提倡在用药物治疗的同时尤其应重视养生、保健、食疗、药膳的应用，认为在提高人体免疫功能，加强抗病防病的能力，预防疾病产生有重大意义。王问儒对太极拳、八段锦、五禽戏等传统健身气功评价极高，他平时坚持做内养功、小周天功、大周天功等气功及"摩头、抬腿、蹲步、摇身"等养身小动作。对食养、食疗、食补及药膳也十分推崇，认为有防病治病、延年健身功效。

近代金陵名中医谢英彪（笔者）致力于中医文化、中医养生学及中医临床的研究与科普宣传已53年，已主编《常见病中医临床经验丛书》等学术专著82部，主编《黄帝内经精华普及本》等科普著作485部。目前担任9家医药科技公司的产品研发顾问，已开发转让"全橘昆布复合膳食精粉"等产品10项，另有两项正在申报专利，等待上市。谢英彪（笔者）现为南京中医药大学国家中医药管理局重点学科"中医养生学"学术带头人、世界中医药联合会药膳研究专业委员会副会长、中华中医药学会药膳分会顾问、中国作家协会会员、江苏省科普作家协会名誉理事。在他74周岁时，经南京市科协及南京市民政局特批，连任南京科普作家协会第一副理事长；2016年3月，谢英彪（笔者）与中国工程院院士黄璐琦、石学敏及国医大师王琦、夏桂成、周仲瑛并列当选为世界中医药联合会中医治未病专业委员会顾问。2006年10月获中华中医药学会"全国首届中医药科普专家"证书，2007年10月获中国科普作家协会"突出贡献科普作家"证书，2008年10月获中华中医药学会"全国优秀中医健康信使"奖，2010年11月获中华中医药学会"全国中医药科学普及金话筒"奖。这不仅是对谢英彪（笔者）个人在治未病及中医药科普方面突出成绩的表彰，也是对金陵医派传人传承中医养生保健事业的肯定。

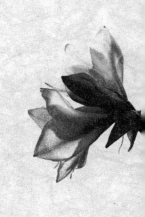

附录 名医名著关于开中医处方的名言

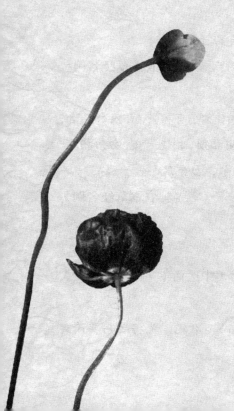

审其阴阳，以别刚柔。

《黄帝内经》

病有久新，方有大小，有毒无毒，因宜常制矣。大毒治病，十去其六；常毒治病，十去其七；小毒治病，十去其八；无毒治病，十去其九。谷肉果菜，食养尽之。无使过之，伤其正也。

《黄帝内经》

主病之谓君，佐君之谓臣，应臣之谓使。

《黄帝内经·至真要大论》

药有酸、苦、辛、咸、甘、淡。辛甘相合，可以发散，酸苦相合，能通能泄，淡味渗泄，各随五脏之病，而治药性之品味。

《黄帝内经》

药有君臣佐使，以相宣摄。药有阴阳配合，子母兄弟。

《神农本草经名例》

药有七情，……有单行者，有相须者，有相使者，有相畏者，有相恶者，有相反者，有相杀者。凡此七情，合而视之。当用相须、相使者良，勿用相恶、相反者。若有毒宜制，可用相畏、相杀者，不尔，勿合用也。

《神农本草经名例》

配方如烹调。

《岳美中医话集·配方如烹调》

医之有方法，如兵之有军法也；医用药而无准绳，犹将之用兵而无纪律也。

周子干《慎斋遗书·用药权衡》

方贵乎纯。

赵濂《医门补要·自序》

古圣人立方，不过四五味而止。其审药性，至精至当；其察病情，至真至确。方中所用之药，必准对其病，而无毫发之差，无一味泛用之药，且能以一药兼治数症，故其药味虽少，而无症不该。后世之人，果能审其人之病，与古方所治之病无少异，则全用古方治之，无不立效。

徐灵胎《医学源流论·貌似古方欺人论》

立方如举子作文，随题意而阐发无遗，用药如军师遣将，知敌情而因材器使。

高世栻《医学真传·方药》

用药最忌夹杂，一方中有一二味即难见功。

陆以湉《冷庐医话·慎药》

有方而不审其用，则不足以活人，且以杀人。

陈修园《时方妙用·小引》

治疗慢性病，除掉先认识到疾病的本质，再辨证准确，遣方恰当以外，"守方"要算是第一要着。

《岳美中医医集·治急性病要有胆有识，治慢性病要有方有守》

兼备法并不是一个杂凑的方法，其处方既寓有巧思，而配伍又极其

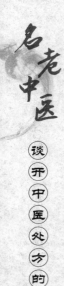

精密。它好比山水名画的奇峰迭起，层峦辉映，怪石嵯峨，疏密有致。这是中医处方学上一个造诣很深的境界，也是非常难学的一种技艺。

裘沛然《壶天散墨·论兼备与和平的药方》

千方易得，一效难求。

王文谟《碎金方·引》

病之传变，各有定期；方之更换，各有次第；药石乱投，终归不治。

徐灵胎《医学源流论·慎疾刍言》

方之取效，一半在于辨证精确，一半在于熟悉药性，结合辨证遣方用药。若仅能辨病证而用药不当，非但不效，且多贻害。正确地遣方用药，无疑是治病取效的重要一环。

张仲景《伤寒论》

按病用药，药虽切中，而立方无法，谓之有药无方；或守一方而治病，方虽良善，而其药有一二味与病不相关者，谓之有方无药。

徐灵胎《医学源流论·方药离合记》

患大病，以大药制之，则病气无余；患小病，以小方攻之，则正气无伤。

徐灵胎《医学源流论·医道通治论》

夫病有新久，新则势急，宜治以重剂；久则势缓，宜调以轻剂。

周慎斋《慎斋遗书·卷三·二十六字元极》

善用方者不执方，而未尝不本于方也。

李东垣《医学入门》

方者，定而不可易者也；法者，活而不可拘者也。非法无以善其方，非方无以疗其症。

李士材《伤寒括要·总论》

方者，法也，必有法乃可云方。

陆九芝《世补斋医书》

方之与药，似合而实离也。得天地之气，成一物之性，各有功能，可以变易气血，以除疾病，此药之力也。然草木之性，与人殊体，入人胃肠，何以能如之所欲，以致其效。圣人为之制方，以调剂之，或用以专攻，或用以兼治，或用以相辅者，或用以相制者。故方之既成，能使药各全其性，亦能使药各失其性。操纵之法，有大权焉，此方之妙也。

徐大椿《医学源流·方药离合论》

盖所谓方者，谓支配之法度也；所谓剂者，谓兼定其分量标准也。方则仅定其药味，剂则必斟酌其轻重焉。

蔡陆仙《中国医药汇海·方剂总论》

在临床上，根据证情的变化和治法的要求，一时选不到与证、法比较吻合的方剂时，或是虽已用过不少前人的方剂，但疗效不理想时，就需要根据症候、治则的要求，按照处方组织规律和药物配伍宜忌，吸取古今名方经验，结合本人临床经验，自己组创新方。

焦树德《方剂心得十讲》

在吸取前人组方用药经验的同时，还要随时吸取近代科研成果，以提高治疗效果，促进医学发展。

焦树德《方剂心得十讲·谈谈组织药方》

余临证，首先通过四诊，详为辨析，确定治则，方随法成。在复诊过程中，坚持一个"守"字，而不乱事更张。至于在大法之下，随症增减一二味药物，则灵活而施，从不拘泥。

《路志正医林集腋·疑难杂症宜守方》

临床遣药组方需周密设计，既要考虑药与病合，又要考虑配伍组方原则。用药多而不杂，少而精专，既能有效地治疗疾病，又不致诛伐无过。

《何任医论选·屡用达药》

辨病立方而无加减是有方而无药；堆砌药物，合而成方，全无方法主次，是有药无方。

《名老中医之路·肖龙友》

运用前人方剂要灵活加减，随证变化。

焦树德《从病例谈辨证论治·灵活运用方药是辨证论治的重要措施》

检谱对弈弈必败，拘方治病病必殆。

赵晴初《存存斋医话稿·卷一》

虽然方不可泥，亦不可遣。以古方为规矩，合今病而变通。

冯兆张《冯氏锦囊秘录·药论》

处方用药，如量体裁衣，按锁配匙，既有尺度，又有方圆。

周次清《临证经验介绍》

立法处方，不过酌病机之详确，审经络之虚实，察药性之宜悖，明气味之走守，合色脉，衍天和，调变阴阳，参相造化，以一理贯之。理融则机顺，自然应变不胶。

孙一奎《医旨绪余·不执方说》

只有善于学习和实用成方，才能掌握祖国医学方剂配伍的精华和用药独到的奥妙。

《岳美中医话集·谈善于实用古成方》

古之方何其严，今之方何其易，其间亦有奇巧之法、用药之妙，未必不能补古人所未及，可备参考者。

徐灵胎《医学源流论·方剂古今论》

用方者，不贵明其所当然，贵要明其所以然。

杨璿《伤寒温病条辨·卷四·医方辨引》

医必有方，医不执方，药不执方，合宜而用。

《老中医医案选》

使方而不使于方。

《名老中医医话·蒋洁尘医话》

世变有古今之殊，风土有燥湿之异，故人禀亦有厚薄之不齐，若概执古方以疗今病，往往枘凿之不相入者。

严用和《济生方·序》

勤求古训，博采众方。

张仲景《伤寒论·序》

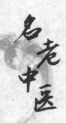
善用方者不执方，而未尝不本于方。

李梴《医学入门·通用古方诗括》

病无常形，医无常方，药无常品。

李中梓《医宗必读·用药须知内经之法论》

为医处方，初不嫌凶、猛、狠，后不嫌灵、巧、活，关键在于准。初即求稳，寸步难行；初即求活，漫无中心。

《名老中医医话·刘鹤一医话》

药不在多，贵得其宜。

魏之琇《续名医类案·卷二十三·崩漏》

选药如弈棋，一着得当，满盘皆活，一味药用得好，这张方子就灵了。

《金寿山医论选集·谈选药》

凡用方，不分君臣佐使，头绪纷杂，率意妄施，药与病迥不相当，医之罪也。

喻嘉言《医门法律·申明＜内经＞法律》

斟酌轻重之间，分别后先之次，神明于"随证用药"四字，方法之能事毕矣。

莫枚士《研经言·用药论二》

立方立法，贵活也，贵简也。活有二道，一则用药之活也，一则铢两之活也；……若夫简，则非提纲挈领，能识大体者，不足以语此。

《中医历代医话选·组方要点》

药物的作用，常因配伍的关系而有加强(协同作用)和抑制(拮抗作用)以变更其方向；不但如此，即一药用量的多少不同，亦往往可呈相反作用。

　　　　　　　　　　　　　　　　　叶橘泉《古方临床之运用·自序》

医者，必须临证权衡，当损则损，当益则益，不可拘于某病用某方、某方治某病，得能随机应变，则沉疴未有不起也。

　　　　　　　　　　　　　　　　　雷丰《时病论·成方须损益论》

处方精要则药力专一，若面面俱到，反而相互牵制，影响药效。危急之症须赖一剂以决胜负，处方更应药纯力雄，慢性久病虽可用复方图治，但应多而不乱，药无虚发。

　　　　　　　　　　　　　　　《著名中医学家的学术经验·魏长春》

处方的用量，当如东垣法，宜轻不宜重。药物的作用，是引导，是调整，是疏通。所谓"四两能拨千斤"是也。

　　　　　　　　　　　　　　　《著名中医学家的学术经验·程门雪》

凡用药太过不及，皆非适中，而不及尚可加治，太过则病去药存，为害更烈，医之过也。

　　　　　　　　　　　　　　　喻嘉言《医门法律·申明<内经>法律》

用古方疗今病，譬之拆旧料改新房，不再经匠氏之手，其可用乎？

　　　　　　　　　　　　李中梓《医宗必读·古今元气不同论》

物各有性，制而用之，变而通之，施以品剂，其功岂有穷哉？

　　　　　　　　　　　　　　　　　刘完素《素问玄机病式》

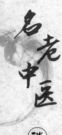
治病不可无方，方是"法"的体现，无方就无法，初临证者，掌握一定的方剂尤为不可少，但不可死方。

　　　　　　　　　　　　　　　　　《黄寿人医疗经验·方剂篇》

集前人已效之方，应今人无限之病，何异刻舟求剑、按图索骥，其偶然中难矣。

　　　　　　　　　　　　　　　　朱丹溪《局方发挥·自序》

方之治病有定，而病之变迁无定。

　　　　　　　　　　　　　　　　徐灵胎《伤寒论类方·序》

处方必须与治法完全相应，绝对不能是治法是补肾壮阳，而处方则是香砂六君子汤或归脾汤之类。

方药中《辨证论治研究七讲·第七讲对中西医结合病历的要求和书写格式的初步设想》

师古人之意，而不泥古人之方，乃为善学之人。且执古方以治今病，往往有冰炭之不入者，尤不可以不审也。

　　　　　　　　　　　　　　　　费伯雄《医醇賸义·同病各发》

治法明而后议方，方不当则不能愈疾。

　　　　　　　　　　　　　　　　吴正伦《脉症治方·凡例》

立方遣药得随时审察病情，化裁通变，攻补适时，既有所谓方因法变、药随证转的灵活性，又有所谓用心已到莫多疑的果断性。

　　　　　　　　　　　　　《著名中医学家的学术经验·刘济民》

读仲景书，按仲景法，不必拘泥仲景方，而通变用药，尤为得当。

程国彭《医学心语·医中百误歌》

欲用古方，必先审病者所患之症与古方所陈列之症皆合，更检方中所用之药，无一不与所现之症相合，然后施用。否则，必须加减。无可加减，则另择一方，断不可道听途说，闻某方可治某病，不论其因之异同，症之出入，而贸然施治。虽所用悉本于古方，而害益大矣。

徐灵胎《医学源流论·执方治病论》

做医生要掌握药性，固然是基本的。若期用之而有效，则非熟练于制方之法、用方之妙，是难以济临床应用之穷的。故知方尤重于知药。

《任应秋论医集·方药琐言》

法有善不善，人有知不知。必善于知方者，斯可以执方，亦可以不执方。能执方能不执方者，非随时之人不能也。

《景岳全书·新方八阵引》

因病治方，对症投剂，妙法在心，活变不滞。

龚兴《古今医鉴·警医箴》

凡用药处方，最宜通变，不可执滞。

《景岳全书·伤寒典上·论古法通变》

学古方而能入细，学时方而能鹜实。只有因人、因证、因时、因地制宜选用药方，才能恰中病机。

《著名中医学家的学术经验·岳美中》

同一证，由于病因、素体、生活环境的不同，治法立方用药就随之而异；同一处方，也因性别、年龄、体质的不同，药物加减和用量而至煎煮、服法也有所不同。

《俞长荣论医集·中医辨证论治精神实质的探索》

每组成一张方剂，能做到理明、法清、方简、药精，目标明确，箭无虚发，庶能击中要害，药到病除。

《著名中医学家的学术经验·朱仁康》

古人有方即有法，故取携自如，无投不利。后世之失，一失于测证无方，识证不真，再失于有方无法。

吴鞠通《温病条辨·凡例》

世有愚者，读方三年，便谓天下无病可治；及治病三年，乃知天下无方可用。

孙思邈《千金要方·大医精诚》

见痰休治痰，见血休治血，无汗不发汗，有热莫攻热，喘生休耗气，精遗不涩泄，明得个中趣，方为医中杰。

张介宾《景岳全书·传忠录上》

总的来说，从病位、病因结合症状，是一般处方用药的根据。

秦伯未《中医临证备要·辨证论治浅说》

先议病，后用药。

喻嘉言《寓意草·先议病后用药论》

不求识证之真，而妄议用药之可否，不可与言医也。

吴鞠通《温病条辨·方药应用》

时有温、热、凉、寒之别，证有表、里、新、伏之分，体有阴、阳、壮、弱之殊，法有散、补、攻、和之异，设不明辨精确，妄为投剂，鲜不误人。

雷丰《时病论·自序》

医者若不熟读《本草》，深究《内经》，而轻自制方，鲜不误人。

王纶《明医杂著·东垣丹溪治病方论》

用药切病有四要：一切见证，二切病源，三切气候，四切体质。

谢海洲《医药丛谈·＜近代中医流派经验选集＞中有关方药运用的成就》

在辨证的基础上，立法贵严，制方要讲究配伍，药物有主辅之分，要体现抓主要矛盾。选方要准。

《蒲辅周医疗经验·方药应用》

临床运用中药，组成处方，大都有一定的配伍，既不是几味药的偶然罗列，亦不是无重点、无组织的见症服药，而是有目的、有重点、有组织的配伍运用药物。

丁光迪《中药的配伍运用》

方剂，是理法、方、药的重要组成部分，是在辨证审因决定治法之后，选择适合的药物，酌定剂量，按照组成原则，妥善配伍而成，是中医防治疾病的重要形式之一。

《中医方剂临床手册》

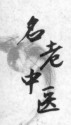
　　君药分量最多，臣药次之，佐药又次之，不可令臣过于君，君臣有序，相与宣摄，则可以御邪除病矣。

李东垣《脾胃论》

　　处方的组成既有严格的原则性，又有极大的灵活性。临床必须根据病情的缓急，患者的体质和年龄及生活习惯的不同，予以加减化裁，做到"师其法而不泥其方"才能适应辨证施治的需要。

《中医方剂临床手册》

　　综观历代名医的中药处方，不仅讲究书法美观、用药合理，配伍严谨，剂量得当，加减有度；而且寓臣于方，寓理于药；反映出医者扎实的中医学理论功底，深厚的辨证施治水平，巧妙的临床构思，灵活的选方潜药技巧，为我们后人留下了一份宝贵的遗产，值得我们传承和发扬。

全国首届国医大师周仲瑛